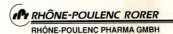
RHÔNE-POULENC PHARMA GMBH

W. Pöldinger   Ch. Reimer (Hrsg.)

Depressionen
Therapiekonzepte im Vergleich

Mit 14 Abbildungen und 44 Tabellen

Springer-Verlag
Berlin Heidelberg New York
London Paris Tokyo
Hong Kong Barcelona
Budapest

Prof. Dr. med. WALTER PÖLDINGER
Psychiatrische Universitätsklinik Basel
Wilhelm-Klein-Straße 27
CH-4025 Basel

Prof. Dr. med. CHRISTIAN REIMER
Klinik für Psychosomatik und Psychotherapie
Justus-Liebig-Universität
Friedrichstraße 33
D-6300 Gießen

ISBN 3-540-54771-1 Springer-Verlag Berlin Heidelberg NewYork

Dieses Werk ist urheberrechtlich geschützt. Die dadurch begründeten Rechte, insbesondere die der Übersetzung, des Nachdrucks, des Vortrags, der Entnahme von Abbildungen und Tabellen, der Funksendung, der Mikroverfilmung oder der Vervielfältigung auf anderen Wegen und der Speicherung in Datenverarbeitungsanlagen, bleiben, auch bei nur auszugsweiser Verwertung, vorbehalten. Einer Vervielfältigung dieses Werkes oder von Teilen dieses Werkes ist auch im Einzelfall nur in den Grenzen der gesetzlichen Bestimmungen des Urheberrechtsgesetzes der Bundesrepublik Deutschland vom 9. September 1965 in der jeweils gültigen Fassung zulässig. Sie ist grundsätzlich vergütungspflichtig. Zuwiderhandlungen unterliegen den Strafbestimmungen des Urheberrechtgesetz.

© Springer-Verlag Berlin Heidelberg 1993
Printed in Germany

Die Wiedergabe von Gebrauchsnamen, Warenbezeichnungen usw. in diesem Werk berechtigt auch ohne besondere Kennzeichnung nicht zu der Annahme, daß solche Namen im Sinn der Warenzeichen- und Markenschutzgesetzgebung als frei zu betrachten wären und daher von jdermann benutzt werden dürften.

Produkthaftung: Für Angaben über Dosierungsanweisungen und Applikationsformen kann vom Verlage keine Gewähr übernommen werden. Deratige Angaben müssen vom jeweiligen Anwender im Einzelfall anhand anderer Literaturstellen auf ihre Richtigkeit überprüft werden.

Satz: Druckpress GmbH, Leimen
Druck und Bindearbeiten: Appl, Wemding
26/1345—5 4 3 2 1 0 – Gedruckt auf säurefreiem Papier

Vorwort

Nach Schätzungen der WHO leiden mindestens 3% der Weltbevölkerung an behandlungsbedürftigen depressiven Störungen unterschiedlicher Intensität und Ätiologie. Mindestens 20% aller Menschen reagieren irgendwann in ihrem Leben depressiv. Depressivität ist also, unabhängig von der Form und vom Schweregrad, eine häufige Erkrankung bzw. ein verbreiteter Reaktionsmodus von Menschen auf Belastungen unterschiedlicher Art.

Niedergelassene Ärzte vieler Fachrichtungen, vorzugsweise jedoch Hausärzte, werden also depressive Patienten in ihrer Praxis vorfinden – häufig bereits zu einem Zeitpunkt, in dem manifeste depressive Symptome noch fehlen oder nur teilweise ausgebildet sind. Dementsprechend werden viele depressive Störungen gar nicht oder nicht frühzeitig genug erkannt. Dies stellt ein gravierendes Grundproblem der Depressionsbehandlung dar. Die daraus resultierenden Gefahren liegen einerseits in Chronifizierung der depressiven Symptomatik, dann aber v. a. auch in der unerkannten Suizidalität.

Ein weiteres Problem ergibt sich daraus, daß häufig bei den Ärzten Unsicherheiten darüber bestehen, wie die jeweilige depressive Störung angemessen behandelt werden sollte, ob primär Medikamente oder Gespräche gewählt werden sollten, welches Medikament bei welcher Depression zu bevorzugen ist, ob und welche Psychotherapie während depressiver Episoden angebracht ist oder nicht etc.

Zur Klärung und Diskussion dieser Fragen fand im April 1991 ein kleines Symposium in Lugano statt, bei dem ein Dutzend Experten (Psychiater, Psychotherapeuten) versuchten, einen Überblick über das Spektrum von Depressionsbehandlung darzustellen sowie Beziehungen zwischen medikamentösen und nichtmedikamentösen Behandlungsmöglichkeiten zu erarbeiten. In der anschließenden gemeinsamen Diskussion wurde immer wieder besonderer Wert darauf gelegt, beide Pole zu berücksichtigen und eine Synthese zu versuchen. Übereinstimmung bestand darin, daß schwere Depressionen nicht ohne Medikation behandelt werden sollten, während bei leichteren Depressionen sowohl medikamentöse als auch psychotherapeutische Hilfe, ggf. auch die Kombination beider, wirksam sein kann.

Es war erstaunlich für uns, mit welcher Offenheit Vertreter unterschiedlicher Richtungen bei diesem Symposium eine sehr gute Gesprächsbasis gefunden haben. Daraus entstand der Wunsch, die Referate in überarbeiteter Form Ärzten unterschiedlicher Disziplinen zugänglich zu machen – als Weiterbildungsangebot und als Hilfe für die alltägliche Behandlungspraxis. Wir hoffen, daß das vorliegende Buch diesem Anliegen gerecht werden kann.

Basel und Giessen, im September 1992 W. PÖLDINGER
CH. REIMER

Inhalt

I Einführung

1 Epidemiologie der Depression – Resultate aus
der Zürich-Studie 3
J. Angst

II Medikamentöse Therapiemöglichkeiten

2 Wirkungsmechanismus von Antidepressiva?
Die Suche nach dem Licht im Dunkeln 15
U. E. Honegger

3 Antdepressiva in der hausärztlichen Praxis 27
H.-U. Fisch

III Andere Therapiemöglichkeiten

4 Stellenwert der Lichttherapie
in der Behandlung depressiver Patienten 37
H.-J. Haug und A.Wirz-Justice

5 Schlafentzug – eine adjuvante Therapiemöglichkeit
bei Depression 49
E. Holsboer-Trachsler

IV Psychotherapeutische Verfahren

6 Kognitive Psychotherapie der Depression:
Stellenwert in der klinischen Depressionsbehandlung 57
*M. Wolfersdorf, A. Berthold, F. Schweitzer, W. Kopittke
und I. Grünewald*

7 Tiefenpsychologische Psychotherapie der Depression 87
  Ch. Reimer

8 Kombinationsmöglichkeiten von medikamentösen
  und psychotherapeutischen Behandlungen 99
  J.W. Meyer

V Spezielle Aspekte

9 Depressionen und ihre Behandlung im Alter 123
  I. Reubi

10 Das ärztliche Gespräch mit Depressiven
   und ihren Angehörigen 139
   B. Luban-Plozza und R. Osterwalder

VI Empfehlungen für die Praxis

11 Emfpehlungen für die Behandlung von Depressionen 157
   B. Woggon und M. Wolfersdorf

12 Leitfaden zur Diagnostik und Therapie bei depressiven
   Erkrankungen in der allgemeinärztlichen Praxis 193
   M. Wolfersdorf

Autorenverzeichnis

Angst, J., Prof. Dr. med.
Psychiatrische Universitätsklinik Zürich
Forschungsdirektion
Lenggstrasse 31
CH-8008 Zürich

Berthold, A., Dr. med.
Psychiatrische Klinik am Klinikum Ingolstadt
D-W-8070 Ingolstadt

Fisch, H. U., Prof. Dr. med.
Psychiatrische Universitätspoliklinik
Murtenstrasse 21
CH-3010 Bern

Grünewald, I., Dipl.-Psych.
Psychiatrisches Landeskrankenhaus Weissenau
D-W-7980 Ravensburg-Weissenau

Haug, H.-J., Dr. med.
Psychiatrische Universitätsklinik
Wilhelm Klein-Strasse 27
CH-4025 Basel

Holsboer-Trachsler, E., Dr. med.
Psychiatrische Universitätsklinik
Wilhelm-Klein-Strasse 27
CH-4025 Basel

Honegger, U. E., Priv.-Doz. Dr. pharm.
Pharmakologisches Institut der Universität
Friedbühlstrasse 49
CH-3010 Bern

Kopittke, W., Dipl.-Psych.,
ehemals Mitarbeiter Bereich Depression,
Psychiatrisches Landeskrankenhaus Weissenau
Abteilung Psychiatrie I der Universität Ulm
D-W-7980 Ravensburg/Weissenau

Luban-Plozza, B., Prof. Dr. Dr. h. c.
Collina
CH-6612 Ascona

Meyer, J. W., Dr. med.
Psychiatrische Poliklinik
Universitätsspital
Culmannstrasse 8
CH-8091 Zürich

Osterwalder, R., Dr. med.
Kantonale Psychiatrische Klinik Wil
CH-9500 Wil/St. Gallen

Reimer, Ch., Prof. Dr. med.
Klinik für Psychosomatik und Psychotherapie
Justus-Liebig-Universität
Friedrichstraße 33
D-W-6300 Gießen

Reubi, I., Dr. med.
Privatklinik Wyss AG
CH-3053 Münchenbuchsee

Schweitzer, F., M. A., Dipl.-Psych.
Psychiatrische Klinik am Klinikum Ingolstadt
D-W-8070 Ingolstadt

Wirz-Justice, A., PD Ph. D.
Psychiatrische Universitätsklinik
Wilhelm-Klein-Strasse 27
CH-4025 Basel

Woggon, B., Prof. Dr. med.
Psychiatrische Universitätsklinik Burghölzli
Lenggstrasse 31
CH-8008 Zürich

Wolfersdorf, M., Priv.-Doz. Dr. med.
Leiter Bereich Depression
Psychiatrisches Landeskrankenhaus Weissenau
Abteilung Psychiatrie I der Universität Ulm
D-W-7980 Ravensburg-Weissenau

# I. Einführung

1 Epidemiologie der Depression – Resultate aus der Zürich-Studie[*]

J. Angst

Einleitung und Methodik

Aus schweizerischer Sicht ist die Zürich-Studie zur Epidemiologie psychiatrischer Erkrankungen von besonderem Interesse (Angst et al. 1984). Sie erfaßte eine repräsentative Kohorte von Zürchern und Zürcherinnen vom 20.–30. Lebensjahr, wobei über die 10 Jahre 4 Interviews durchgeführt worden sind. Es gibt keine andere Studie, die derart dicht prospektiv eine mit Risikofällen angereicherte Kohorte mit ähnlicher Methodik untersucht hätte.

Heute müssen epidemiologische Untersuchungen methodisch umsichtig geplant und sorgfältig durchgeführt werden. Einige wichtige Punkte sind in Tabelle 1 aufgeführt. Moderne Studien sollten eine Polydiagnostik anstreben, was eine Kriterienvielfalt und einen deskriptiv operationalen Ansatz voraussetzt. Ferner sollte jede hierarchische Klassifikation vermieden werden, um die Komorbidität möglichst voraussetzungsarm studieren zu können. Die Interviews erfolgen am besten strukturiert, sollten aber offene Fragen enthalten, um Neues, Unerwartetes einfangen zu können. Die Interviewer sollten nicht aus Laien, sondern aus Fachleuten bestehen. Die Auswertung geschieht über diagnostische Algorithmen mit Hilfe der EDV, wobei aber zu berücksichtigen ist, daß ein Verlust der ganzheitlichen Sicht eintritt, weshalb immer noch kasuistische Schilderungen im Klartext als ergänzende Informationen wichtig bleiben. Die Stichproben solcher Untersuchungen können breit repräsentativ ganze Bevölkerungen umfassen, was ein unökonomischer Ansatz ist, wie er z. B. in der Epidemiologic Catchment Area Study (ECA)

---

[*] Unterstützt durch den Schweizerischen Nationalfonds, Projekt 3.873-0.88

(Regier et al. 1984) in den USA durchgeführt wurde. Ökonomischer sind Zweistufendesigns mit einem Screening, um potentielle Fälle herauszufiltern und dann durch Interviews diagnostisch zu klären. In der Zürich-Studie haben wir uns auf eine Kohorte konzentriert, in welcher Risikofälle überrepräsentiert werden [z. B. aufgrund des Totalscores auf der Symptom Checklist 90-R von Derogatis (1977), identifiziert] und in der interviewten Population überproportional eingeschlossen wurden.

Wichtig ist, wie schon angedeutet, die operationale Definition psychiatrischer Syndrome. In der Zürich-Studie wurden die Fälle nach DSM-III-Kriterien oder nach speziellen in Zürich entwickelten Kriterien diagnostiziert (Tabelle 2). Die Definitionen für rekurrierende kurze Depressionen, rekurrierende kurze Angstzustände, Hypomanie und Panikerkrankungen, die in Zürich entwickelt worden sind, sind anderweitig beschrieben (Wicki u. Angst, 1991; Angst u. Wicki, 1991; Vollrath et al.

Tabelle 1. Methodisches (*Unterstreichungen* chatakterisieren die Zürich-Studie)

- *Polychiagnistik:* deskriptiv operational (Kriterienvielfalt), *keine Hierarchie* (Komorbidität)
- Interviews *strukturiert mit offenen Fragen,* um neues einzufangen
- Interviewer Laien oder besser *Fachleute*
- Computerauswertung *Algorithmen.* Verlust der ganzheitlichen Sicht
- Stichproben: repräsentativ breit (unökonomisch) oder
- Zweistufendesign mit Screening für potentielle Fälle
- *Kohorte, Überrepräsentierung von Risikofällen*
- Design: Querschnitt (deskriptiv) oder vorzugsweise *Längsschnitt* (analytisch)

Tabelle 2. Definitionen

- *DSM-III:*
  MDD, Dysthymie, Phobien, GAD
- *Zürich-Kriterien:*
  RBD, Hypomanie, „panic", „recurrent brief anxiety"
- *Professionelle Behandlungen:*
  Arzt, Psychologe
- *Prävalenzen:*
  auf die Normalbevölkerung hochgerechnete Häufigkeiten in % über einen bestimmten Zeitraum (z.B. 1 Jahr, Lebenszeit bis zum 30. Lebensjahr)

1990). Die vorliegende Untersuchung wird sich im Detail mit professionellen Behandlungen beschäftigen, worunter diejenigen durch Ärzte und Psychologen verstanden wurden.

Prävalenzen affektiver Erkrankungen bis zum 30. Lebensjahr

Der prospektive Charakter der Zürich-Studie ergibt erwartungsgemäß hohe Prävalenzraten, da wiederholte prospektive Untersuchungen die Raten im Vergleich zu Prävalenzraten auf Grund von einmaligen Querschnittsuntersuchungen, wie sie meist üblich sind, erhöhen müssen. Die gefundenen Lebenszeitprävalenzraten bis zum 30. Lebensjahr entsprechen zwar mehreren Querschnittsuntersuchungen der Literatur mit ebenfalls hohen Prävalenzraten, widersprechen aber vollständig den Studien, welche mit der Diagnostic Interview Schedule durch Laien z. B. in der ECA-Studie (Robins et al. 1981) oder in der Studie von Canino et al. (1987), durchgeführt worden waren. Die Zürich-Studie gibt erstmals Aufschluß über eine relativ hohe Prävalenz von Hypomanie und manisch-depressiven bipolaren Störungen, die im ganzen über 7% der Population ausmachen. 29% litten an unipolaren Depressionen (Tabelle 3). Die unipolar-hypomanisch erkrankten Probanden weisen im Mittel erhöhte Depressionscores auf und sind potentiell bipolar Kranke.

Die eigentlichen bipolaren Störungen, definiert durch die Präsenz einer operational diagnostizierten Hypomanie und einer Depression, belaufen sich auf 5,7%, wobei der größte Anteil durch bipolare Probanden mit „major depression" gebildet wird (Tabelle 4).

Die unipolaren Depressionen, welche in 29% der Bevölkerung bis zum 30. Lebensjahr diagnostiziert worden sind, bestehen zu 13% aus „major depressive disorder", zu 10% aus „recurrent brief depression" und zu 5% aus nicht weiter charakterisierten depressiven Syndromen, die aber behandelt worden sind (Tabelle 5). Eine untergeordnete Rolle kommt den reinen Dysthymien zu; die Mehrzahl dysthymer Syndrome wurde in Kombination mit „major depression" („double depression", Keller et al. 1982) gefunden.

Im allgemeinen überwiegt das weibliche Geschlecht, und zwar sowohl bei Depressionen wie bei den bipolaren Störungen, einzig bei unipolaren Manien finden sich mehr Männer als Frauen (Tabelle 6).

Tabelle 3. Affektive Erkrankungen.

Prävalenzen bis zum 30. Lebensjahr	[%]
Unipolare Hypomanie/Manie	1,9
Bipolare Störungen	5,7
Unipolare Depressionen	28,9[a]
Gesamt	36,4

[a] Inklusive 5,1% Patienten, welche für Depressionen behandelt wurden, ohne eine diagnostische Schwelle zu erreichen.

Tabelle 4. Bipolare Störungen.

Prävalenzen bis zum 30. Lebensjahr	[%]
„Major depression"	3,9
„Recurrent brief depression"	1,1
Andere Depressionen (behandelte)	0,7
Gesamt	5,7

Tabelle 5. Unipolare Depressionen.

Prävalenzen bis zum 30. Lebensjahr	[%]
„major depression"	12,8
Dysthymie	0,9
„Recurrent brief depression"	10,0
Andere Depressionen (behandelte)	5,1
Gesamt	28,9

Tabelle 6. Affektive Erkrankungen nach Geschlecht

Prävalenzen (%) bis zum 30. Lebensjahr	m.	w.	w. : m.
Unipolare Hypomanie/Manie	2,4	1,4	0,6
Bipolare Störungen	3,4	7,8	2,3
Unipolare Depressionen	22,0	35,6	1,6
Gesamt	27,8	44,8	1,6

Tabelle 7. Prävalenzen von Depressionen (inkl. bipolare) bis zum 30. Lebensjahr nach Geschlecht (n=591)

	m.+w.	Prävalenzen hochgerechnet Männer	Frauen	w. : m.
Ohne Diagnose behandelte Depressionen (N.O.S.)	5,8	4,8	6,8	1,4
Mit Diagnose (behandelte und unbehandelte) Recurrent brief depression (RBD)	11,1	8,3	13,8	1,7
Major depressionen (MDD)	11,9	9,2	14,6	1,6
RBD + MDD	4,8	2,1	7,4	3,5
Dysthymie	0,9	1,0	0,9	0,9
Gesamt	34,5	25,4	43,5	1,7

Tabelle 7 gibt sämtliche depressive Erkrankungen, nach Geschlecht getrennt, unter Einschluß der bipolaren wieder, wobei es sich um Lebenszeitprävalenzraten bis zum 30. Lebensjahr handelt. Ein Drittel der Bevölkerung war demnach in diesem Zeitraum irgendwann einmal depressiv gewesen, und zwar ein Viertel der Männer und 43% der Frauen, was einem Geschlechtsverhältnis von 1:1,7 entspricht. Besonders gehäuft sind die kombinierten Depressionen, die sich aus „major depression" und „recurrent brief depression" zusammensetzen, bei den Frauen, wobei diese die Männer um das 3,5fache übertreffen.

Angesichts dieser enorm hohen Prävalenzraten stellt sich die Frage, ob wir es wirklich mit Kranken oder nur mit „Fällen", die akademisch diagnostiziert worden sind, zu tun haben. Aus diesem Grunde wird im zweiten Teil der Arbeit nun besonders die Behandlungsgeschichte dieser Fälle dargelegt.

Behandlungsprävalenzen

Hochgerechnet auf die Population des Kantons Zürich sind bis zum 30. Lebensjahr 17,4% der Bevölkerung wegen Depressionen irgendwann

Tabelle 8. Behandlungsprävalenzen[a] nach Geschlecht

	m. + w.	m.	w.	w. : m.
Major depression	7,6	2,2	12,8	5,8
Dysthymie	0,04	0,08	–	–
Recurrent brief depression	4,0	2,4	5,5	2,3
übrige Depressionen	5,8	4,8	6,8	2,8
Gesamt	17,4	9,5	25,1	2,6

[a] einschließlich bipolare Fälle

Tabelle 9. Bahandelte diagnostische „Fälle" und behandelte nicht diagnostizierte Patienten (inkl. bipolare Fälle)

	„Fälle" n	Behandelte n	[%]
Major depression (MDD)[a]	147	74	(50)
Dysthymie	3	1	–
Recurrent brief depression (RBD)	103	52	(50)
nicht diagnostizierte behandelte Depressionen	–	37[b]	(100)

[a] einschließlich „double depression" und „kombinierte Fälle" mit RBD
[b] 22,6% aller Behandelten

einmal behandelt worden, und zwar ca. 10% der Männer und 25% der Frauen (Tabelle 8). Die Mehrzahl der behandelten Fälle besteht aus „major depression", gefolgt von nicht näher diagnostizierten depressiven Syndromen und rekurrierenden kurzen Depressionen. Frauen lassen sich sehr viel häufiger behandeln als Männer, weshalb unter den „major depressive disorders" die behandelten Frauen die Männer um fast das 6fache übertreffen.

In Tabelle 9 sind die Rohdaten der diagnostizierten Fälle aus der Zürich-Studie aufgeführt. 50% der diagnostizierten Fälle sind danach irgendwann einmal im Leben wegen einer Depression behandelt worden,

Tabelle 10. Behandlungsformen der Depressionen in % der Rohwerte

	n	m. + w. [%]	m. [%]	w. [%]
keine	126	(43)	(50)	(39)
ambulant	151	(52)	(46)	(56)
stationär	14	(5)[a]	(4)	(5)

[a] 8,5% aller Behandelten

Tabelle 11. Behandlungsformen nach Diagnosen (Rohwerte und %)

	Fälle	Behandlungen (Zeilen %)		
		keine [%]	ambulant [%]	stationär [%]
„Major depression"	147	(50)	(44)	(6)
Dysthymie	3	(67)	–	(33)
„Recurrent brief depression"	52	(49)	(48)	(3)
andere Depressionen	38	(0)	(97)	(3)
Gesamt	43	(291)	(52)	(5)

eine Rate, die im Vergleich zu anderen epidemiologischen Untersuchungen recht hoch liegt (Weismann u. Myers 1978, Murphy 1980, Oliver u. Simmons 1985). Die Behandlungsrate zeigt, daß die Falldefinition in unserer Studie streng genug sein dürfte. Bemerkenswert ist hier wiederum, daß fast ein Viertel aller behandelten Depressiven keine operationale Diagnose erhalten hatte, also von der heute üblichen Diagnostik nicht erfaßt wurde. Noch nicht angewendet wurden dabei die ICD-10-Kriterien. Tabelle 10 zeigt die Häufigkeit ambulanter und stationärer Behandlungen. Letztere erfolgte bei etwa 5% der Fälle, d. h. bei etwa 8,5% aller Behandelten. Jeder 12. Depressive wird also stationär behandelt und etwa jeder 2. ambulant.

Nach Diagnosen geordnet zeigt Tabelle 11, daß Patienten mit „major depression" eher etwas häufiger stationär behandelt wurden (6%) als solche mit anderen Depressionen (3%) (n.s.).

Behandlungen von Depressiven (RBD, MDD) aufgrund von 3 Interviews im Alter von 23, 28 und 30 Jahren

Tabelle 12 gibt detaillierter Auskunft über die Behandlungen über einzelne Jahre und über die gesamte Lebenszeit. Die Prozentwerte beziehen sich auf die jeweils in einem Interview diagnostizierten Fälle von Depressionen einschließlich der bipolaren Fälle. Im Alter von 23 Jahren war die Hälfte, im Alter von 30 Jahren annähernd zwei Drittel je einmal im Leben wegen Depressionen behandelt worden. Im Rahmen jedes Interviews wurde die Behandlung während der vergangenen 12 Monate, in welchem eine Depression aufgetreten war, genauer erfragt. Es zeigt sich, daß etwa ein Viertel bis ein Drittel der Befragten sich jeweils behandeln ließ, und zwar die überragende Mehrheit durch Psychiater oder Psychologen. Aufgrund der Befragung im Jahr 1981 kann angenommen werden, daß etwa weitere 10% eine Behandlung ernsthaft ins Auge gefaßt, aber nicht begonnen hatten.

Erschütternd ist die Tatsache, daß nur zwischen 3 und 14% der diagnostizierten Fälle medikamentös behandelt werden, d.h. etwa ein Drittel der tatsächlich Behandelten. In Tabelle 13 ist die Behandlungsproblematik der diagnostizierten Depressionen in der Normalbevölkerung noch einmal zusammenfassend dargestellt. Es lassen sich über ein Jahr nur ein Viertel bis ein Drittel behandeln, weitere 10% denken an eine Behandlung. Fast alle Behandlungen werden durch Psychiater oder Psychologen durchgeführt, etwa ein Viertel durch Psychologen allein. Nur etwa ein Drittel der Behandelten erhält Medikamente. Es wurden dabei gleich häufig Antidepressiva und/oder Benzodiazepine verschrieben:

Die niedrige Behandlungsrate mit Antidepressiva erstaunt weiter nicht, wenn man sich vergegenwärtigt, daß neben den Psychologen auch die Mehrzahl der Psychiater (meist analytisch orientiert) psychotherapeutisch tätig ist.

In diesem Zusammenhang muß sicher die Frage gestellt werden, ob die im Kanton Zürich vorliegenden Verhältnisse, welche immerhin für ein Sechstel der Schweizer Bevölkerung gelten, dem heutigen Stand der Erkenntnisse der Depressionsforschung und der Behandlung entsprechen. Es ist dabei zu berücksichtigen, daß die Mehrzahl der nur psychotherapeutisch Behandelten wohl keine der moderneren strukturierten Kurztherapien erhält.

Tabelle 12. Behandlungen von Depressionen (RBD, MDD), 3 Interviews

Jahr	1981	1986	1988
Alter	23	28	30
Depressionen (RBD, MDD)	95	106	73
	%	%	%
Lebenslang behandelt	53	52	62
Behandelt im gleichen Jahr	27	26	38
Arzt	6	9	8
Psychiater/Psychologe	24	24	34
Medikamente	9	3	14
Selbstmedikation	1	n.e.	3
Behandlung „geplant"	9	n.e.	n.e.

n.e. = nicht erfragt

Tabelle 13. Behandlung diagnostizierter Depressiver in der Normalbevölkerung

– bis zum 30. Lebensjahr ließen sich 50% mindestens einmal behandeln
– über 1 Jahr lassen sich 1/4 bis 1/3 behandeln
– weitere 10% denken an eine Behandlung
– fast alle werden durch Psychiater oder Psychologen behandelt
– etwa 1/4 wird durch Psychologen behandelt
– etwa 1/3 der Behandelten erhält Medikamente

Nach jahrzehntelanger Aufklärung über die Diagnostik und Therapie von Depressionen dürfte dieses Ergebnis wohl erschütternd und ernüchternd sein. Es darf wohl bezweifelt werden, ob der große Anteil psychologischer Behandlungen von Depressiven ohne Medikamente für die Patienten eine optimale Lösung darstellt.

Literatur

Angst J, Dobler-Mikola A, Binder J (1984) The Zurich Study. A prospective epidemiological study of depressive, neurotic and psychosomatic syndromes. I. Problem, methodology. Eur Arch Psychiatry Neurol Sci 234: 13–20

Angst J, Wicki W (1991) The Zurich Study. XIII. Recurrent brief anxiety. Eur Arch Psychiatr Neur Sci 240: 349–354

Canino G J, Bird H R, Shrout P E, Rubio-Stipec M, Bravo M, Martinez R, Sesman M, Guevara L M (1987) The prevalence of specific psychiatric disorders in Puerto Rico. Arch Gen Psychiatry 44: 727–735

Derogatis L R (1977) SCL-90. Administration, scoring and procedures. Manual for the R (revised) version and other instruments of the Psychopathology Rating Scales Series. Johns Hopinks University School of Medicine, Baltimore

Keller M B, Shapiro R W (1982) „Double depression": Superimposition of acute depressive episodes on chronic depressive disorders. Am J Psychiatry 139: 438–442

Murphy J M (1980) Continuities in community-based psychiatric epidemiology. Arch Gen Psychiatry 37: 1215–1223

Oliver J M, Simmons M E (1985) Affective disorders and depression as measured by the Diagnostics Interviews Schedule and the Beck Depression Inventory in an unselected adult population. J Clin Psychol 41: 486–576

Regier D A, Myers J K, Kramer M, Robins L N, Blazer D, Hough R L, Eaton W W, Locke B Z (1984) The NIMH Epidemiologic Catchment Area program. Historical context, major objectives, and study population characteristics. Arch Gen Psychiatry 41: 934–941

Robins L N, Helzer J E, Coughan J, Ratcliff K S (1981) National Institute of Mental Health Diagnostic Interview Schedule. Its history, characteristics, and validity. Arch Gen Psychiatry 38: 381–389

Vollrath M, Koch R, Angst J (1990) The Zurich Study. IX. Panic disorder and sporadic panic: symptoms, diagnosis, prevalence, and overlap with depression. Eur Arch Psychiatry Neurol Sci 239: 221–230

Weissman M M, Myers J K (1978) Rates and risks of depressive symptoms in a United States urban community. Acta Psychiatr Scand 57: 219–231

Wicki W, Angst J (1991) The Zurich Study. X. Hypomania in a 28- to 30-year-old cohort. Eur Arch Psychiatry Neurol Sci (in press)

# II. Medikamentöse Therapiemöglichkeiten

2 Wirkungsmechanismus von Antidepressiva? Die Suche nach dem Licht im Dunkeln

U. E. Honneger

Die ersten Beobachtungen über antidepressive Wirkungseigenschaften von Pharmaka gehen in die Mitte der 50er Jahre zurück (Kuhn 1957; Pletscher et al. 1960). Ursprünglich als Antihistaminika entwickelte trizyklische Iminodibenzylsubstanzen, aber auch Tuberkulostatika zeigten als „Nebenwirkungen" depressionslösende Eigenschaften. Diese klinischen Beobachtungen waren zugleich Ausgangspunkt für eine neue wissenschaftliche Disziplin, die Psychopharmakologie. Klinik und Grundlagenforschung suchten gemeinsam nach Mechanismen von antidepressiven Wirkungen. Mit der Aufklärung der Pharmakawirkungsmechanismen wurden 2 Ziele angestrebt. Die Entwicklung neuer, möglichst spezifisch angreifender Medikamente und die Entdeckung pathobiochemischer Strukturen als mögliche Ursachen für depressives Geschehen.

Als noch alles klar schien

Von den antidepressiv wirkenden Tuberkulostatika vom Typ Isoniazid war schon früh bekannt, daß sie die Monoaminooxidase (MAO) hemmten, ein Enzym, das den oxidativen Abbau von endogenen Aminen wie Noradrenalin (NA); Serotonin (5-HT) und Dopamin (DA) katalysiert (Spector et al. 1960). Die große Hoffnung, die man auf die Entwicklung von MAO-Hemmern als Antidepressiva setzte, wurde schon bald enttäuscht durch das Auftreten von Nebenwirkungen. Besonders gefürchtet waren die Bluthochdruckkrisen, die in Kombination mit Aminen aus der Nahrung ausgelöst wurden („cheese effect" durch Tyramin in Käse). Erfolgreicher war die Weiterentwicklung von trizyklischen Antidepressiva, die Imipramin und seine Derivate hervorbrachte. Diese waren auch bei chronischen Einnahmen frei von größeren Nebenwirkungen.

Schon in den frühen 60er Jahren erkannten Axelrod und seine Mitarbeiter, daß Imipramin im Hirn von behandelten Tieren die Wiederaufnahme von NA aus dem synaptischen Spalt ins präsynaptische Neuron hemmte, aus dem es vorher aufgrund eines depolarisierenden elektrischen Signals ausgeschüttet wurde (Glowinski u. Axelrod 1964). Die Wiederaufnahmehemmung hatte eine Erhöhung der NA-Konzentration im synaptischen Spalt zur Folge, was sich auf die Übertragung noradrenerger Nervenreize auswirken mußte. Da durch die MAO-Hemmer, bedingt durch den verzögerten Abbau der endogenen Amine, ebenfalls eine Erhöhung der NA-Konzentration im Gehirn entstand, war für die beiden antidepressiv aktiven Wirkstoffgruppen bald ein gemeinsamer Nenner gefunden (Schildkraut 1965). Die von Schildkraut formulierte ,,Aminhypothese" besagte, daß für die antidepressive Wirkung eine Zunahme der NA-Konzentration und damit eine verbesserte noradrenerge Neurotransmission Voraussetzung sei. Aus diesen Befunden wurde für die Pathophysiologie der Depression eine ungenügende noradrenerge Neurotransmission abgeleitet. Die Wirkungshypothese wurde noch erweitert, nachdem zusätzlich eine Wiederaufnahmehemmung für 5-HT festgestellt wurde und die MAO-Hemmer auch den Metabolismus von 5-HT verlangsamten (Coppen 1967). Diese erweiterte Hypothese wurde allgemein akzeptiert. Sie war so überzeugend, umfassend und widerspruchsfrei, daß sie in einigen Lehrbüchern noch heute als allgemeingültiger Wirkungsmechanismus angegeben wird.

Die ersten Zweifel

Schon bald konnte die Aminhypothese einer kritischen Betrachtung nicht mehr standhalten. Einerseits wurden neue Medikamente entwickelt, die trotz fehlender Neurotransmitterwiederaufnahmehemmung antidepressive Wirkung zeigten, andererseits besaßen potente Wiederaufnahmehemmer wie Kokain oder Amphetamin keine antidepressiven Eigenschaften. Ein weiterer Mangel der Hypothese war die fehlende zeitliche Übereinstimmung zwischen biochemischem Effekt und klinischem Wirkungseintritt. Während die Aufnahme von NA bereits nach der ersten Dosis gehemmt wurde, trat der klinische Effekt erst nach mehreren Tagen bis wenigen Wochen ein.

Die Anstrengungen zur Aufklärung des Antidepressivawirkungsmechanismus wurden verstärkt. Die Ergebnisse wurden von der pharmazeutisch-chemischen Industrie umgesetzt, was zum enormen Angebot an Antidepressiva führte, das uns heute für die Therapie zur Verfügung steht. Dabei unterscheiden sich die Arzneistoffe weniger in ihrer antidepressiven Wirksamkeit, als vielmehr in ihrem Angriffspunkt, in der Pharmakokinetik und im Nebenwirkungspotential. Für die Forscher resultierte eine Flut von neuen Erkenntnissen, wobei es der Eitelkeit der Wissenschaftler zuzuschreiben ist, daß aus einzelnen, isolierten Befunden immer wieder allgemein gültige Wirkungshypothesen abgeleitet und postuliert wurden. Die Forschungsergebnisse brachten zwar sehr viel mehr Informationen über die durch Antidepressiva ausgelösten biochemischen Veränderungen im Zentralnervensystem. Das entstandene Bild entsprach hingegen mehr und mehr einer Konfusion höherer Ordnung.

Konfusion höherer Ordnung

Eine entscheidende Wende in den Forschungsanstrengungen brachte die Abkehr von der Beobachtung von Soforteffekten und die Konzentrierung auf Langzeitwirkungen, die mit dem Eintritt der klinischen Wirksamkeit zeitlich koinzidierten. Dieses veränderte Vorgehen hat dazu geführt, daß die „Aminhypothese" Mitte der 70er Jahre völlig in Frage gestellt wurde. Vetulani u. Sulser (1975) beschrieben als Folge einer chronischen Imipraminbehandlung von Versuchstieren eine Abnahme der NA-stimulierten cAMP-Bildung, d. h. eine medikamentinduzierte Reduktion der nordadrenergen Transmission. Dieser überraschende Befund wurde bald darauf von Banerjee bestätigt, der bei chronisch behandelten Ratten eine Abnahme der zentralen β-Adrenozeptoren nachwies (Banerjee et al. 1977). Ungeklärt blieb die Frage, ob es sich bei diesen Veränderungen um Direktwirkungen handelte oder um adaptive Prozesse. Die beiden Arbeiten hatten eine entscheidende Weichenstellung in der Antidepressiva-Forschung bewirkt. Die Interessen der Forscher richteten sich auf die Untersuchung von chronischen Antidepressivaeffekten auf Neurotransmitterrezeptoren. Dies schien um so mehr angezeigt, als auch Elektroheilkrampfbehandlungen die Zahl der zentralen, funktionellen β-Adrenozeptoren verringerten (Gleiter u. Nutt 1989). Die neuen Möglichkeiten zur Messung von Neutrotransmitterrezeptoren mit radioaktiv markierten Liganden durch direkte Bindungsstudien eröffneten ein weites, noch unbekanntes Forschungsgebiet. Die Untersuchungen wurden fast ausschließlich an gesunden Versuchstieren vorgenommen, welche chronisch, d. h. über Wochen, mit Antidepressiva behandelt wurden. Ich möchte im folgenden versuchen, einige der Befunde zu gewichten und sie in einen größeren Zusammenhang zu stellen.

Ein Versuch, Ordnung in die Konfusion zu bringen

Um mich bei der Aufzählung und Wertung von biochemischen Veränderungen im Gehirn von chronisch behandelten Tieren nicht allzu sehr in Details zu verlieren, verzichte ich darauf, das gesamte Spektrum an Veränderungen als Folge der Behandlung mit einzelnen Antidepressiva aufzulisten. Ich möchte hingegen den folgenden hypothetischen Versuch durchführen. Von allen z. Z. auf dem Markt erhältlichen Antidepressiva nehmen wir ein Dosisäquivalent. In einem Mörser werden die Arzneistoffe zum ,,Universalantidepressivum" vermischt. Versuchstiere werden nun chronisch mit dieser Mischung behandelt, was eine Reihe von biochemischen Veränderungen im Zentralnervensystem auslöst (Abb. 1). Die Relevanz und die kausale Verknüpfung mit der antidepressiven Wirkung ist in keinem Fall gesichert. Ebenfalls offen bleibt, ob es sich bei den Beobachtungen um primäre, direkte oder indirekte, adaptive Medikamentwirkungen handelt. Welche biochemischen Veränderungen sind zu erwarten?

Noradrenerge Transmission
Eine Verminderung der NA-stimulierten cAMP-Bildung ist die am regelmäßigsten auftretende Veränderung. Sie umfaßt eine Abnahme der β-Adrenozeptorendichte und eine Hemmung der den Rezeptoren nachgeschalteten Signalübertragungsphänomene. Zahlreiche Ergebnisse deuten darauf hin, daß nur der $β_1$-Subtyp der zentralen β-adrenergen Rezeptoren betroffen ist. Das Ausmaß der Rezeptorabnahme ist in den einzelnen Hirnteilen unterschiedlich. Der Effekt ist am stärksten ausgeprägt in den Mandelkernen gefolgt vom zerebralen Kortex. Mit Ausnahme von Antidepressiva mit spezifischer Serotoninaufnahmehemmung und von Trazodon tritt diese Hemmung der NA-Transmission nach allen Antidepressivabehandlungen auf (Ordway et al. 1991).

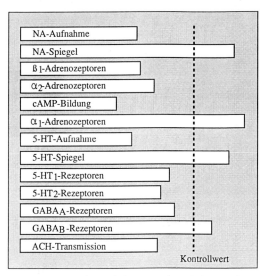

Abb. 1. Auswirkungen von Antidepressiva auf die Neurotransmission von chronisch behandelten Ratten

Regelmäßig wird auch eine Abnahme der zentralen α_2-Adrenozeptoren beobachtet. Dieser Rezeptorsubtyp ist ebenfalls gekoppelt mit dem cAMP-second messenger-System, so daß die NA-stimulierte cAMP-Bildung noch zusätzlich gehemmt wird. α_2-Rezeptoren sind sowohl prä- als auch postsynaptisch lokalisiert und regulieren als sog. Autorezeptoren die Ausschüttung von NA aus dem präsynaptischen Axonende. Im Gegensatz zu den β_1- und α_2-Adrenozeptoren nimmt die Zahl der α_1-Rezeptoren nach chronischer Antidepressivabehandlung zu (Zemlan u. Garver 1990). Dieser Rezeptorsubtyp ist mit dem Inositoltriphosphat (IP$_3$)-second messenger-System gekoppelt. IP$_3$ hat verschiedene intrazelluläre Steuerfunktionen und regelt u. a. die Ca^{2+}-Freisetzung aus intrazellulären Speichern.

Nichtnoradrenerge Neurotransmitterrezeptoren

Auch die Serotoninrezeptoren werden durch chronische Antidepressivabehandlung in ihrer Zahl verändert, wobei die einzelnen Subtypen qualitativ und quantitativ unterschiedlich beeinflußt werden (Zemland u.

Garvern 1990). Wie komplex und unübersichtlich die Verhältnisse sind, geht auch daraus hervor, daß die Serotonin$_2$-Rezeptoren die β$_1$- und α$_2$-Adrenozeptorenfunktionen modulieren. Weitere Neurotransmitterrezeptoren, deren Zahl durch Antidepressivabehandlungen beeinflußt werden, sind die γ-Aminobuttersäure (GABA)-Subtypen A und B. Verschiedene Hinweise deuten darauf hin, daß auch Dopamin- und zentrale Histaminrezeptoren in ihrer Dichte durch Antidepressiva verändert werden. Zu den chronischen Auswirkungen der Antidepressiva auf die Neurotransmitterrezeptoren kann zusammenfassend festgehalten werden, daß die Dichte aller meßbaren Rezeptoren ändert, die Bindungsaffinitäten aber gleich bleiben. Die generellen Rezeptoreffekte werfen die Frage auf, ob nicht ein übergeordnetes Prinzip postuliert werden müßte, über das die Antidepressiva ihre Rezeptoreffekte ausüben. Mit Ausnahme einer direkten antagonistischen Wirkung an den muskarinischen Acetylcholinrezeptoren sind keine direkten Substanz-Rezeptor-Interaktionen bekannt.

Neurotransmitterwiederaufnahme
Wiederaufnahmesysteme für NA und 5-HT an den präsynaptischen Neuronenden werden durch zahlreiche Antidepressiva gehemmt, wobei es große Unterschiede gibt in der Spezifität der einzelnen Arzneistoffe für das noradrenerge oder serotoninerge System. Mehrere Forschungsgruppen assoziieren spezifische Antidepressivabindungsstellen mit Neurotransmittertransportproteinen, so z. B. für Imipramin und 5-HT-Transporter oder für Desipramin und das NA-System (Langer 1987). Erst kürzlich ist es gelungen, den humanen NA-Transporter zu klonieren und die Proteinstruktur aufzuklären (Pacholczyk et al. 1991). Es wird höchst interessant sein, mögliche Abnormitäten in der Proteinstruktur als Ursache affektiver Störungen zu identifizieren. Falls es sich bei den Neurotransmittertransportsystemen tatsächlich um die primären Angriffspunkte für Antidepressiva handelt, könnte die genaue Aufklärung der Substanzbindungsstellen zur Entwicklung von noch spezifischer angreifenden Wirkstoffen führen. Die Beeinflussung der Transportsysteme wirkt sich zweifellos auf die Verteilung und den Umsatz der Neurotransmittersubstanz im synaptischen Raum aus.

Monoaminooxidase

Veränderungen in der Konzentration an Neurotransmittersubstanzen bewirken die bereits erwähnten MAO-Hemmer, indem sie den metabolischen Abbau der endogenen Amine verlangsamen.

Im Unterschied zu den MAO-Hemmern der 1. Generation, die eine unspezifische und irreversible Enzymhemmung bewirkten und deren Anwendung mit zahlreichen Nebenwirkungen verbunden war, scheinen die kürzlich eingeführten MAO-Hemmer der 2. Generation wesentlich günstigere Eigenschaften zu besitzen. Sie hemmen das Enzym reversibel und differenzieren zwischen den MAO_A- und MAO_B-Typen. Der MAO_A-Subtyp oxidiert nur NA und 5-HT, während die B-Form spezifisch ist für den Metabolismus von DA. Für die Depressionsbehandlung wurden spezifische MAO_A-Hemmer entwickelt, deren Anwendung eine gute antidepressive Wirksamkeit zeigt. Noch ungeklärt ist die Frage, ob diese neue Gruppe evtl. wirksam ist bei Nonrespondern, d. h. Patienten die auf eine Therapie mit trizyklischen Antidepressiva nicht ansprechen. Eine gewisse Diskrepanz besteht nach wie vor zwischen dem verzögerten klinischen Wirkungseintritt und dem biochemischen Soforteffekt einzelner Antidepressivagruppen. Auffällig ist, daß Veränderungen in den Neurotransmitterkonzentrationen schon zu einem früheren Therapiezeitpunkt auftreten, während Neurotransmitterrezeptorveränderungen erst verzögert und zusammen mit dem klinischen Effekt beobachtet werden.

Übergeordnetes Wirkprinzip?

Viel spricht dafür, daß die Rezeptorveränderungen adaptiv und möglicherweise eine Folge der chronisch erhöhten Neurotransmitterspiegel sind. Dies würde aber bedeuten, daß in jedem Fall eine Beeinflussung des Neurotransmitterumsatzes vorausgehen müßte, was aber nur für einen Teil der Antidepressivabehandlungen zutrifft. Für Medikamente ohne Beeinflussung der Neurotransmitterkonzentrationen müßte man einen Mechanismus postulieren, der einen Angriffspunkt auf der Ebene der Rezeptoren vorsieht. Sowohl Neurotransmitterrezeptoren als auch Neurotransmittertransportsysteme sind membranständige Proteine, die die Membran mehrere Male durchqueren (Rezeptoren 7mal, NA-Transporter 12mal).

Wir haben kürzlich in vivo im Tierversuch, aber auch in vitro an Zellkulturen gezeigt, daß sich die Membraneigenschaften unter chronischer Antidepressivaeinwirkung spezifisch verändern. Es kommt zu Verschiebungen in der Phospholipidzusammensetzung und zu Veränderungen in der Fluidität. Diese Effekte treten erst nach chronischer Behandlung ein und sind eine Folge der Antidepressivainterferenz mit dem zellulären Phosphilipidmetabolismus. Die an Zellkulturen beobachtete gleichzeitige Veränderung der physikalischen Eigenschaften der Membranmatrix und die Reduktion der β-Adrenozeptorendichte weisen auf eine mögliche kausale Verknüpfung hin (Honegger et al. 1986; Moor et al. 1988; Toplak et al. 1990).

Versuch einer Hypothese

Die symptomatische Pharmakabehandlung von depressiven Erkrankungen basiert auf der Inteferenz der Arzneistoffe mit dem zentralen Neurotransmitterhaushalt. Es wäre sicher falsch, einen allgemeingültigen Wirkungsmechanismus zu erwarten. Die Medikamente können durchaus an verschiedenen Stellen angreifen und trotzdem eine vergleichbare resultierende Wirkung hervorrufen. Dies wird verständlich, wenn man sich den Neutrotransmitterhaushalt als ein eng verknüpftes Netz von Nervenzellen vorstellt, die den einzelnen Neurotransmittersystemen angehören und die sich gegenseitig stark beeinflussen. Das Ziel jeder Behandlung ist es, so einzuwirken, daß ein bestehendes pathologisches Ungleichgewicht wieder ausgeglichen wird. Dabei ist der Angriffspunkt des Medikaments weniger relevant, als der sich ausbreitende Gesamteffekt. Innerhalb des Gesamtneurotransmitterhaushalts scheint eine gewisse Hierarchie unter den einzelnen Systemen zu bestehen. Daß die nordadrenergen und serotoninergen Bahnen essentiell sind für die Steuerung des affektiven Geschehens, zeigen die ausgeprägten und obligaten Veränderungen an diesen Neurotransmittersystemen nach chronischen Antidepressivagaben.

Nebenwirkungen

Das Auftreten von Nebenwirkungen stellt auch bei der langzeitigen Anwendung mit den meisten Antidepressiva keine größeren Probleme dar. Anticholinerge Effekte und die wenig ausgeprägte Kardiotoxizität können bei Risikopatienten durch die Wahl des geeigneten Präparats weitgehend vermieden werden. Es wäre daher falsch, um mögliche Nebenwirkungen zu vermeiden, ungenügend zu dosieren und dafür Nonresponders in Kauf zu nehmen.

Erwartungen

Die zukünftige Entwicklung neuer Antidepressiva wird zweifellos darauf ausgerichtet sein, Substanzen zu synthetisieren, die den klinischen Wirkungseintritt beschleunigen. Dazu wird es nötig sein, die Sequenz der biochemischen Veränderungen, die vom Beginn einer Therapie bis zum Auftreten des Effekts abläuft, genauer zu kennen, um spezifischer und an einer möglichst späten Stufe in der Kaskade des Wirkungsablaufes anzugreifen.

Für eine ursächliche Therapie werden uns möglicherweise molekular-biologische Untersuchungen weiterhelfen können, bei denen es hauptsächlich darum geht, die eigentlichen strukturellen Ursachen für das depressive Verhalten zu entdecken.

Die Entwicklung eines Tiermodells für die Depression, das über dasjenige der reserpinisierten Ratte hinausgeht, könnte vieles erleichtern.

Was haben uns über 30 Jahre Antidepressivaforschung gebracht?

Den Forschern: Unendlich viele Einzelbefunde und die faszinierende Aufgabe, diese Teilchen zu einem Bild zusammenzufügen, von dem wir noch nicht wissen wie es aussehen wird.

Der pharmazeutischen Industrie: Immer wieder neue Impulse zur Entwicklung neuer Präparate mit unterschiedlichsten molekularen Strukturen und verschiedenen pharmakodynamischen und pharmakokinetische Eigenschaften.

Den Therapeuten: Eine kaum noch überschaubare Zahl von Präparaten, die sich in ihrer antidepressiven Wirksamkeit kaum voneinander unterscheiden, hingegen im Ausmaß und im Spektrum ihrer Nebenwirkungen variieren.

Den Patienten: Vorausgesetzt, daß sie auf die Pharmakotherapie ansprechen, eine Erleichterung ihrer Symptomatik, ohne unangenehme Nebenwirkungen akzeptieren zu müssen.

Insgesamt: Nur wenig, was die Wirksamkeit der aufgrund von neuen Erkenntnissen entwickelten Präparate anbelangt. Ein Fortschritt hingegen in bezug auf Inzidenz und Ausmaß an Nebenwirkungen.

Was die Antidepressivaforschung noch nicht gebracht hat

- Antidepressiva mit sofortigem Wirkungseintritt;
- eine Verringerung der Zahl von Nonrespondern;
- die Aufklärung des Wirkungsmechanismus.

Literatur

Banerjee SP, Kung LS, Chanda SK (1977) Development of β-adrenergic receptor subsensitivity by antidepressants. Nature 268: 455–456
Coppen A (1967) The biochemistry of affective disorder. Br J Psychiatry 113: 1237–1264
Gleiter CH, Nutt DJ (1989) Chronic electroconvulsive shock and neurotransmitter receptors. Life Sci 44: 985–1006
Glowinski J, Axelrod J (1964) Inhibition of uptake of tritiated noradrenaline in the intact rat brain by imipramine and structurally related compounds. Nature 204: 1318–1319
Honegger UE, Disler B, Wiesmann UN (1986) Chronic exposure of human cells in culture to the tricyclic antidepressant desipramine reduces the number of beta-adrenoceptors. Biochem Pharmacol 35: 1899–1902
Kuhn R (1957) Die Behandlung depressiver Zustände mit einem Iminodibenzylderivat. Schweiz Med Wochenschr 87: 1135–1140
Langer SZ (1987) The imipramine binding site in depression. Pharmacology 1: 143–146

Moor M, Honegger UE, Wiesmann UN (1988) Organspecific, qualitative changes in the phospholipid composition of rats after chronic administration of the antidepressant drug desipramine. Biochem Pharmacol 37: 2035–2039

Ordway GA, Gambarana C, Tejani-Butt SM, Areso P, Hauptmann M, Frazer A (1991) Preferential reduction of binding of ^{125}I-Iodopindolol to beta-1 adrenoceptors in the amygdala of rat after antidepressant treatments. J Pharmacol Exp Ther 257: 681–690

Pacholczyk T, Blakely RD, Amara SG (1991) Expression cloning of a cocaine- and antidepressant-sensitive noradrenaline transporter. Nature 350: 350–354

Pletscher A, Gey KF, Zeller P (1960) Monoaminooxidase-Hemmer: Biochemie, Chemie, Pharmakologie, Klinik. In: Jucker E (ed) Progress in drug research, vol II. Birkhäuser, Basel Stuttgart, pp 417–590

Schildkraut JJ (1965) The catecholamine hypothesis of affective disorders. Am J Psychiatry 122: 509–522

Spector S, Shore AP, Brodie BB (1960) Biochemical and pharmacological effects of the monoamine oxidase inhibitors, iproniazid, 1-phenyl-2-hydrazin-opropane and 1-phenyl-2-hydrazinobutane. J Pharmacol Exp Ther 128: 15–21

Toplak H, Zuehlke R, Loidl S, Hermetter A, Honegger UE, Wiesmann UN (1990) Single and multiple desipramine exposures of cultured cells. Changes in cellular anisotropy and in lipid composition of whole cells and of plasma membranes. Biochem Pharmacol 39: 1437–1443

Vetulani J, Sulser F (1975) Action of various antidepressant treatments reduces reactivity of noradrenergic cyclic AMP-generating system in limbic forebrain. Nature 257: 495–496

Zemlan FP, Garver DL (1990) Depression and antidepressant therapy: Receptor dynamics. Prog Neuropsychopharmacol Biol Psychiatry 14: 503–523

3 Antidepressiva in der hausärztlichen Praxis[*]

H.-U. Fisch

Depressionen („major depression", Wittchen et al. 1987) sind die häufigsten psychiatrischen Erkrankungen in der Allgemeinpraxis. 5%–10% der Bevölkerung erkranken mindestens einmal im Leben an einer schweren Depression. Häufig werden Depressionen nicht diagnostiziert oder nur ungenügend behandelt. Depressionen stellen nicht nur eine schwere Belastung für den Patienten selber, sondern auch für seine Angehörigen dar. Das Leiden kann derart unerträglich werden, daß bis zu 30% der chronisch depressiven Patienten Suizidversuche machen oder ihr Leben durch Suizid beenden (Richelson 1990).

Abgesehen von der persönlichen Tragödie sind Suizide eine Katastrophe nicht nur für die Angehörigen, sondern auch für die behandelnden Ärzte. Depressionen sind heute nicht mehr ein Schicksalsschlag, den wir als unveränderlich hinnehmen müssen. Den meisten depressiven Patienten kann mit einer intensiven antidepressiven Therapie im Rahmen einer umfassenden hausärztlichen Behandlung entscheidend geholfen werden.

In diesem Artikel werden die Indikationen, die wichtigsten erwünschten und unerwünschten Wirkungen sowie die akute und chronische Toxizität einiger ausgewählter Antidepressiva zusammengefaßt.

---

[*] Diese kurze Übersicht kann nicht alle erwünschten und unerwünschten Effekte einzelner Medikamente auflisten. Der Leser wird deshalb auf die Produkteinformation der Hersteller verwiesen. Markennamen und Kommentare zu Preisen beziehen sich auf die Verhältnisse in der Schweiz.

Die 10 Grundsätze für eine sinnvolle Pharmakotherapie der Depression

1. Antidepressiva sind bei allen Formen der Depression, unabhängig von ihrer postulierten Aetiologie, wirksam, wobei schwere Depressionen besser als leichte auf Medikamente ansprechen.
2. Hinter Depressionen können sich somatische Erkrankungen verbergen, wie Tumoren, endokrine Dysfunktionen und andere Stoffwechselerkrankungen. Vor dem Verschreiben von Antidepressiva muß eine eingehende somatische Abklärung durchgeführt werden.
3. Kein Verordnen von Antidepressiva ohne den Ausschluß einer Alkohol- und Drogenabhängigkeit.
4. Eine antidepressive Therapie muß konsequent durchgeführt werden. Voraussetzung ist eine gute Arzt-Patient-Beziehung (Heim 1986), die nicht zuletzt die Compliance sichert (s. Beitrag Meyer, in diesem Band), offene Information über Sinn und Dauer der Behandlung sowie zu erwartende unerwünschte Wirkungen. Wenn der Patient den Sinn der Behandlung nicht verstehen kann, wird er nicht kooperieren.
5. Die Latenz bis zum Eintritt der Wirkung liegt bei 1–3 Wochen.
6. Wenn immer möglich keine Kombinationen von Antidepressiva, außer bei therapieresistenten Depressionen.
7. Wenige Medikamente verwenden, deren erwünschte und unerwünschte Wirkungen kennen.
8. Alter und metabolische Erkrankungen (z. B. Leberzirrhose) verlangsamen die Elimination oder führen zu einer pharmakodynamischen Überempfindlichkeit des Zentralnervensystems. Bei solchen Patienten muß besonders vorsichtig dosiert werden.
9. Vor allem trizyklische Antidepressiva können in Kombination mit Alkohol die Aufmerksamkeit und die psychische Leistungsfähigkeit beeinflussen. Darüber müssen die Patienten eingehend informiert werden.
10. Sedierende Antidepressiva (Amitryptilin, Mianserin, Trazodone, Trimeprimin) abends verabreicht sparen Hypnotika.

Trizyklische Antidepressiva

Die meisten trizyklischen Antidepressiva sind seit mehr als 25 Jahren im Handel. Ihre erwünschten und unerwünschten Wirkungen sind besser dokumentiert als diejenigen neuer Psychopharmaka. Alte Medikamente sind preisgünstiger. Mißtrauische Patienten lassen sich leichter davon überzeugen, ein altbewährtes Medikament einzunehmen, auch wenn es mehr unerwünschte Wirkungen als neue hat.

Imipramin (und die anderen trizyklischen Antidepressiva) werden nach oraler Einnahme gut absorbiert. Die langsame Eliminationshalbwertszeit sowie aktive Metaboliten lassen eine einmalige Verabreichung abends vor dem Schlafengehen zu. Dies hat den zusätzlichen Vorteil, daß ein sedativer Effekt ausgenützt werden kann. Maximale Plasmakonzentrationen werden nach 2–8 h erreicht. Das Verteilungsvolumen ist hoch (10–50 l/kg), die Medikamente weisen eine starke Bindung an Plasmaproteine auf. Bei älteren Menschen und bei Patienten mit somatischen Erkrankungen sowie zur Untersuchung der Compliance kann es sinnvoll sein, Plasmakonzentrationen zu bestimmen. Die optimalen Plasmakonzentrationen liegen zwischen 50–300 ng/ml; toxische Effekte treten meist erst im Bereich von 1000 ng/ml auf, wurden aber auch schon bei niedrigeren Plasmakonzentrationen beobachtet (Baldessarini 1990).

Wie alle psychoaktiven Substanzen führen Antidepressiva zu einer gewissen Toleranz, die aber nicht mit Suchterscheinungen verwechselt werden darf. Rasches Absetzen kann zu einem Abstinenzsyndrom führen. Deshalb soll die Dosis über mehrere Wochen reduziert werden. Aufgrund der langen Erfahrung ist es vertretbar, bei gegebener klinischer Indikation (chronische Depression, die auf die Medikation anspricht) über Jahre zu verabreichen (Cohen u. Baldessarini 1985).

Indikationen
Schwere Depression jeder Ätiologie, Panikattacken, chronische Schmerzen, gelegentlich auch hypochondrische Beschwerden.

Dosierung
Die optimale Dosierung ist individuell variabel. Einzelne Patienten, besonders Patienten mit Somatisierungstendenzen, können auf 10–30 mg/Tag sehr günstig ansprechen. Die meisten Patienten benötigen aber wesentlich höhere Dosen. Eines der wichtigsten Probleme der Depres-

Tabelle 1. Einige trizyklische Antidepressiva

Internationale Bezeichnung	Markenname	Besondere Eigenschaften
Imipramin	Tofranil	billig, bewährt
Amitryptilin	Laroxil, Tryptizol	stark sedierend, ausgeprägte anticholinerge Effekte, billig
Clomipramin	Anafranil	teuer
Desipramin	Pertofran	wenig anticholinerge Effekte
Lofepramin	Gamonil	wichtigster biologisch aktiver Metabolit: Desipramin
Trimipramin	Surmontil	sedierend, relativ teuer

sionsbehandlung ist die Verschreibung von ungenügend hohen Dosen. Die optimale Dosierung für trizyklische Antidepressiva liegt im Bereich von 50–150 mg. Beim Fehlen von Indikationseinschränkungen kann auch höher dosiert werden (Baldessarini 1990).

Unerwünschte Wirkungen

Anticholinerge Wirkungen: Von allen trizyklischen Antidepressiva hat Amitryptilin die stärksten anticholinergen, Desipramin die geringsten anticholinergen Effekte. Die wichtigsten Symptome sind: trockener Mund, Akkommodationsstörungen, Harnretention (v. a. bei Prostatahyperplasie), Obstipation, Einschränkungen der Gedächtnisleistung, Delirien (v. a. bei älteren und dementen Patienten). Im höheren Alter kann die Obstipation zu einem bedeutsamen klinischen Problem werden.

Kardiovaskuläre Effekte: Gefährdet sind vor allem Patienten mit atrioventrikulärem Block (Roose 1987; Chutka 1990). Besonders am Anfang der Behandlung muß auch die orthostatische Hypertension beachtet werden (Cole u. Botkin 1990).

Weitere unerwünschte Wirkungen von klinischer Bedeutung sind: Gewichtszunahme, sexuelle Dysfunktion und gelegentlich, v. a. bei manisch-depressiven Patienten, Auslösen einer Manie (Cole u. Botkin 1990).

Von besonderer Bedeutung ist die hohe akute Toxizität. Bereits 1g kann zu zentraler Erregung mit Krämpfen und schweren Herzrhythmusstörungen führen. Kinder sind besonders gefährdet. Bei Intoxikationsverdacht muß deshalb unbedingt die Überweisung in ein Krankenhaus mit Reanimationsabteilung vorgenommen werden. Bei suizidalen Patienten sollen trizyklische Antidepressiva grundsätzlich nur in kleinen Packungen abgegeben werden.

Neuere Antidepressiva

Neuere Antidepressiva unterscheiden sich von den trizyklischen Antidepressiva v. a. durch ihre niedrigere akute Toxizität und weniger unerwünschte Wirkungen. Leider sind sie in kontrollierten klinischen Studien nicht wirksamer als ältere Antidepressiva, und die Wirkung tritt auch nicht schneller ein.

Trotz intensiver Bemühungen war es bisher nicht möglich, spezifische Indikationen für die einzelnen Antidepressiva herauszuarbeiten (Baldessarini 1989; Blier et al. 1990; Rudorfer u. Potter 1989).

In Tabelle 2 sind die wichtigsten Eigenschaften ausgewählter neuerer Antidepressiva zusammengefaßt.

Die Behandlung der Depressionen bei älteren Patienten

Ältere Patienten leiden nicht nur häufig unter Depressionen, sondern auch unter internistischen Erkrankungen, die besondere Sorgfalt bei der Diagnose und Behandlung von Depressionen erfordern (Koenig u. Breitner 1990). Das Übersehen der Depression kann nicht nur zu einer verzögerten Rehabilitation, sondern einem erhöhten Risiko von Suiziden, besonders bei dieser Patientengruppe, führen (McKenzie u. Popkin 1987). Bei diesen Patienten kann es auch angezeigt sein, die Plasmakonzentration der verordneten Antidepressiva bestimmen zu lassen. Entsprechend den hohen Risiken empfiehlt es sich, mit sehr niedrigen Dosen zu beginnen, die Dosierung langsam zu steigern und nur mit größer Vorsicht höhere Dosierungen zu verschreiben. Besonders wichtig ist der sorgfältige Ausschluß von möglichen somatischen Ursachen der Depression.

Tabelle 2. Ausgewählte neuere Antidepressiva

Internationale Bezeichnung	Markenname (CH.A.D)	Pharmakologische Eigenschaften	Dosis/Tag	Wichtigste unerwünschte Wirkungen	Besondere Eigenschaften
Mianserin	Tolvon, *Tovlvin*	Präsynaptische Alpha-2-Rezeptoren	30–90 mg	Selten Blutdyskrasien	Sedativ u. anxiolytisch
Moclobemid	Aurorix	Reversibler MAO-Hemmer	300–600 mg	Vergleichbar mit Placebo	Nicht sedativ, kein Risiko der Interaktion mit Tyramin wie bei den klassischen MAO-Hemmern
Alprazolam	Xanax, *Tafil, Xanor*	Benzodiazepin	0,5–4 mg	Sedation, Toleranz	Anxiolytisch, sedativ, antidepressiv
Fluvoxamin	Floxyfral, *Fevarin*	Serotonin-reuptake-Hemmer	100–200 mg	Nausea	Nicht sedativ, nicht stimulierend
Fluoxetine	Prozac, *Fluctin, Fluctine*	Serotonin-reuptake-Hemmer	20–80 mg	Angst, Insomnie, Anorexie, Nausea, Diarrhoe	Eher stimulierend, keine Gewichtszunahme/Gewichtsabnahme
Trazodone	Trittico, *Thromban*	Serotonin-reuptake-Hemmer	150–400 mg	Trockener Mund, Hypertension, Schläfrigkeit, Nervosität	Eher sedativ, cave Priapsmus
Citalopram	Seropram	Serotonin-reuptake-Hemmer	20–60 mg	Gastrointestinale Beschwerden, Nausea, Schlafstörungen	I.a. keine Sedation, keine Gewichtszunahme

Literatur

Baldessarini RJ (1989) Current status of antidepressants: clinical pharmacology and therapy. J Clin Psychiatry 50: 117–126

Baldessarini R (1990) Drugs and the treatment of psychiatric disorders. In: Goodman Gilman A, Rall TW, Nies AS, Taylor P (eds) The pharmacological basis of therapeutics, 8th ed. Pergamon, pp 383–435

Blier P, de Montigny C, Chaput Y (1990) A role for the serotonin system in the mechanism of action of antidepressant treatments: precilinical evidence. J Clin Psychiatry 5 [Suppl 4]: 14–20

Chutka DS (1990) Cardiovascular effects of the antidepressants: recognition and control. Geriatrics 45: 55–67

Cohen BH, Baldessarini RJ (1985) Tolerance to the therapeutic effects of antidepressant agents. Am J Psychiatry 182: 489–490

Cole JO, Bodkin JA (1990) Antidepressant drug side effects. J Clin Psychiatry 51 [Suppl 1]: 21–26

Heim E (1986) Die Arzt-Patient-Beziehung. In: Heim E, Willi J (Hrsg.) Psychosoziale Medizin Bd 2: Klinik und Praxis. Springer, Berlin Heidelberg New York Tokyo, S 444–498

Keller MB et al (1986) Low levels and lack of predictors of somatotherapy and psychotherapy received bei depressed patients. Arch Gen Psychiatry 43: 458–466

Koenig HG, Breitner JCS (1990) Use of antidepressants in medically ill older patients. Psychosomatics 31: 22–32

Mackenzie TB, Popkin MK (1987) Suicide in the medicinal patient. Int J Psychiatry Med 17: 3–22

Meyer JW (1986) Low levels and lack of predictors of somatotherapy and psychotherapy received by depressd patients. Arch Gen Psychiatry 43

Richelson E (1990) Antidepressants and brain neurochemistry. Mayo Clin Proc 65: 1227–1236

Roose SP, Glassman AH, Giardina EGV et al (1987) Tricyclic antidepressants in depressed patients with cardiac conduction disease. Arch Gen Psychiatry 44: 273–275

Rudorfer MV, Potter WZ (1989) Antidepressants. A comparative review of the clinical pharmacology and therapeutic use of the ,,newer" versus the ,,older" drugs. Drugs 37: 713–738

Wittchen HU, Sass H, Zaudig M, Koehler K (1989) Diagnostisches und Statistisches Manual Psychischer Störungen DSM-III-R. Beltz, Weinheim Basel

III. Andere Therapiemöglichkeiten

4 Stellenwert der Lichttherapie in der Behandlung depressiver Patienten

H.-J. Haug und A. Wirz-Justice

Einleitung

Neben den verschiedenen psychotherapeutischen Methoden, der Elektrokrampftherapie und der Schlafentzugsbehandlung, gehört die Lichttherapie zur bekanntesten nichtpharmakologischen Behandlungsmethode bei Patienten mit depressiver Symptomatik. Lichttherapie wurde zum erstenmal parallel zur Beschreibung eines depressiven Syndroms vorgestellt, bei dem Exazerbationen häufig jahreszeitliche Gebundenheit aufweisen. Seit der Erstbeschreibung dieser „seasonal affective disorder" (Rosenthal et al. 1984 a), gibt es viele Untersuchungen, die einen positiven Effekt der Lichttherapie auf depressive Symptomatik belegen (Übersichten bei Rosenthal u. Blehar 1989; Thompson u. Silverstone 1989; Kasper et al. 1988; Terman u. Terman 1990; Blehar u. Lewy 1990). Seit kurzer Zeit findet eine Ausweitung der einfach durchzuführenden und nebenwirkungsarmen Behandlung statt. Vereinzelt wird sie von niedergelassenen Ärzten angeboten, zunehmend auch von psychiatrischen Polikliniken. Mit der größer werdenden Publizität in verschiedenen Medien (mehrere Fernsehsendungen, Reportagen in überregionalen Journalen) ist der Bekanntheitsgrad bei den Patienten im Vergleich mit anderen psychiatrischen Behandlungsverfahren groß. Wenn man dazu berücksichtigt, daß nach den vorliegenden epidemiologischen Befunden jahreszeitlich gebundene Stimmungsschwankungen, von der ausgeprägten saisonal abhängigen Depressionsform (SAD) bis hin zur subsyndromalen SAD, relativ häufig sind, ist nicht verwunderlich, daß Lichttherapie auch zunehmend in paramedizinischen Bereichen ohne ärztliche Supervision, z. B. in Schwimmbädern und Massagepraxen angeboten und von Patienten genutzt wird. In dieser Situation ist es wichtig, sich ein Bild darüber zu machen, welche Bedeutung die Lichttherapie im Spektrum der Behandlungsmöglichkeiten depressiver Patienten hat. Hierzu soll eine Übersicht über Indikationsstellung, Erfolgsraten, unerwünschte Nebenwirkungen, technische Durchführung und Konzepte zum Wirkmechanismus der Lichttherapie gegeben werden.

Indikationsstellung

SAD

Die meisten Untersuchungen liegen zur Lichttherapie bei saisonal abhängiger Depressionsform (SAD) vor. In der Erstbeschreibung von Rosenthal et al. (1984) wird das Krankheitsbild dadurch gekennzeichnet, daß die depressiven Phasen in den Herbst-Wintermonaten auftreten und im Sommer eine Vollremission oder Hypomanie vorliegt. In den aus der zitierten Arbeit von Rosenthal entnommenen Diagnosekriterien spielt das Auftreten sog. atypischer Depressionssymptome (Gewichtszunahme, Appetitsteigerung besonders auf Kohlenhydrate, verlängerter Schlaf) eine Rolle.

Bei der Revision des operationalisierten Diagnosesystems DSM-III (APA 1980) zu DSM-III-R (APA 1987), ist SAD als Untergruppe affektiver Störungen neu aufgenommen worden. Hier werden nur die zeitlichen Kriterien aufgeführt und die atypischen Depressionssymptome nicht erwähnt (Tabelle 1: DSM-III-R Kriterien). An dieser Operationalisierung, besonders an dem sehr engen zeitlichen Fenster für das Auftreten und Abklingen einer depressiven Phase, ist viel Kritik geübt worden, die in der Revision zu DSM-IV berücksichtigt werden wird. Für die klinische Praxis halten wir die in Tabelle 2 aufgeführten Kriterien nach unserer Erfahrung für sinnvoll (modifizierte Rosenthal-Kriterien). Sind sie erfüllt, ist eine Indikation für die Anwendung von Lichttherapie gegeben. Nützlich zum Screening saisonaler Beschwerden ist der von Rosenthal entwickelte Seasonal Pattern Assessment Questionnaire – SPAQ (Rosenthal et al. 1984 b), der in deutscher Übersetzung vorliegt (Wirz-Justice, unpubliziert) und mit nur geringem Zeitaufwand angewendet werden kann. Die bisher vorliegenden Studien berichten bei Patienten mit SAD über eine Responsrate (Abnahme der depressiven Symptomatik um mindestens 50% meistens gemessen mit der Hamilton-Depressionsskala) von etwa 60% nach einer Woche Lichttherapie, was einer durchschnittlichen Erfolgsrate von Psychopharmaka bei endogen

Tabelle 1. Diagnostische Kriterien für die „saisonal abhängige Verlaufsform" (SAD) affektiver Erkrankungen nach DSM-III-R (APA 1987)

A) Es besteht eine regelmäßige zeitliche Beziehung zwischen dem Beginn einer Episode einer Bipolaren Störung (einschließlich Bipolare Störung NNB) oder einer Major Depression, Rezidivierend (einschließlich Depressive Störung NNB) und einem bestimmten 60 Tage dauernden Zeitraum eines Jahres (z.b. regelmäßiges Auftreten der Depression zwischen Anfang Oktober und Ende November).

Beachte: Keine Fälle mit einschließen, bei denen ein offensichtlicher saisonaler abhängiger Einfluß von psychosozialen Belastungen existiert, z.b. regelmäßig jeden Winter arbeitslos.

B) Vollständige Remission (oder ein Wechsel von Depression zu Manie oder Hypomanie) erfolgt ebenfalls in einem bestimmten 60 Tage dauernden Zeitraum eines Jahres (z.b. die Depression remittiert zwischen Mitte Februar und Mitte April).

C) Mindestens drei Episoden einer Affektiven Störung sind in drei Jahren aufgetreten, die eine saisonal abhängige Beziehung, wie in A) und B) definiert, zeigten; mindestens zwei der Jahre folgten aufeinander.

D) Saisonal abhängige Episoden einer Affektiven Störung, wie oben beschrieben, waren häufiger als nicht saisonal abhängige Störungen (Verhältnis mindestens drei zu eins).

Tabelle 2. Für die klinische Praxis sinnvolle Kriterien für die Indikationsstellung einer Lichttherapie bei Patienten mit einer saisonal abhängigen Depressionsform, entsprechend den modifizierten Rosenthal-Kriterien (s. Rosenthal et al. 1984a)

A) Das depressive Syndrom sollte einen bestimmten Schweregrad haben (entsprechend einer „major depression" nach DSM III-R)

B) Es soll ein deutlicher subjektiver Unterschied zwischen der Befindlichkeit des Patienten im Winter (Oktober bis März) und im Sommer (Mai bis August) vorhanden sein, wobei depressive Stimmung im Winter auftritt

C) Diese saisonale Bindung der depressiven Phasen soll mindestens 3 Jahre lang vorliegen, davon mindestens 2 aufeinanderfolgende

D) Depressive Phasen außerhalb dieser saisonalen Gebundenheit sollen nur eine seltene Ausnahme sein

E) Neben den „typischen" Depressionssymptomen (depressive Stimmung, globaler Interessenverlust, Antriebsminderung) treten häufig „atypische" Depressionssymptome auf (Appetitsteigerung, insbesondere auf Kohlenhydrate, Gewichtszunahme während der depressiven Phase, vermehrter Schlaf ohne Erholungseffekt)

depressiven Patienten nach einer mehrwöchigen Gabe entspricht. Es ist unwahrscheinlich daß diese Lichtwirkung allein auf einen Placeboeffekt zurückzuführen ist, wenn es dazu auch nach wie vor kritische Sichtweisen gibt (Brown 1990; Eastman 1990).

Zum Nutzen von Medikamenten bei SAD gibt es noch wenige Studien. Erste Hinweise auf eine erfolgreiche Behandlung sowohl mit MAO-Hemmern (Dilsaver u. Jaeckle 1990), als auch mit dem neuen Antidepressivum d-Fenfluramin (O'Rourke et al. 1989), lassen bei Patienten, bei denen die Lichttherapie alleine keine ausreichende antidepressive Wirkung erzielt, an die Möglichkeit einer kombinierten Behandlung mit Pharmaka und hellem Licht denken, wobei die unten beschriebenen Vorsichtsmaßnahmen berücksichtigt werden müssen.

Andere Erkrankungen

Als Krankheiten, bei denen eine Lichttherapie aussichtsreich durchgeführt werden kann, gelten neben SAD vor allem die sog. SAD-Varianten. Bei diesen gilt die „Saisonalität" als wichtiges Kriterium. Abhängig vom Breitengrad fanden Rosen et al. (1990) eine Prävalenz von 2–10% Patienten mit SAD. Weit häufiger waren aber die Menschen, die Stimmungsschwankungen mit subsyndromaler depressiver Symptomatik in den Herbst-Winter-Monaten erleben. Kasper et al. (1989) erzielten auch bei dieser Gruppe, die zwar nicht klinisch manifest erkrankt, ihre Symptome aber doch als unangenehm empfindet und von diesen in ihrer gewohnten Leistungsfähigkeit behindert wird, eine deutliche Besserung der Beschwerden durch Lichttherapie.

Die Symptome, die bei SAD als atypische Depressionssymptome beschrieben wurden, können auch als eigenständiges Syndrom ohne depressive Symptomatik auftreten. Bei saisonal gebundenen vegetativen Beschwerden, besonders mit vermehrtem Schlaf, Müdigkeit am Tage, Kohlenhydratheißhunger und Gewichtszunahme sollte der Versuch einer Lichttherapie gemacht werden (Terman u. Terman 1990).

Auch die Migräne tritt bei einigen Patienten saisonal gehäuft auf. Hier werden erste kasuistische Erfolge mit der Anwendung von Lichttherapie berichtet (Regard u. Isler, persönliche Mitteilung).

Einer zweiten Gruppe von Erkrankungen liegen zirkadiane Störungen zugrunde:

Eine besondere Form der Schlafstörung, die auch häufig noch saisonal gehäuft auftritt, ist das Delayed-sleep-phase-Syndrom. Hier liegen vor Mitternacht Einschlafstörungen vor, die Schlafphase erfolgt dann verspätet und kann bei Verschiebung des Schlafs bis in die Mittagsstunden für den Patienten erhebliche nachteilige Konsequenzen haben und Krankheitswert erreichen. Joseph-Vanderpool et al. (1989) erzielten hier durch Lichttherapie eine Normalisierung der Schlafphasen. Das Advanced-sleep-phase-Syndrom mit einer umgekehrten Störung des Schlaf-Wach-Musters, kommt seltener vor und ist evtl. durch Lichttherapie zu beeinflussen (Wirz-Justice, unpubliziert).

Vereinzelte positive Berichte liegen vor über die Anwendung von Lichttherapie bei psychosomatischem Syndrom bei Schichtarbeitern (Eastman et al. 1987; Czeisler 1990) und bei Menschen nach transmeridianen Flügen (Jetlag-Syndrom) (Cole u. Kripke 1989). Allerdings sind die Studien auf wenige untersuchte Patienten beschränkt und definitive Empfehlungen für die Art der Durchführung von Lichttherapie können noch nicht gegeben werden.

Eine dritte Gruppe von Erkrankungen bezieht sich auf Störungen, die mit dem Menstruationszyklus zusammenhängen:

Hier berichteten Parry und Mitarbeiter (Parry et al. 1989) bei Prämenstruellem Syndrom über Erfolge der Lichttherapie. Lin et al. (1990) berichteten, daß nächtliches Licht den Menstrualzyklus verkürzen und auftretende Unregelmäßigkeiten vermindern kann. Hieraus resultieren Hoffnungen der Autoren auf einen therapeutischen Effekt einer Lichtbehandlung bei Infertilität.

Aus diesen gefundenen „zyklusregulierenden" Wirkungen von Licht kann die Hypothese einer positiven Wirkung der Behandlung auch bei klimakterischen Beschwerden abgeleitet werden.

Da die Hauptindikation für Lichttherapie bei der Gruppe der Patienten mit saisonal gebundener Depression besteht, lag die Vermutung nahe, daß vielleicht auch andere, nicht saisonal gebundene Depressionen auf Lichttherapie ansprechen. Die bisherigen Erfahrungen hiermit zeigen keine oder nur geringe therapeutische Wirkung (Stewart et al. 1990; Volz et al. 1990; Heim 1990). Allerdings tritt auch hier bei einigen Patienten eine Remission der Symptome auf, und zudem sind allen bisher vorliegenden Studien methodische Mängel anzulasten (z. B. kurze Behandlungsdauer, geringe Lichtstärke), so daß ein endgültiges Urteil verfrüht erscheint und in der klinischen Praxis im Einzelfall durchaus ein Versuch mit Lichttherapie unternommen werden kann.

Tabelle 3. Psychische Erkrankungen, bei denen eine Indikation für die Anwendung von Lichttherapie besteht

A) Lichttherapie als Therapie erster Wahl bei:
   – saisonal abhängiger Depressionsform (SAD)
B) Überwiegend positive Erfahrung mit Lichttherapie bei:
   – subsyndromaler SAD,
   – saisonal gebundener vegetativer Symptomatik ohne Depression,
   – Delayed-sleep-phase-Syndrom
C) Kontroverse Befunde über die Anwendung von Lichttherapie bei:
   – anderen Depressionsformen ohne saisonale Abhängigkeit
D) Einzelne positive Berichte über die Anwendung von Lichttherapie bei:
   – prämenstruellem Syndrom,
   – psychosomatischen Beschwerden bei Schichtarbeitern,
   – Jet-lag-Syndrom
E) Mögliche zukünftige Indikationen für Lichttherapie bei:
   – Regulation des Menstruationszyklus,
   – als zusätzliches Wirkprinzip zur Therapie der Infertilität,
   – bei Schlaf-Wach-Umkehr bei geriatrischen Patienten,
   – klimakterischen Beschwerden

In Tabelle 3 sind die Erkrankungen zusammengefaßt, bei denen eine Indikation von verschiedenem Gewicht für die Anwendung von Lichttherapie vorliegt.

Unerwünschte Wirkungen

Lichttherapie bedeutet bei einer erforderlichen Lichtstärke von mehr als 2500 Lux über mindestens 1 h eine Belastung retinaler Strukturen. Es ist bekannt, daß Langzeitexposition von sehr hellem Außenlicht zu Schädigungen retinaler Strukturen führe kann (Miller 1987). Eine lege artis durchgeführte Lichttherapie bedeutet aber die Exposition von Licht, das nur dem natürlichen Licht am frühen Morgen oder späten Abend entspricht. Insofern sind hierbei keine ernsthaften Schädigungen zu erwarten. Diese wurden bisher auch nicht berichtet. Besondere Vorsicht ist jedoch geboten, wenn ophthalmologische Vorerkrankungen bekannt sind oder wenn Lichttherapie mit der Einnahme von Pharmaka, die photosensitivierende Eigenschaften haben, kombiniert werden soll (Ter-

Tabelle 4. Medikamente, bei denen eine mögliche Interaktion mit Lichttherapie beachtet werden muß („photosensitizing drugs") und entsprechende ophthalmologische Kontrollen erfolgen sollten. (Mod. nach Terman et al. 1990)

Chemische Struktur	Generic	Anwendungen
Trizyklische, heterozyklische Ringstruktur	Phenothiazine Imipramin	Neuroleptika Antidepressiva
Porphyrinring	Porphyrin	Zytostatika
Furocumarin, heterozyklisch	8-Methoxypsoralen	Photodermatologie
Indolamin	Melatonin	Antidepressivum (fraglich)
Tryptophan	Tryptophan	Antidepressivum (fraglich)
Quinolin, heterozyklisch	Chloroquin	Antimalaria, Antirheumatika
Thiazide, heterozyklisch	Hydrochlorothiazide	Diuretika
Lithium	Lithium	Antimanisch, Antidepressiv

man et al. 1990). Zu diesen Medikamenten, die in Tabelle 4 aufgelistet wurden, gehören auch einige Psychopharmaka. In diesen Fällen ist eine augenärztliche Kontrolle der Therapie erforderlich.

Milde Eytheme bei lichtsensiblen Patienten, Austrocknung von Augenschleimhäuten und Hautpartien, Übelkeit und gesteigerte vegetative Irritabilität können durch Verminderung der Lichtstärke oder der Anwendungsdauer oder durch symptomatische Maßnahmen (z. B. Hautcremes mit Lichtschutzfaktor) behandelt werden, ohne daß eine Einschränkung der antidepressiven Wirksamkeit auftreten sollte.

Da helles Licht Phasenverschiebungen verursachen kann, kann es unter Lichtanwendung am Abend zu psychomotorischer Aktivierung mit darauffolgenden Schlafstörungen und bei einer Anwendung am frühen Morgen zu Früherwachen an den folgenden Tagen kommen. Eine leichte Verschiebung der Anwendungszeit um eine halbe Stunde beseitigt diese Störungen meist.

Wie bei anderen Therapien und im Spontanverlauf, ist auch unter Lichttherapie ein Umschlag von depressiver in manische Symptomatik bei bipolaren Patienten beobachtet worden. Die Lichttherapie ist dann abzusetzen und erforderlichenfalls eine entsprechende antimanische Therapie einzuleiten.

Insgesamt handelt es sich bei der ärztlich kontrollierten und nach dem aktuellen Stand des Wissens durchgeführten Lichttherapie um eine sehr gut verträgliche und extrem nebenwirkungsarme Therapie, auch im Vergleich mit anderen Behandlungsformen.

Empfehlungen zur Durchführung

Nach den Befunden von Wehr et al. (1986) entfaltet Licht seine antidepressive Wirkung über die Augen, nicht über die Haut. Wenn es auch vereinzelte Berichte darüber gibt, daß evtl. eine kleinere Dosis Licht einer größeren gleichwertig oder sogar überlegen sein könnte (Doghramji et al. 1990; Lewy et al. 1987), sind die meisten Lichtforscher doch einig, daß innerhalb vernünftiger Grenzen die antidepressive Wirkung mit der angegebenen Lichtdosis ansteigt. Die Obergrenze ist durch Praktikabilitätsüberlegungen eingeschränkt und spielt in der klinischen Praxis keine Rolle. Konsens herrscht bezüglich der Untergrenze, die mindestens 2500 Lux betragen sollte. Üblicherweise wird zur Lichttherapie fluoreszierendes, diffuses Licht mit breitem Spektrum bei reduziertem UV-Anteil verwendet. Die für die antidepressive Wirkung entscheidende Beleuchtungsstärke wird in Lux gemessen. Nach dem „lichttechnischen Entfernungsgesetz" ist die Beleuchtungsstärke einer Fläche umgekehrt proportional zum Quadrat ihres Abstandes von der Lichtquelle. Die antidepressive Wirksamkeit der Therapie hängt also von den Faktoren Stärke der Lichtquelle und Abstand des Objektes, hier also der Retina, von dieser Quelle ab. Hinzu kommt die Dauer der Einwirkung des Lichts auf das Auge. Heute sind üblicherweise 2 Lampentypen im Handel, die entweder ca. 2500 oder ca. 10 000 Lux Beleuchtungsstärke entfalten, dies bezogen auf einen ungefähren Abstand von 50 cm zur Retina. Da es sich bei der Menge einfallenden Lichts um die kritische Größe für die Behandlung zu handeln scheint, wird empfohlen, beim Hersteller der Lampen die entsprechenden Daten anzufordern oder die Lichtstärke selbst mit einem Luxmeter zu messen. Da die Photosensibilität der retinalen Rezeptoren ebenso wie die Reizleitungsmechanismen bis zum Wirkort der optischen Information in den suprachiasmatischen Kernen des Hypothalamus interindividuellen Schwankungen unterliegt,

Tabelle 5. Empfohlenes Vorgehen zur Durchführung der Lichttheraphie. Zwei verschiedene Behandlungsschemata. Zu Modifikationen bei Nonresponse s. Text

	Schema 1	Schema 2
Lampentyp/ Lichtstärke	10 000 Lux	2500 Lux
Abstand vom Auge zur Lampe	80 cm	80 cm
Dauer der täglichen Lichtexposition	30 min	2 h
Tageszeit	Zwischen 5.30 und 8.00 morgens	Zwischen 5.30 und 8.00 morgens
Dauer der Behandlung	1 Woche	1 Woche

ist es möglich, daß im Einzelfall niedrigere Luxzahlen für eine antidepressive Wirkung ausreichen oder eine überdurchschnittliche Menge Licht erforderlich ist. In den meisten Fällen werden aber die in der Tabelle 4 gegebenen Angaben über die Lichttherapie zu einer ausreichenden antidepressiven Wirkung führen. Bei einer Nonresponse nach einer Woche sollten durch Verringerung des Abstandes von der Lichtquelle oder durch eine Verlängerung der Expositionszeit (idealerweise durch eine Kombination von beidem) die Lichtdosis erhöht werden. Zeigt dieses Vorgehen nach einer weiteren Woche keine Wirkung, kann von einer Nonresponse ausgegangen werden. Selten werden dann noch durch veränderte Tageszeit der Lichtanwendung therapeutische Effekte erzielt. Mehrheitlich wird die Empfehlung gegeben, daß die Behandlung in den Morgenstunden, möglichst vor 8.00 Uhr durchgeführt werden sollte. Eigene Befunde (Wirz-Justice u. Anderson 1990) zeigen allerdings, daß genauso gute Resultate auch bei einer abendlichen Behandlung erzielt werden können.

Am häufigsten tritt der antidepressive Effekt mit einer Latenz von etwa 3–4 Tagen ein. Die Lichtbehandlung sollte aber auch bei vorheriger Remission der Symptomatik etwa eine Woche lang durchgeführt werden. Dann wird die Therapie üblicherweise abgesetzt. Häufig hält die Remission auch nach Beendigung der erfolgreichen Lichttherapie an. In den Fällen, in denen eine Exazerbation der Symptomatik auftritt, kann das Therapieschema wiederholt werden. Erfahrungen mit einer „prophylaktischen" Lichttherapie bei SAD-Patienten sind bisher kasuistisch (Wirz-Justice u. Haug 1991).

Konzepte zum Wirkmechanismus

Die Ursache für die antidepressive Wirkung der Lichttherapie wird nach wie vor kontrovers diskutiert. Die bisher vorliegenden Konzepte zum Wirkmechanismus beruhen überwiegend auf chronobiologischen Befunden und Hypothesen. Keine dieser Hypothesen zur Lichttherapie konnte bisher in empirischen Studien verifiziert werden. An dieser Stelle kann nur auf einige zusammenfassende Arbeiten zu diesem Thema verwiesen werden (Thompson u. Silverstone 1989; Terman u. Terman 1990; Blehar u. Lewy 1990). Auch wenn einige Therapieempfehlungen aus den vermuteten Wirkmechanismen abgeleitet werden (z. B. die Empfehlung der morgendlichen Anwendung wegen eines vermuteten „phase delay" als Ursache der depressiven Symptomatik) spielen diese Überlegungen für den klinischen Psychiater eine untergeordnete Rolle. Auch die Frage, ob der antidepressive Effekt der Lichttherapie nicht vielleicht doch durch eine Placebowirkung zu erklären sei, wird gründlich untersucht (Eastman 1990; Brown 1990), ist aber für den klinisch tätigen Arzt weniger wichtig, so lange sich nur der therapeutische Effekt einstellt und die Nutzen-Risiko-Abwägung positiv ausfällt. Von den Ergebnissen dieser Forschungsarbeit sind andererseits in der Zukunft noch genauere, vom Wirkmechanismus abgeleitete Behandlungsempfehlungen zu erwarten.

Zusammenfassung

Bei der Lichttherapie handelt es sich um eine besonders bei saisonal auftretenden Depressionsformen leicht durchzuführende, meist nebenwirkungsfreie, immer aber relativ nebenwirkungsarme und in ca. 60% aller Patienten mit diesen Erkrankungen schnell wirkende, erfolgreiche Therapie. Sie sollte im Behandlungsspektrum des Arztes, der depressive Patienten behandelt, einen festen Platz einnehmen und kann bei Patienten mit leichteren depressiven Syndromen, die hauptsächlich in den Herbst-Wintermonaten erkranken, als Mittel erster Wahl empfohlen werden.

Literatur

American Psychiatric Association (APA) (1980) DSM III: Diagnostic and statistical manual of mental disorders, 3rd edition. APA, Washington

American Psychiatric Association (APA) (1987) DSM III-R: Diagnostic and statistical manual of mental disorders 3rd edition, revised. APA Washington

Blehar MC, Lewy AJ (1990) Seasonal mood disorders: consensus and controversy. Psychopharmacol Bull 26: 465–494

Brown WA (1990) Is light treatment a placebo? Psychopharmacol Bull 26: 527–530

Czeisler et al (NEJM) (190) Exposure to bright light and darkness to treat physiologic maladaptation to night work. Egl J Med 322: 1253–1308

Cole RJ, Kripke DF (1989) Amelioration of jet lag by bright light treatment: effects on sleep consolidation. Sleep Res 18: 411

Dilsaver SC, Jaeckle RS (1990) Winter depression responds to an open trial of tranylcypromine. J Clin Psychiatry 51: 326–329

Dograhmji K, Gaddy JR, Stewart KT, Rosenthal NE, Brainard GC (1990) 2-versus 4-hour evening phototherapy of seasonal affective disorder. J nerv ment Dis 178: 257–259

Eastman CL (1987) Bright light in work-sleep schedules for shift workers: application of circadian rhythm principles. In: Rensing L et al. (eds) Temporal disorders in human oszillatory systems. Springer, Berlin, Heidelberg, Yew York, Tokyo 176–185

Eastman CL (1990) What the placebo literatue can tell us about light therapy for SAD. Psychopharmacol Bull 26: 495–504

Joseph-Vanderpool JR, Rosenthal NE, Levendosky AA, Johnston SH, Allen R, Kelly KA, Souetrte E, Schulz PM, Starz BK (1989) Phase-shifting effects of morning light as treatment for delayed sleep phase syndrome. Sleep Res 18: 422

Kasper S, Wehr TA, Rosenthal NE (1988= Saisonal abhängige Depressionsformen (SAD). Nervenarzt 59: 200–214

Kasper S, Rogers SLB, Yancey A, Schulz PM, Skwerer, RG, Rosenthal NE (1989) Phototherapy in individuals with and without subsyndromal seasonal affective disorder. Arch Gen Psychiatry 46: 837–844

Lewy AJ, Sack RL, Singer CM, White DM, Hoban TM (1987) Winter depression and the phase shoft hypothesis for bright light's therapeutic effects; history, theory and experimental evidence. Psychopharmacol Bull 23: 349–353

Lin MC, Kripke DF, Parry BL, Berga SL (190) Night light alters menstrual cycles. Psychiatry Res 33: 135–138

Miller D (1987) Clinical light damage to the eye. Springer, Berlin, Heidelberg, New York, Tokyo

O'Rourke D, Wurtman JJ, Wurtman RJ, Chebli R, Gleason R (1990) Treatment of seasonal depression with d-fenfluramine. J Clin Psychiatry 50: 343–347

Parry BL, Berga SL, Mostofi N, Sependa PA, Kripke DF, Gillin JC (1989) Morning versus evening light treatment of late luteal phase dysphoric disorders. Am J Psychiatry 146: 1215–1217

Rosen LN, Targum SD, Terman M, Bryant MJ, Hoffman H, Kasper SF, Hamovit JR, Docherty JP, Welch B, Rosenthal NE (1990) Prevalence of seasonal affective disorder at four latitudes. Psychiatry Res 31: 131–144

Rosenthal NE, Sack DA, Gillin JC, Lewy AJ, Goodwin FK, Davenport Y, Mueller PS, Newsome DA, Wehr TA (1984a) Seasonal affective disorder: a description of the syndrome and preliminary findings with light therapy. Arch Gen Psychiat 41: 72–80

Rosenthal NE, Bradt, GH, Wehr TA (1984b) Seasonal Assessment Questionnaire. NIMH, Bethesda

Rosenthal NE, Blehar M (1989) Seasonal affective disorders and phototherapy. Guilford, New York

Stewart JW, Quitkin FM, Terman M, Terman JS (1990) Is seasonal affective disorder a variant of atypical depression? Differential response to light therapy. Psychiatry Res 33: 121–128

Terman M, Reme, CE, Rafferty B, Gallin PF, Terman JS (1990) Bright light therapy for winter depression: potential ocular effects and theoretical implications. Photochem Photobiol 51: 781–792

Terman M, Terman JS (1990) Light therapy for winter depression. Report to the Depression Guidelines Panel. PHS Agency for Health Care Policy and Research

Thomspon C, Silverstone T (1989) Seasonal affective disorder. CNS, London

Volz H-P, Mackert A, Stieglitz R-D, Müller-Oerlinghausen B (1990) Effect of bright white light therapy on non-seasonal depressive disorder: preliminary results. J Affective Disord 19: 15–21

Wehr TA, Skewer R, Jacobson FM, Sack DA, Rosenthal NE (1986) Eye versus skin phototherapy of seasonal affective disorder. Am J Psychiatry 144: 753–757

Wirz-Justice A, Anderson J (1990) Morning light exposure for the treatment of winter depression: the one true light therapy? Psychopharmacol Bull 26: 511–520

Wirz-Justice A, Haug H-J (1991) Stimmungsverlauf über sechs Jahre bei einer Patientin mit Saisonal Abhängiger Depressionsform (SAD). Fortschr Neurol Psychiatry 59: 453–455

5 Schlafentzug – eine adjuvante Therapiemöglichkeit bei Depression

E. Holsboer-Trachsler

Zur Behandlung der Depression stehen heute über 20 verschiedene Antidepressiva zur Verfügung. Der therapeutische Effekt mit einer Effizienz von ca. 60% ist im Vergleich mit anderen medizinischen Therapien gut nachgewiesen. Ein großer Nachteil der antidepressiven Medikamente ist die protrahierte Wirklatenz, welche oft mehrere Wochen beträgt. Die Schlafentzugsbehandlung zeigt als einzige therapeutische Intervention in der Psychiatrie eine sofort eintretende Wirkung. In neuen Untersuchungen werden diese beiden Verfahren kombiniert angewendet.

Verschiedene Schlafentzugsverfahren

Schlafentzug bewirkt eine sofortige Abnahme der depressiven Kernsymptome wie depressive Grundstimmung, psychomotorische Hemmung, Agitiertheit und Angst. Die Besserung tritt im Laufe der durchwachten Nacht oder des folgenden Tages ein.

Dieser erstaunliche Effekt einer so einfachen Methode wurde vor über 25 Jahren zufällig durch Prof. Schulte in Tübingen entdeckt, der beobachtete, daß an endogener Depression Erkrankte nach einer schlaflosen Nacht eine akute Stimmungsaufhellung erlebten und nicht wie Gesunde mit Müdigkeit und Dysphorie reagierten (Schulte 1966). Dies regte zahlreiche europäische und amerikanische Forscher zu wissenschaftlichen Untersuchungen an über die klinische praktische Anwendung des Schlafentzugs sowie zu theoretischen Überlegungen bezüglich des Wirkmechanismus (vgl. Tabelle 1). Demnach reagieren ca. 60% aller Depressiven mit einer merklichen Abnahme ihrer depressiven Symptomatik nach einer Nacht totalen Schlafentzugs (Wu 1990).

Tabelle 1. Schlafentzugstherapie – Klinische Studien [Mod. nach Wu u. Bunney (1990) Am J Psychiatry 147:1]

Studie	n	Responder	Rezidive	Medikation
Pflug (1972)	12	12	1	ja
Voss u. Kind (1974)	9	8	0	ja
Zimanova et al. (1974)	20	14	11	ja
Cole u. Muller (1976)	11	8	7	ja
Loosen et al. (1976)	8	8	0	ja
Pflug (1976)	100	40	24	ja
Post et al (1976)	19	10	9	nein
Sidorowicz (1976)	19	11	7	ja
Philipp (1978)	34	19	9	ja
Gerner et al. (1979)	25	16	11	nein
Knowles et al. (1979)	1	1	1	nein
Duncan et al. (1980)	16	9	9	nein
King et al (1982)	10	8	7	ja
Wehr et al. (1982)	9	8	5	nein
Baxter (1985)	25	15	?	ja
Nosachev (1985)	86	65	58	ja
Wehr et al (1985)	5	5	5	nein
Trachsler et al. (1985)	12	6	?	ja
Holsboer-Trachsler et al. (1988)	30	17	?	ja

Schlafentzug bedeutete ursprünglich für den Patienten eine völlig durchwachte Nacht. Neuere Arbeiten zeigen, daß es reicht, wenn der Patient nur in der 2. Nachthälfte wach bleibt. Der therapeutische Effekt dieses partiellen Schlafentzugs erwies sich als ebenso günstig wie der des totalen (Schilgen et al. 1980). Nach unserer Erfahrung lassen sich Patienten wesentlich leichter zu einem partiellen motivieren. Schlafentzug in der 1. Nachthälfte erwies sich als kaum antidepressiv wirksam (Götze et al. 1981).

Indikation

Frühe Arbeiten ließen erkennen, daß der Schlafentzug bei endogenen Depressionen, unabhängig ob uni- oder bipolare, in jedem Stadium der

Krankheit sowohl zur Einleitung einer antidepressiven Therapie als auch nach längerer erfolgloser Behandlung indiziert ist. Die besten Ergebnisse fanden sich bei Patienten mit ausgeprägter Vitalsymptomatik und Tagesschwankungen, unabhängig von Geschlecht, Alter und vom Zeitpunkt des Krankheitsbeginns.

Bei sog. neurotischen Depressionen war der Effekt weniger ausgeprägt. Die Unterscheidung endogen gegenüber neurotisch hat sich aber im Rahmen der diagnostischen Revision des ICD-10 (WHO 1988) und des DSM-III-R (1987) als nicht reliabel herausgestellt.

Eine wesentliche Erweiterung der Indikation brachten Untersuchungen, die zeigten, daß bei Patienten mit Schizophrenie oder schizoaffektiver Erkrankung das depressive Zustandsbild nach totalem oder partiellem Schlafentzug ebenfalls gebessert wird (Fähndrich et al. 1982; Trachsler et al. 1985). Eine Verschlechterung der psychotischen Symptomatik wurde dabei nicht beobachtet. Der Indikationsbereich für totalen und partiellen Schlafentzug ist somit das depressive Syndrom. Bei Vorliegen eines depressiven Zustandsbildes – unabhängig von der psychiatrischen Grundkrankheit wie beispielsweise endogene/psychogene Depression, Neurose, Fehlentwicklung, Schizophrenie, schizoaffektive Störung – empfiehlt es sich, den Schlafentzug als sofort wirkende therapeutische Maßnahme anzuwenden. Bei bipolaren Patienten ist zu bedenken, daß Schlafentzug bei ca. 30% hypomanische oder manische Phasen auslösen kann (Wu 1990).

Eine ausgeprägte Tagesschwankung mit einem typischen Morgentief und einem Abendhoch, wie sie bei ca. 60% der hospitalisierten depressiven Patienten auftritt, gilt als Prädiktor für ein gutes Ansprechen auf die Schlafentzugstherapie (Reinink 1990).

Die antidepressive Wirksamkeit kann interindividuell und intraindividuell sehr unterschiedlich ausfallen. Ein regelmäßiges Ansprechen ist selten. Aber auch wenn ein oder mehrere Schlafentzüge ineffektiv blieben, können weitere Versuche zu einem ausgeprägten antidepressiven Effekt führen. Ein gutes Ansprechen auf den ersten Schlafentzug ist häufig prädiktiv für weitere hilfreiche Schlafentzüge (Holsboer-Trachsler et al. 1988). Solche Erfahrungen sind in vorbereitenden Gesprächen mit dem Patienten und bei der Indikationsstellung zu beachten.

Praktische Durchführung

In der Regel werden die therapeutischen Möglichkeiten des Schlafentzugs zu wenig genutzt. Gründe für die zurückhaltende Anwendung der Methode mögen in der ungewohnten ärztlichen Therapietätigkeit liegen. Man nimmt den Patienten den landläufig als kostbar geltenden Schlaf weg, statt ihm das erwartete übliche Medikament zu verschreiben. In vielen Kliniken hat sich deshalb der Vorschlag von Tölle eingebürgert, den Schlafentzug in Wachtherapie umzubenennen (Kuhs 1986). Des weiteren hilft es oft, dem Patienten zu erklären, daß man ihm bei einem partiellen Schlafentzug während der 2. Nachthälfte seinen sowieso schlechten Schlaf nur um wenige Stunden verkürzt.

Der unbestreitbar größte Nachteil dieser Methode liegt aber darin, daß der Schlafentzug bei medikamentenfreien Patienten in etwa zwei Dritteln der Fälle nur einen transienten antidepressiven Effekt von 1–2 Tagen bewirkt. Dieser kurzfristige Effekt ist sicher eines der großen Probleme dieser handlichen Methode und mag erklären, warum die seit vielen Jahren bekannte Schlafentzugstherapie immer noch nicht allgemein zur Depressionsbehandlung eingesetzt wird. In neuen Arbeiten wurde deshalb versucht, durch Wiederholung des Schlafentzuges und/oder Kombination mit antidepressiver Medikation die Wirkung zu verlängern.

Der Schlafentzug kann im Laufe der antidepressiven Behandlung wiederholt angewendet werden. Zu bevorzugen ist der partielle Schlafentzug, da er den Patienten weniger belastet. Wird der Schlafentzug in einem psychiatrischen Krankenhaus durchgeführt, werden die Patienten um 01.30 Uhr geweckt und verbringen den Rest der Nacht unter Aufsicht der Nachtschwester im Aufenthaltsraum, wo sie eine leichte Mahlzeit erhalten und beschäftigt werden. Speziell wird darauf geachtet, daß die Patienten bis zu ihrer gewohnten Schlafenszeit am darauffolgenden Abend wach bleiben. Schlaf – auch in Form von Nickerchen – führt nämlich bei einem großen Teil der Patienten zu einem Rückfall. Über die Abstände zwischen den einzelnen Schlafentzügen und deren Häufigkeit insgesamt liegen unterschiedliche Untersuchungen in der Literatur vor. Als Faustregel kann gelten, daß Schlafentzugsbehandlungen etwa 6 mal in 2tägigen bis wöchentlichen Abständen (je nach Erschöpfungsgrad) wiederholt werden sollten. Im Rahmen einer eigenen Untersuchung fanden wir bei 2/3 der Patienten nach 3 mal pro Woche durchgeführtem partiellem Schlafentzug eine anhaltende klinische Besserung mit Stabilisierung (Holsboer-Trachsler et al. 1985). Die Verträglichkeit unserer Dreierserie war bei allen Patienten durchwegs gut. Es ist aber vorstellbar, daß ältere Patienten größere Intervalle bevorzugen. Variationen bis zu 1 Woche zwischen 2 Schlafentzügen können aufgrund der bisherige Ergebnisse als durchaus wirksam beurteilt werden.

Schlafentzug als Adjuvans

Trotz unverkennbarer Fortschritte in der Therapie gibt es immer wieder depressive Zustände, die schwierig therapierbar sind. Die Chronifizierungsrate der Depression liegt je nach Studie zwischen 15 und 40%. Für diese sog. schwierig therapierbaren Depressionen, die oft wegen ,,Therapieresistenz" in eine Klinik eingewiesen werden, haben sich von der pharmakotherapeutischen Seite her verschiedene Zugaben wie Lithium, MAO-Hemmer und/oder Neuroleptika bewährt, um das Behandlungsergebnis zu optimieren (Holsboer-Trachsler 1989).

Der Schlafentzug mit seinem wesentlichen Vorteil, dem Soforteffekt, kann dem Patienten, der häufig schon Wochen bis Monate krank war, eine zusätzliche Hilfe bieten, indem der Patienten unmittelbar nach durchwachter Nacht eine eindrückliche Verbesserung seines depressiven Zustandes erlebt. Dieser Soforteffekt ist nicht von einer gleichzeitigen pharmakologischen Behandlung abhängig. Schlafentzug allein führt jedoch selten zu anhaltender Remissison. Im Rahmen unserer Studie fanden wir eindeutige Hinweise, daß der klinische Effekt des Schlafentzugs durch medikamentöse Kotherapie verstärkt werden kann.

Bei Depressionen, die schwierig therapierbar sind, ist sicher die Kombination von Pharmakotherapie und Schlafentzug zu empfehlen, um die quälende Wirklatenz zu verkürzen und evtl. eine zusätzliche antidepressive Wirkung zu erreichen. Empfehlungen für die Wahl eines bestimmten Antidepressivums zur vorteilhaften Kombinationsbehandlung lassen sich aus den bisherigen Untersuchungen nicht ableiten.

Bei leichten Depressionen, die in der Praxis des öfteren vorkommen, kann die Schlafentzugsbehandlung allein zur Remission führen. Bei ausgeprägten Zustandsbildern sowie schwierigen Depressionen ist die Kombination von Schlafentzug und Pharmakotherapie als Standardbehandlung zu empfehlen. Bei sog. therapierefraktären und/oder chronifizierten Depressionen ist der serielle partielle Schlafentzug zweifellos eine einfache und gute Möglichkeit zur Therapieverbesserung.

Literatur

American Psychiatric Association (1987) Diagnostic and statistical manual of mental disorders. American Psychiatric Association. Washington DC

Fähndrich E (1982) Schlafentzugsbehandlung depressiver Syndrome bei schizophrener Grunderkrankung. Nervenarzt 53: 279–283

Götze U, Tölle R (1981) Antidepressive Wirkung des partiellen Schlafentzugs während der 1. Hälfte der Nacht. Psychiatr Clin 14: 129–149

Holsboer-Trachsler E, Pöldinger W, Wirz-Justice A (1989) Der biologische Zugang schwer zu behandelnder Depressionen. Neurol Psychiatr 3: 259–267

Holsboer-Trachsler E, Wiedemann K, Holsboer F (1988) Serial partial sleep deprivation in depression – clinical effects and dexamethasone suppresion test results. Neuropsychobiology 19: 73–78

Kuhs H, Tölle R (1986) Schlafentzug (Wachtherapie) als Antidepressivum. Fortschr Neurol Psychiat 54: 341–355

Schilgen B, Tölle R (1980) Partial sleep deprivation as therapy for depression. Arch Gen Psychiatry 37: 267–271

Schulte W (1966) Kombinierte Psycho- und Pharmakotherapie bei Melancholikern. Probleme der pharmakopsychiatrischen Kombinations- und Langzeitbehandlung. In: Kranz, Petriloowitsch (Hrsg.). 1. Rothenburger Gespräch 1965. Karger, Basel, New York

Trachsler E, Höchli D, Luckner N v, Woggon B (1985) Dexamethasone suppression test before and after partial sleep deprivation in depressed schizophrenic and schizoaffective patients. Pharmacopsychiatry 18: 110–111

World Health Organization (1988) ,,ICD-10, draft of chapter V". WHO, Geneva

Wu J (1990) The biological basis of antidepressant response to sleep deprivation and relapse: review and hypothesis. Am J Psychiatry 147: 14–21

IV. Psychotherapeutische Verfahren

6 Kognitive Psychotherapie der Depression: Stellenwert in der klinischen Depressionsbehandlung

M. Wolfersdorf, A. Berthold, F. Schweitzer, W. Kopittke und I. Grünewald

Vorbemerkung

Die nachfolgenden Ausführungen beschäftigen sich mit der kognitiven Therapie bzw. kognitiven Verhaltenstherapie in ihren Grundzügen und ihrem Stellenwert in der Versorgung depressiv Kranker. Von den derzeit in Deutschland bestehenden 9 Depressionsstationen (10 einschließlich der Basler Depressionsstation) wird kognitive Therapie nur an der Ingolstädter Depressionsstation systematisch und regelmäßig im Rahmen des dortigen stationären Therapiekonzeptes für depressiv Kranke, ursprünglich für chronisch Depressive ausgelegt, durchgeführt (A. Berthold, F. Schweitzer). Auf der Weissenauer Depressionsstation wurden mehr oder weniger konsequent kognitive Ansätze über die Jahre hinweg in der Arbeit mit chronisch depressiven Patienten (W. Kopittke) verwendet. In einer Arbeit von Brodaty et al. (1987) über ein „mood disorders unit" am Prince Henry Hospital in Sydney/Australien wurde vor kurzem über die Durchführung kognitiver Therapie in Gruppen im Rahmen eines Sets von Behandlungsansätzen berichtet, kombiniert mit Training sozialen Verhaltens. Kognitive Therapie wird mit depressiven Patienten durchgeführt, die unfähig sind, ihre depressiv-negativen Gefühle auszudrükken oder die Kritik in Form negativer Affekte internalisieren. Weiterhin seien nach den Autoren viele depressive Patienten selbstunsicher und verfügten oft nicht über kommunikationsfördernde Verhaltensweisen, entweder als prädisponierende Faktoren oder als Konsequenzen in der depressiven Erkrankung, wobei die kognitive Verhaltenstherapie zur Bewältigung dieser Defizite helfen soll. Das Therapiekonzept umfaßt 20 h kognitiver Verhaltenstherapie, stationär oder poliklinisch ambulant, über 4 Wochen in 3 Sitzungen pro Woche.

Kognitive Therapie hat sich im Rahmen der stationären Depressionsbehandlung in Deutschland nicht generell einführen lassen, was an der Erfordernis einer speziellen Ausbildung (die für Mediziner zur Erlangung des Psychotherapiezusatztitels in Deutschland weniger attraktiv ist), am Mangel an qualifizierten Personen (z.B. Pflegepersonal zur Durchführung von verhaltenstherapeutischen Programmen) und am tiefenpsychologischen Schwerpunkt ärztlich-psychiatrischer Ausbildung liegen mag.

Einleitung:
Anmerkungen zur Psychotherapie bei Depressiven

Über Jahrzehnte hinweg fanden die affektiven Störungen wenig Interesse von psychotherapeutischer Seite; in der psychoanalytisch-tiefenpsychologischen Theorie hat es außer Schwerpunktbildungen seit den frühen Arbeiten (Übersicht s. Eicke-Spengler 1977; Luft 1978) keine grundsätzlichen Änderungen gegeben. Auch neuere Publikationen wie die von Benedetti (1988), Arieti u. Bemporad (1988), Ch. Reimer (1988) oder Wolfersdorf (1992) greifen nur einzelne Aspekte heraus wie die Unterscheidung von Über-Ich-, Ich- und Es-Depressionen bei Benedetti (1983), die überwiegend phänomenologische Beschreibung depressiver Menschen bei Arieti u. Bemporad (1983) oder den Hinweis auf die Bandbreite symbolischer oder atmosphärischer Trennungs- und Verlusterlebnisse bei Ch. Reimer (1988). Für den klinischen Alltag gibt es außer einer Reduzierung auf Kurzzeittherapie und der Empfehlung einer „two-stage strategy" mit einem eher stützend-empathischen ersten und einem eher aufdeckend-konfrontierenden zweiten Teil von Psychotherapie (Wolfersdorf et al. 1986) wenig konkrete Handlungsanweisungen, eine spezifische „antidepressive Psychotherapie" von tiefenpsychologischer Seite steht aus.

Der Hauptschub psychotherapeutischer Entwicklung in den letzten Jahren kam von seiten der klinischen Psychologie. Erinnert sei an die Empfehlung von „Empathie", „Akzeptanz" und Förderung einer hilfreichen Entwicklung im Umgang mit Depressiven von seiten der klientenzentrierten Gesprächspsychotherapie, an das Konzept der Depression als Folge von Verstärkerverlust bei Ferster (zit. nach Treiber 1984), als Folge einer geringen Rate kontingent positiver Verstärker nach Lewin-

Tabelle 1. Indikationen für Psychotherapie und Psychopharmakotherapie in der Depressionsbehandlung. (nach Karasu 1990, übersetzt)

Variabele	Indikationen	Psychotherapie
DSM-III-R Kriterien für Depressionen		
Depressive Herabgestimmheit	deutliche vegetative Zeichen, ausgeprägte Herabgestimmtheit mit Stimmungsschwankungen	mäßige bis deutliche situations- oder persönlichkeitsbezogene Depressivität
Vermindertes Interesse	Anhedonie, Libidoverlust, sexuelle Störungen	Gleichgültigkeit, Freudlosigkeit, vermindertes sexuelles Interesse
Gewichtsverlust oder -zunahme	Deutlicher Gewichtsverlust	Unbedeutende Gewichtszunahme
Schlaflosigkeit oder übermäßiges Schlafbedürfnis	Morgendliches Früherwachen	Erhöhtes, übermäßiges Schlafbedürfnis, Alpträume
Psychomotorik	Agitiertheit oder Hemmung	Gefühl von Unruhe oder Verlangsamung
Energieverlust, Antriebsstörung	Depressiver Stupor	Verlust von Motivation und Wollen, Lustlosigkeit
Denk- und Konzentratiosstörungen, Entscheidungsunfähigkeit	Kontrollverlust über Gedanken, Zwangsgedanken, Unfähigkeit sich zu konzentrieren oder zu handeln	Verlangsamtes Denken, Entscheidungsschwierigkeiten
Wiederkehrende Gedanken an Tod oder Suizid	Akute, episodische und unkontrollierbare suizidale Handlungen oder Pläne	Chronische Gefühle von Hoffnungslosigkeit oder Hilflosigkeit
Weitere Aspekte	Panik-(Angst)attacken oder Phobie, Verfolgungsideen, Pseudodemenz, körperliche Symptomatik oder Körperwahn	Sozialer Rückzug, Angst, psychosomatische Beschwerden, Hypochondrie
Familiengeschichte	genetische Belastung (bipolar und unipolare Erkrankung)	Keine genetische (Dysthymia) Belastung

Tabelle 1. Fortsetzung.

Variabele	Indikationen	Psychotherapie
Prädisponierende Faktoren	Andere psychische Erkrankung, im engeren Sinne Schizophrenie, Alkoholismus, Anorexia nervosa	Psychosoziale Stressoren, insbesondere Verlust eines signifikanten anderen, Veränderung von Status und Rolle
Persönlichkeitsstörungen	Borderlinepersönlichkeit; histrionische, zwanghafte Persönlichkeitszüge	Dependente, masochistische Persönlichkeitszüge

sohn, welches in die Grundempfehlung mündete, depressives Verhalten nicht zu beachten und nichtdepressives Verhalten konsequent über sozialen Kontakt zu verstärken. Beide Ansätze bilden die reale Alltagsbasis heutigen hilfreichen Umgangs mit depressiven Patienten, verwirklichbar von allen Mitarbeitern einer stationären Behandlungsgruppe. Karasu (1990) hat vor kurzem Patientenvariablen zusammengestellt zuerst für die Indikationen für Psycho- und/oder Pharmakotherapie (Tabelle 1), dann für die Differentialindikation zu unterschiedlichen Psychotherapieformen (Tabelle 2); beide Übersichten sollen hier vorangestellt werden, da sie zum einen den Standard heutigen Denkens/Wissens abbilden, zum anderen kognitive Verhaltenstherapie in Abgrenzung von der sog. interpersonellen und der „insight oriented" psychodynamischen Therapie mitanführen.

Ellis (1969), Seligman (1975) und Beck (1967) legten besonderen Wert auf „internale" (mentale) Prozesse, wobei die Kognition als eine nicht beobachtbare Vermittlungsinstanz zwischen einem Stimulus und einer Reaktion gilt (Treiber 1984). Vom behavioristischen Ansatz unterscheiden sich kognitive Konzepte dadurch, daß sie Verhaltensweisen als Folge komplex strukturierter innerer Prozesse erklären. Diese „kognitive Wende" (Dember 1974) wird im psychiatrisch-psychologischen Bereich am ehesten umgesetzt im Paradigmenwechsel von verhaltens- zu kognitionstheoretischen Modellen; beide Ansätze sollen in der sog. kognitiven Verhaltenstherapie verwirklicht werden.

Tabelle 2. Nichtselektive und selektive Patientenvariablen für Psychotherapie bei der Depression (nach Karasu 1990, übersetzt)

Nichtselektive Variablen

- Gefühle von Hoffnungslosigkeit
- Gleichgültigkeit reduzierte Fähigkeit zur Freude
- Interessenlosigkeit
- zu hohe Ich-Ideale und Erwartungen
- Vermehrtes Schlafbedürfnis, Alpträume
- Gefühle von Ruhelosigkeit oder Antriebsminderung
- Fehlen von Motivation und Wollen
- Erniedrigtes Selbstwertgefühl, unangebrachte oder exzessive Gefühle von Schuld, Selbstanklage
- Verlangsamtes Denken, Entscheidungsprobleme
- Todeswunsch oder Absicht zu sterben, sozialer Rückzug, Angst vor Zurückweisung oder Versagen
- Psychosomatische Klagen, hypochondrische Befürchtungen

Psychodynamische Therapie

- Chronisches Gefühl von Leere und Unterschätzung des eigenen Wertgefühls
- Verluste oder lange Trennungen in der Kindheit, Konflikte in vergangenen Beziehungen (insbesondere mit Eltern, Sexualpartnern)
- Fähigkeit zur Selbstreflexion, fähig Regressionen zu steuern
- Zugang zu Träumen und Phantasien
- Anleitung und Führung kaum nötig
- Stabiles Umfeld

Kognitive Therapie

- Offensichtlich gestörte Gedanken über die eigene Person, die Welt und Zukunft
- Pragmatisch-logisches Denken
- Fehlende Wirksamkeit anderer Psychotherapien
- Anleitung und therapeutische Führung ausgeprägt notwendig
- Reagieren auf Verhaltenstraining und Selbsthilfemöglichkeiten (hoher Grad von Selbstkontrolle)

Interpersonale Therapie

- Gegenwärtige und im Vordergrund stehende Problematik mit Ehepartner oder signifikanter Bezugsperson
- Soziale oder Kommunikationsprobleme
- Aktuelle Veränderung von Rolle oder Lebenssituation, abnorme Trauerreaktion, Anleitung und therapeutische Führung etwas nötig
- Reagieren auf Veränderungen der Umwelt (soziales Netzwerk)

Der Stellenwert kognitiver Störungen bei einer klinischen depressiven Klientel

Zur Beschreibung eines depressiven Syndroms gehören psychische (kognitive, emotional-affektive, motivational-intentionale) Symptome, psychomotorische Phänomene (Hemmung, Agitiertheit) und vegetativ-somatische Störungen. Zwar stehen bei einer stationären Klientel überwiegend vegetativ-somatische Phänomene im Vordergrund (bei 564 unausgelesenen Patienten der Weissenauer Depressionsstation findet man an erster Stelle Schlafstörungen mit 76%, Appetitstörungen mit 52%); Grübeln und Gedankenkreisen um gleiche Denkinhalte, um die Thematik von Nichtmehrlebenwollen, um mangelndes Selbstwertgefühl, um Schuldgefühl oder hypochondrische Empfindungen sind bei etwa der Hälfte der Patienten vertreten (Kopittke u. Wolfersdorf 1989). Die typisch depressive Denkweise und Einstellung läßt sich zugespitzt formulieren als: „Ich bin nichts, ich kann nichts, niemand mag mich, das war schon immer so, schuld bin ich auch noch selber daran, ändern kann ich und wird sich auch nichts und das Beste wäre, es gäbe mich nicht, es fiele sowieso niemandem auf".

Ein Patient berichtete, er wache jetzt nicht mehr mit „negativen Gedanken" auf, und, wenn so ein Gedanke käme, wie eine Welle, die ihn bedrücke, dann denke er: „Gott hat mich so geschaffen, da wird das schon einen Sinn haben", und weiter: „Ich kann das Positive immer neben das Negative stellen und schreibe mir das jetzt auf". Dieser Patient machte, ohne von einem kognitiv orientierten Therapeuten angeleitet zu sein, die Erfahrung, er könne seine sog. negativen Gedanken kontrollieren, sie an der Realität überprüfen, sich dann davon distanzieren und sich wohler fühlen. Dieser Patient machte auch die Erfahrung, daß ihm körperlich-sportliche Betätigung und Beten in der Kirche halfen (dies zeigt u.a. die verschiedenen therapeutischen Einstiegsmöglichkeiten). Als er im Fernsehen den Skifilm „Feuer und Eis" sah, wurde er sehr bedrückt; er wollte eigentlich immer auch ein so guter Skifahrer sein. Er habe diesem Gedanken nachgehangen, dann versucht, ihn zu verdrängen mit der gedanklichen Formulierung: „Das ist Unsinn, was Du denkst." Ein andermal beschreibt er seine Denkvorgänge: „Man liegt da, man hat keine Hoffnung, man probiert es erst garnicht, weil man sicher ist, das bringt sowieso nichts. Gedanken um alles Mögliche kommen, da habe ich jeden Tag etwas gefunden, einen Gedanken, den ich den ganzen Tag herumwälzen konnte. Ich habe mir immer jeden Gedanken noch mehr ausgemalt, was passieren könnte. Die Gedanken reichten soweit bis, daß die Welt untergeht und das war immer mit Angst verbunden." Dann bezeichnet er seine Erkrankung als „Gehirnverkrampfung" und meint: „Ich hatte meine Gedanken nicht mehr in Kontrolle und meine Wahrnehmung war gestört", und ergänzt: „In letzter Zeit kommt mir der Gedanke, daß ich mich riesig freue, daß der Versuch (Suizidversuch) fehlgeschlagen ist." Wenn „so ein negativer Gedanke kommt, dann sage ich mir, sei froh, daß du noch lebst und dann verliert dieser seine Kraft."

Unabhängig davon, ob Depression als eine affektive und/oder Antriebsstörung oder als eine kognitive Störung betrachtet wird, gilt, daß

1. der Zugang zum Menschen überwiegend auf der Ebene von Sprache geschieht,
2. der Mensch nicht durch die Ereignisse, sondern die Sicht der Ereignisse (Epikatet) beunruhigt wird und
3. alle Therapieformen über die Sprache vermittelt werden, also an Denkstrukturen von Patienten heranreichen (Thomas 1989). Dadurch wird der Stellenwert depressiver Denkinhalte und Sorgen unterstrichen. Man könnte sogar behaupten, die wahnhaft ausgestaltete Depression sei der Prototyp einer „kognitiven Form" von Depression, bei der ein Zusammenhang zwischen Kognition, Befindlichkeit und Verhalten am deutlichsten wird.

So zeigt schon die alltägliche Klinik, daß „depressivem Denken" Bedeutung als Zugang zu einem besseren Verständnis, als Kommunikationsmöglichkeit und als therapeutischer Ansatz zukommen kann.

Kognitive Modelle der Depression

Besonders bekannt sind die Konzepte von Ellis (1969, 1977), Seligman (1975) sowie Beck und Mitarbeitern (Beck 1967, Beck et al. 1979, 1985) geworden. Sie gehen von der *Grundannahme* aus, daß nicht besondere Ereignisse (z.B. Verlustsituationen, Belastungen, schwierige soziale Gegebenheiten) an sich schon depressive Zustände bewirken, sondern daß es auf die *Wahrnehmung, Verarbeitung und Bewertung dieser Ereignisse* ankommt (Abb. 1). Das Modell von Wright (1988) verdeutlicht dies.

Dabei werde es wichtig, neben der aktuellen Wahrnehmung und Bewertung von eingetretenen Ereignissen die zugehörigen zugrundeliegenden Einstellungen, Erwartungsmuster, Normvorstellungen, Handlungsziele sowie das Selbstbild eines Patienten zu kennen.

Ellis (1977) geht von der Aufeinanderfolge verzerrter Wahrnehmungen, unlogischer Denkprozesse und affektiv gefärbter, falscher Schlüsse aus und hält es für möglich, Emotionen zu beeinflussen, indem man Gedanken verändere (Zapotoczky 1985). Irrationale Ideen seien dabei z.B., man müsse von jeder Person geliebt werden, man müsse in jeder Hinsicht kompetent, tüchtig und leistungsfähig sein usw. Diese irrationalen Ideen müßten im therapeutischen Gespräch in ihrer Bedeutung für depressives Verhalten, für ständiges Versagen entlarvt und durch alternative Denk- und Redeweisen ersetzt werden. Am meisten Bedeutung erlangten die *kognitiven Modelle der Depression von Seligman (1975) und Nachfolgern* (z.B. Abramson et al. 1978) sowie *Beck und Mitarbeitern* (Beck 1967; Beck et al. 1986; Beck 1974).

Das ursprüngliche Seligman-Modell *„erlernte Hilflosigkeit"* (Seligman 1975; Abramson et al. 1978; Peterson u. Seligman 1985) hatte als zentrale Aussage, Menschen entwickeln Depressivität und depressionsähnliche Symptomatik, wenn sie *Nichtkontrollierbarkeit von Ereignissen* in ihrem Leben erwarten. Hinzukommen muß ein sog. „depressiver Attributionsstil", unter dem man die Tendenz versteht, negative Ereignisse bevorzugt auf internale, stabile und globale Faktoren zurückzuführen und positive Ereignisse bevorzugt externalen, variablen und spezifischen Faktoren zuzuschreiben. Kammer (1991) verdeutlich dies

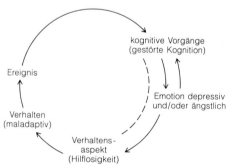

Abb. 1. Ein kognitives Modell der Depression (nach Wright 1988, S. 55)

so: Eine depressive Person führt ihr Mißgeschick eher auf sich selbst zurück und geht davon aus, daß die Ursache zeitstabil ist und alle ihre Lebensbereiche tangiert.

Im neu formulierten Modell nach Abramson et al. (1978) werden zur Interpretation von Kontrollierbarkeit oder Nichtkontrollierbarkeit von Ereignissen typische individuelle Erklärungsmodi des Betroffenen wichtig, nämlich die Pole internal vs. external, stabil vs. instabil sowie global vs. spezifisch.

Depression wird als Resultat internaler, stabiler und globaler Attribution von negativen Ereignisse gesehen (Abb. 2, aus Hautzinger 1991), d.h. der Betroffene schreibt negative Ereignisse (z.B. Mißgeschicke, Fehler) immer sich selbst, global und nicht nur für die aktuelle Situation und auch zeitlich stabil zu. Dieser Attributionsstil wird von Peterson u. Seligman (1985) als konsistent über alle Situationen des Lebens betrachtet und soll einen Vulnerabilitätsmarker für eine Depression darstellen. Jedoch ist die Bedeutung dieses Modells für das klinische Bild und die Ätiologie der Depression nach Hautzinger (1991) offen. Das Modell Seligmans der gelernten Hiflosigkeit hat einen hohen theoretischen Erklärungswert für eine Reihe von depressiven Zuständen gewonnen, z.B. bei alten Menschen, die sich Umweltereignissen hilflos ausgeliefert sehen, oder bei verwitweten Frauen, die im Sinne des Verstärkerverlust-

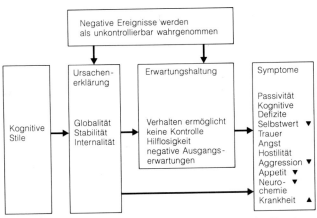

Abb. 2. Erlernte Hilflosigkeit als Modell der Depression (nach Abramson, Seligman und Teasdale 1978, aus Hautzinger 1991)

modells ihre bisherige positive Verstärkung über den verstorbenen Ehepartner bezogen haben und nun auf ihnen nicht kontrollierbar erscheinende Ereignisse wie hilflos erstarrt reagieren. Die therapeutische Konsequenz ist die Empfehlung des Erwerbs sozialer Fertigkeiten z.B. durch Selbstsicherheits- und soziales Training, welches vom Üben der Kontaktaufnahme bis zum sich aggressiv Abgrenzen, vom Einkaufen bis zum Besuch von Freunden und Verwandten und bis zur Inanspruchnahme psychiatrischer Institutionen reicht.

Während Ellis irrationale Einstellungen zu sich selbst als zentrale Bedingung für eine Depressionsentwicklung sieht, Seligman die Depression als eine Folge mangelnder Kontrolle über unerwünschte, aber auch erwünschte Ereignisse mit dem Gefühl der Hilflosigkeit versteht, definiert Beck (1967) die Depression als Folge einer sog. ,,kognitiven Triade".

Im Modell Becks der Depression (Beck 1967, 1974; Beck et al. 1979) besteht die Ausgangshypothese in der *Annahme einer kognitiven Störung,* wobei *andere,* nämlich affektiv-emotionale, motivational-intentionale und vegetativ-somatische *Symptome Folgen veränderter kognitiver Strukturen* sind. Das Hauptmerkmal Depessiogener kognitiver Prozesse und Strukturen ist dabei (Hautzinger 1991), daß sie die Realität in unterschiedlichem Grade verzerren. Beck hat zur Beschreibung dieser Vorgänge verschiedene Begriffe eingeführt. Mit dem Begriff *,,kognitive Triade"* ist die negative Sichtweise der eigenen Person des Depressiven, seiner Umwelt und seiner Zukunft benannt. Nach Shaw und Segal (1988) stellen diese ausgeprägt rigiden Annahmen über den Wert der eigenen Person eine Prädisposition für die Entwicklung einer Depression dar; sie sind noch nicht Krankheit selbst, jedoch akzentuiert vorhanden (State-Trait-Problem). Diese Einstellungen reflektieren ein negatives Selbstschema, das auf der Basis von frühen Erfahrungen, insbesondere von Verlust und Deprivation in der Kindheit entstanden sein und den Charakter eines Trait aufweisen soll. Auf der Basis dieser Einstellung zur eigenen Person beginnt eine Depression dann, wenn negative Lebensereignisse, externe oder interne Auslöser (Abb. 3 nach Hautzinger 1971) auf diese treffen. In der depressiven Episode wird das negative Selbstschema aktiv und es aktiviert auch diejenigen Erfahrungsaspekte der Person, die sich auf negative Selbstbewertungsprozesse und Erfahrungen mit anderen Personen beziehen und die dann durch eine bestimmte Art, über sich selbst zu denken (sog. *,,automatische Gedanken";* ,,automatic

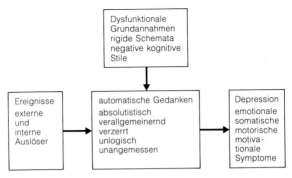

Abb. 3. Kognitives Depressionsmodell nach Beck (1974, aus Hautzinger 1991)

thoughts", ,,self-statements", ,,internal dialog") aufrechterhalten werden. *Automatische Gedanken* kommen unfreiwillig, sind stereotyp, von nichthinterfragter Plausibilität, immer vorhanden, können nicht unterdrückt werden und perseverieren. Dabei setzen sie sich gegen andere, der externen Situation eher angemessene durch, weil sie durch das zugrundeliegende und aktivierte negative Selbstschema gestützt, Informationen relativ stabil in negativer Weise interpretiert oder als negative Erinnerungen abgerufen werden. Die Assimilation von Informationen über das Selbst in die negative Struktur stabilisiert sich so weiterhin. Als *,,kognitive Irrtümer"* oder Verzerrungen, als *,,dysfunktionale Kognitionen"* werden sodann inhaltlich Aspekte bezeichnet, z.B. die Neigung Depressiver, Schlußfolgerungen aus Ereignissen ohne ausreichende Begründung zu ziehen, die selektive Wahrnehmung (sich stürzen auf negative Details), die Überschätzung (Magnifizierung) anderer Personen und deren Leistungen, die Abwertung (Minimierung) der eigenen Person und Leistung, die Übergeneralisierung negativer Lebensereignisse, die Personalisierung, das moralisch absolutistische Denken oder auch ungenaues Benennen. Diese dysfunktionalen Kognitionen laufen in Form der automatischen Gedanken selbständig, stereotyp, plausibel und perseverierend ab. Am häufigsten findet man nach klinischem Eindruck in der Depression Magnifizierung anderer und Minimierung eigener Leistungsfähigkeit, eigenen Wertes (externale Zuschreibung von Erfolg, internale Zuschreibung von Mißerfolgen), sodann Maximierung und Generalisierung, so daß aus einem jetzt geschehenen Fehler, einem

Versagen, einer Kränkung ein globales Gefühl von Wertlosigkeit, Insuffizienz und Mindertwertigkeit wird, welches noch dazu zeitstabil über das ganze Leben sich erstreckend und unveränderbar angenommen wird. Das kognitive Modell der Depression basiert also:

1. Auf der *Grundannahme einer kognitiven Störung* bei der Depression, als negatives Selbstschema bezeichnet, die in der Kindheits- und Jugendentwicklung erworben worden sein soll.
2. Auf der Annahme, daß dieses *negative Selbstschema durch negative Lebensereignisse bzw. die Interpretation* bestimmter Lebensereignisse *aktiviert* wird und das Denken der jeweiligen Person dominiert.
3. Auf einer *Zunahme sog. automatischer Gedanken in der Depression*, welche die kognitive Trias, die negative Erwartung bezüglich Erfolg, die negative Selbsteinschätzung der eigenen Person sowie die Hoffnungslosigkeit bezüglich der eigenen Zukunft aufrechterhalten und bestätigen.
4. Auf der *Annahme sog. typischer Attributionsstile* (dysfunktionale Einstellungen), wobei die Zuschreibung von negativen Ereignisse üblicherweise internal, zeitlich stabil und global ist, diese Attributionen oft rigide, absolutistisch sind, den Charakter von Anordnungen, von Urteilen über das haben, was getan werden soll und muß, wie etwas beurteilt werden muß, was recht oder unrecht ist. Solche Attributionen werden zu unausgesprochenen und abstrakten Regulatoren von Verhalten und unterstützt durch das bereits genannte Set von automatischen Gedanken. Sie können dysfunktional maladaptiv sein sowie emotionale Reaktionen hervorrufen; sie haben als kognitive Strukturen überdauernden Charakter und sind ,,basic organization of personal and environmental information and are constructed from information gleaned from passed experiences" (Thorndyke u. Hayes-Roth 1979).

Das *Verdienst kognitiver Modelle zum Depressionsverständnis* besteht darin, gewisse Grundstrukturen beschrieben zu haben, die man bei Depressiven (zumindest in der Depression) immer wieder finden kann. In der *Verlustthematik als Auslöseproblematik,* in der Annahme bestimmter zeitlich überdauernder und per se nicht als pathologisch zu bezeichnender, jedoch aktivierbarer *Grundeinstellungsmuster* (Attributionen, kognitive Schemata), die einen *strukturähnlichen Charakter* dahingehend haben, daß sie längerfristig und überdauernde Denkeinstellungen des betreffenden Menschen sind, und in der *Bedeutung der Bewertung der eigenen Person,* ihres Standes in der Welt, ihrer Leistungsfähigkeit, ihrer Gesundheit, ihrer Zukunft finden sich *Gemeinsamkeiten verschiedener psychotherapeutischer Modellvorstellungen zur Ätiopathogenese und aktuellen Psychodynamik depressiver Zustände.*

Therapeutisches Vorgehen

Die kognitive Therapie weist 2 Schwerpunkte auf, die bereits in der Bezeichnung „kognitive Verhaltenstherapie" deutlich werden. Zum einen geht es um das *Erkennen aktueller verzerrter Kognitionen,* welche gemeinsam mit dem Patienten im Dialog analysiert und hinsichtlich des Realitätsbezugs überprüft werden. Globales Ziel ist, die Verbindung zwischen Kognition, Gefühl und Verhalten erkennen und negative Gedanken kontrollieren zu können, Beweise für und gegen negative Kognitionen zu suchen, verzerrte und negative Kognitionen durch realitätskontrolliertere Interpretationen zu ersetzen. („The initial task of therapy is to decrease the accessibility of these negative self-schema", Shaw u. Segal 1988, S. 544, 545). Sodann werden verhaltenstherapeutische Techniken wie Bestandteile des Selbstbehauptungstrainings, des Rollenspiels, Hausaufgaben, das Aufstellen von Listen angenehmer Aktivitäten, die Parallelisierung mit jeweiligen Empfindungen (Spaltentechnik) u.ä. eingeführt, wobei auch außerhalb der Therapiesitzungen sog. Hausaufgaben erledigt werden soll.

Kognitive Therapie ist eine *pragmatische und problemorientierte Behandlungsmethode,* die im Hier und Jetzt arbeitet. Die *Dauer* der Behandlung beträgt üblicherweise 12–20 Sitzungen. Bei chronischen Depressionen, bei Patienten mit Persönlichkeitsstörung und Depression sowie bei bipolaren Erkrankungen kann auch eine Langzeitbehandlung angeboten werden, bei letzteren zusätzlich zur Lithiumbehandlung (Wright 1988); Kontraindikation sind wahnhaft Depressive. Nach klinischer Erfahrung gibt es Probleme auch bei Depressiven, bei denen ein eindeutiger Zusammenhang zwischen depressiver Kognition und Stimmung sowie aktueller Situation in einem angemessenen Ausmaß vorliegt, so z. B. bei depressiven Reaktionen bzw. pathologischen Trauerreaktionen im Rahmen körperlicher Erkrankungen. Young und

Beck (1982) haben als 6 *Hauptziele* für die ersten Sitzungen einer kognitiven Therapie definiert:

1. spezifische Probleme definieren,
2. Schwerpunkte setzen,
3. Hoffnungslosigkeit reduzieren
4. die Beziehung zwischen Kognition und Emotion verdeutlichen,
5. den Patienten in das therapeutische Modell kognitiver Therapie einführen und
6. Selbsthilfeaktivitäten und deren Bedeutung zu unterstreichen.

Die kognitive Verhaltenstherapie vermittelt dabei ein klares *Krankheits- und Störungskonzept,* wodurch die depressive Erkrankung eindeutig als pathologisch definiert wird. Damit erfüllt die kognitive Verhaltenstherapie eine der Grundbedingungen von Psychotherapie, das Vorliegen eines Krankheitskonzeptes. Hinzu kommt die hohe *Aktivität des Therapeuten*, der auf der Basis einer hilfreichen Beziehung zum Patienten eine Methode anbietet, in der, etwas mechanistisch formuliert, depressives Denken „umstrukturiert" werden kann; die Zielrichtung ist dabei die aktuelle Problematik und deren zukünftige Korrektur; ein psychogenetisches Aufarbeiten wird nicht angestrebt. Andere psychotherapeutische Vorgehensweisen legen den Hauptstellenwert auf andere Aspekte in der Depressionsgenese, wobei Hautzinger (1991) eindringlich darauf hinweist, daß es in multifaktoriellen Depressionsmodellen unterschiedliche Einstiegspunkte für die Entwicklung hin zu einer Depression gebe, wodurch auch unterschiedliche Ansatzpunkte für Therapie und Hilfe möglich, effektiv und erklärbar seien.

Studien zur kognitiven Therapie

Die kognitive Therapie ist vielfach bezüglich ihrer Behandlungsergebnisse, ihrer Vergleichbarkeit mit anderen Therapiemethoden und ihrer Langzeitwirkung untersucht worden.

Hollon und Najavits (1988) meinten, bezüglich der Akutbehandlung depressiv Kranker sei kognitive Therapie eine effektive Behandlungsform unipolarer, nichtwahnhafter depressiver Patienten und „keiner Behandlung" überlegen.

In der Metaanalyse zur Effektivität der kognitiven Therapie für Depressionen stellt Dobson (1989) anhand der Untersuchung von 28 Studien fest, es erscheine als Schlußfolgerung angemessen, kognitive Therapie sei effektiver als keine Behandlung, als Verhaltenstherapie oder Pharmakotherapie in der Behandlung klinischer Depressionsformen. Dieser sehr positiven Formulierung steht die Studie des NIMH (NIMH- „treatment of depression collaborative research program"; Elkin et al. 1985, 1989) gegenüber, in der sorgfältig primär und sekundär unipolar depressive (nicht bipolar), ambulante poliklinische Patienten 16 Wochen mit kognitiver Therapie, interpersoneller Psychotherapie, Pharmakotherapie (Imipramin) + klinisches Management, Placebo + klinisches Management behandelt wurden. Die Autoren (Elkin et al. 1989) kommen zu dem Schluß, daß keine der Psychotherapieformen der Standardbehandlung „Imipramin + klinisches Management" bezüglich der Ergebnisse bei Beendigung der Behandlung überlegen war. In der Reihenfolge der Effektivität der Behandlungen stand „Imipramin + klinisches Management" an erster Stelle, gefolgt von den Psychotherapiemethoden, die sich nicht voneinander unterschieden, und der Placebobedingung, die am schlechtesten bezüglich der Besserung von depressiver Symptomatik abschnitt (Tabelle 3).

Ein Vergleich kognitiver Verhaltenstherapie mit medikamentöser Behandlung (Tabelle 4) zeigt sehr widersprüchliche Ergebnisse. In der klassischen Studie von Rush (1977) wurde eine Überlegenheit kognitiver Therapie gegenüber mit Imipramin behandelten Patienten mit primärer Depression beobachtet. Die Patienten erhielten 12 Wochen lang 20 Sitzungen kognitiver Therapie oder 12 Wochen ansteigend bis 150 mg Imipramin pro die, bei Indikation bis 250 mg. Zum Zeitpunkt der Beendigung war kognitive Verhaltenstherapie der Imipramingruppe überlegen, bei der Katamnese nach 6 Monaten zeigte sich in der KVT-Gruppe eine geringere Rückfallquote. Diese Studie wurde häufig kritisiert, nicht zuletzt wegen des Deutlichwerdens der katamnestischen Überlegenheit der Psychotherapie erst nach Beendigung der medikamentösen Behandlungsform. In der Studie von Murphy et al. (1984) erhielten 87 Patienten (70 beendeten die Therapie) über 12 Wochen in maximal 20 Sitzungen entweder kognitive Verhaltenstherapie (n = 24), das Antidepressivum Nortriptylin (n = 24), eine Kombination beider (n = 22) oder kognitive Therapie + Placebo (n = 17). Der Verlauf (Abb. 4), gemessen mit dem Beck-Depressionsinventar und der Hamilton-Depres-

Tabelle 3. Vergleich Kombination Psychotherapie plus Antidepressivum vs. Antidepressivum bzw. Psychotherapie alleine. (Nach Shea et al. 1988, S. 250-251)

Autoren/Jahr	Patienten n	Dauer (Wochen)	PT-Form Antidepressiva	Ergebnisse
Covi u. Lipmann (1987)	70	14	KTh, Imipramin (Gruppe)	kein Unterschied KTh+Imi = KTh
Blackburn et al. (1984)	64 (psychiatr. Pat.)	12	trizykl. AD, KTh	Kombination KTh+TZA Überlegen TZA oder KTh allein
Murphy et al. (1984)	70	12	KTh, Nortriptylin	kein Unterschied Kombination KTh+Nortriptylin vs. KTh
Rush u. Watkins (1984)	39	12	KTh, AD	kein Unterschied AD+KTh vs. KTh
Teasdale et al. (1984)	34	15	KTh, AD	Kombination KTh+AD überlegen AD allein
Beck et al. (1985)	33	12	KTh, Amitriptylin	kein Unterschied Kombination KTh+Ami vs. KTh allein
Rötzer-Zimmer (1986)	38	12 (+ 2 Wo. Diagnostik)	KTh, AD (Maprotilin bzw. Amitr.)	kein Unterschied

sionsskala ergab keine Differenz zwischen den verschiedenen Behandlungsformen. In der Studie von Rötzer-Zimmer (1986) finden sich bei einem ähnlichen Design (45 mittel- bis schwerdepressive Patienten in stationärer Behandlung, 38 beendeten die Therapie) im Vergleich prä und post sowie in der 1-Jahres-Katamnese (35 der Gesamtpatientengruppe konnten in den 1-Jahres-Katamnese mit dem BDI und 31 mit dem Hamilton-Rating untersucht werden) keine Unterschiede zwischen kognitiver Verhaltenstherapie alleine sowie kognitiver Verhaltenstherapie und Pharmakotherapie (Abb. 5).

Tabelle 4. Zusammenstellung von Studien, die kognitive bzw. interpersonale Therapie mit Medikation vergleichen. (Nach Shea, et al., 1988, S. 240-241)

Autoren/Jahr	Patienten n	Dauer (Wochen)	PT-Form Antidepressiva	Ergebnisse (> = sign.)
Rush et al. (1977)	41	12	KTh, Imipramin	KTH > Imi
Blackburn et al. (1981)	64 (Pat. aus Allgemeinpraxis)	12	KTh, trizykl. AD	KTh > TZA
Blackburn et al. (1984)	64 (psychiatr. Pat.	12	KTh, trizykl. AD	kein Unterschied (KTh > TZA)
Murphy et al. (1984)	70	12	KTh, Imipramin	kein Unterschied (KTh = Nortrip
Elkin et al. (1979)	239 (NIMH-Studie)	16	KTh, AD	kein Unterschied (KTh Imi)
McLean u. Hakistian (1979)			KTh, Amitriptylin therapie	KTh > Ami
Weissman et al. (1979)	96	16	IPT, Amitriptylin	kein Unteschied (IPT = Imi)
Elkin et al. (1989)	239	16	IPT, Imipamin	kein Unterschied (IPT = Imi)

Faßt man die bisherigen Ergebnisse zusammen, so läßt sich folgendes festhalten:

1. Kognitive Verhaltenstherapie (kognitive Therapie) ist in der Behandlung aktueller depressiver Zustandsbilder einer Nichtbehandlung (z.B. Wartegruppe) bzw. einer Placebotherapie überlegen, häufig auch gleich effektiv wie trizyklische Antidepressiva.
2. Katamnestische Untersuchungen (Kovacs et al. 1981; Miller et al. 1989; Rötzer-Zimmer 1986) weisen der kognitiven Verhaltensthera-

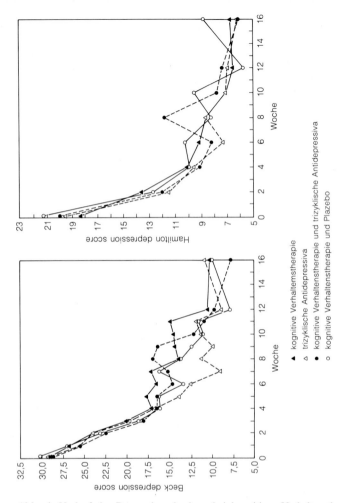

Abb. 4. Verlauf der Depressionsabnahme bei kognitiver Verhaltenstherapie und/oder Nortriptylin (Murphy et al. 1984; Rötzer-Zimmer 1986, S. 294)

pie bzw. der Kombination „kognitive Verhaltenstherapie + Antidepressivum" auch eine katamnestisch belegbare verschlechterungs- bzw. rezidivprophylaktische Wirkung zu.

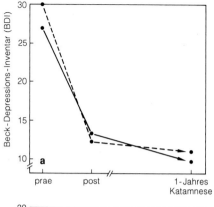
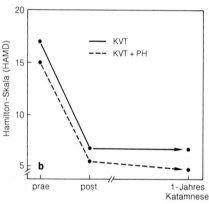

Abb. 5 a, b. Abnahme der depression bei kognitiver Verhaltenstherapie mit und ohne Antidepressiva während der Therapie und bei der 1-Jahres-katamnese. *KVT* kognitive Verhaltenstherapie, *BDI* ($n = 18$), *HAMD* ($n = 17$), *KVT* + Pharmakotherapie, *BDI* ($n = 17$), *HAMD* ($n = 15$). **a** Beck-Depressionsinventar, **b** Hamilton-Skala

Betrachtet man Ergebnisse der bisher vorliegenden längerfristigen Katamnesestudien von Depressionen, welche Bewertung von Lebensereignissen, objektive soziale Situationen und deren Einschätzung mit einbeziehen, so wäre zu diskutieren, ob die kognitive Verhaltenstherapie nicht auf einen wesentlichen Aspekt, nämlich die Bewertung z.B. schwieriger und belastender objektiver sozialer Bedingungen therapeutisch erwünscht einwirkt. Wenn es bei der Verschlechterungs- bzw. Rezidivprophylaxe depressiver Erkrankungen auf die Faktoren psychopathologischer Befund zum Zeitpunkt der Entlassung aus der stationären

Therapie, Vorliegen objektiver sozialer Belastungen und Zufriedenheit mit Partnerschaft und sozialen Bedingungen ankommt (Übersicht bei Steiner et al. 1992), dann wäre die Kombination einer Psychophrmakotherapie mit einer kognitiven Verhaltenstherapie oder auch einer interpersonellen Therapie als erfolgversprechend zu bezeichnen.

Die differentiellen Indikationen für kognitive Verhaltenstherapie in Abgrenzung von psychodynamisch und „insight"-orientierter Therapie hat Karasu (1990) vor kurzem zusammengestellt; diese Liste (s. Tabelle 2) ist wie folgt zu ergänzen: *Indikationen für eine kognitive Verhaltenstherapie* sind weiterhin nach klinischem Eindruck:

1. leichte Verlaufsformen von unipolaren Depressionen,
2. in Besserung befindliche schwere und mittelschwere unipolare Depressionen,
3. chronische Depressionen, bei denen die kognitive Problematik im Vordergrund steht,
4. Depressionen bei alten Menschen mit dysfunktionalen und maladaptiven Kognitionen z.B. über Alter oder altersbedingte Einschränkungen (Perris 1990),
5. nach eigenem Eindruck auch wahnhaft depressive Patienten in der Phase der späten Remission (wahnfrei), wenn es um Realitätsüberprüfung, Kontrolle depressiver Gedanken geht.

Dabei ist es durchaus nicht nötig, kognitive Verhaltenstherapie jeweils in Reinform zu verwirklichen, sondern es können auch Elemente der kognitiven Therapie und Elemente des verhaltenstherapeutisch-lerntheoretischen Anteils wie Selbstsicherheitstraining oder soziales Training verwendet werden. Die Kombination mit anderen Therapiemaßnahmen (Medikation, systemorientierte Angehörigenarbeit etc.) ist grundsätzlich möglich.

Klinisches Beispiel zum Stellenwert kognitiver Therapie in der Alltagsversorgung stationärer Depressiver

Abschließend soll auf die Erfahrungen der Ingolstädter Depressionsstation (A. Berthold, F. Schweitzer) mit der kognitiven Verhaltenstherapie in einem stationären Setting von Versorgungspsychiatrie mit Aufnahmezwang hingewiesen werden. Im Rahmen des dortigen Behandlungskonzepts für chronisch depressive Patienten (diagnostisch nach DSM-III) hatten 78 Patienten an der kognitiven Gruppentherapie teilgenommen, von 45 Teilnehmern liegen BDI-Werte über den Verhandlungsverlauf vor. Die Gesamtgruppe hatte dabei gleichzeitig neben der kognitiven Gruppentherapie Einzeltherapiesitzungen, Entspannungstraining, Arbeits- und Beschäftigungstherapie, physikalische Maßnahmen, bekam Antidepressiva und nahm am gesamttherapeutischen Setting teil. Der Verlauf ist in Abb. 6 verdeutlicht. Es finden sich 4 Gruppen von Behandlungsverläufen: spontane Verläufe mit BDI-Werten unter 14 Punkten und weniger bereits in der Baseline-Erhebungszeit; eine Gruppe mit einer sehr frühen Besserung erreicht eine im BDI meßbare Verbesserung auf Werte von 14 während der ersten 6 Behandlungswochen; bei einer Gruppe mit später Besserung setzt diese in der 2. Hälfte der Behandlung (insgesamt waren es 12 Wochen mit 20 Sitzungen) ein; eine Gruppe Nonresponder mit anfänglich bis zum Ende und auch in der 1-Jahres-Katamnese hohen BDI-Werten verbleibt durchwegs auf dem gleichen Niveau. Die Besserung, welche am Ende des Behandlungssets erreicht wurde, verbleibt in der Katamnese nach einem Jahr, nur die Nonresponder sind genauso schlecht in ihren Werten. Um sich einen Eindruck von

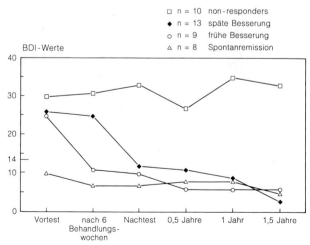

Abb. 6. Verlauf bei kognitiver Verhaltenstherapie

Tabelle 5. Akzeptanz unterschiedlicher Therapieformen (Ingolstädter Depressionsstationen)

	niedrig [%]	mittel [%]	hoch [%]
Sport	16,7	39	57
Hydrotherapie	0	50	50
Beschäftigunstherapie	2,8	20	77
Arbeitstherapie	7	63	31
Musiktherapie	11	33	56
Jacobson-Entspannungstherapie	19	34	47
Einzelpsychotherapie	0	3,6	96,4
Kongnitive VT in der Gruppe	2,8	33	64
Problemlösungsgruppe	11	44	44
Wöchentliches Plenum	0	36	64
Visite	8	19	72
Schlafentzug	32	13	54
Antidepressive Medikation	2,7	33	63

der Akzeptanz dieser Therapiemethode zu machen, ließ man die behandelten Patienten die auf der Station angebotenen Therapiemöglichkeiten einschätzen (Tabelle 5). Am beliebtesten ist das Einzelgespräch, während die kognitive Gruppentherapie an 4. bzw. 5. Stelle steht. Auffiel, daß die in der kognitiven Verhaltenstherapie geforderten Hausaufgaben (Befindlichkeits- und Aktivitätsprotokolle für jeden Tag) von nur 22% der Gruppenteilnehmer, jedoch vom gesamten Behandlerteam als zu schwierig für die Patienten beurteilt wurde. Fragt man nach der geschätzten Effektivität während Behandlung bzw. nach Entlassung, so fällt auf, daß die Wirksamkeit der KVT von den Patienten „mäßig bis gut" (Abb. 7), vom Personal weder als „sehr gut" noch „schlecht" erachtet wird. Bezüglich präventiver Effekte ist die Einschätzung des Teams hinsichtlich rückfallprophylaktischer Effektivität von kognitiver Therapie sehr pessimistisch (Abb. 8); es scheint sich bei letzterer Einschätzung um ein globales Phänomen zu handeln, daß nämlich bei der Behandlung chronisch Depressiver vom jeweiligen Behandlungsteam die Prognose eher negativ gestellt wird.

Die Ingolstädter klinischen Erfahrungen zur KVT im Rahmen eines multitherapeutischen Ansatzes lassen sich im wesentlichen wie folgt zusammenfassen:

Eine kognitiv-verhaltenstherapeutische Gruppe im stationären Setting erhöht die Gruppenkohäsion, ermöglicht die Konzentration auf bestimmte Gruppen, ein besseres Bearbeiten von bestimmten, in der Gruppe angesprochenen Problemen (z.B. Suizidalität) und erleichtert das Umlenken des bei Depressiven auf die Vergangenheit bezogenen Denkens in die Zukunft. Sie erlaubt das Eingehen auf solche individuellen Probleme, wie sie die Mehrzahl der Gruppenmitglieder aufweist. Dadurch wird das Gefühl des gegenseitigen Verstehens gefördert.

Der Therapeut erhält mit der strukturierenden Vorgehensweise (Gesprächsstil, vorgegebene Ziele und Inhalte) ein praktikables Instrument

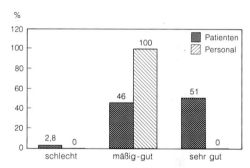

Abb. 7. Einschätzung der Effektivität von KVT auf die Behandlung durch Patienten- und Behandlergruppe

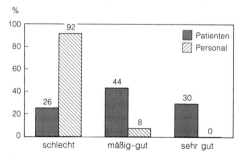

Abb. 8. Einschätzung der präventiven Wirksamkeit der KVT durch Patienten- und Behandlergruppe

in die Hand, wie er die sich ständig wiederholende depressive Klage unterbrechen kann. Er kann die Gruppensitzungen konstruktiver gestalten, indem er versucht, die Inaktivität aufzuheben, die moralisierende Selbstbeurteilung zu korrigieren und das vergangenheitsbezogene Denken mehr auf die Zukunft zu richten. Alle Patienten einer Depressionsstation können von kognitiver Verhaltenstherapie profitieren. Dabei können jüngere und intelligentere Patienten die kognitiven Anteile der Therapie besser akzeptieren und nehmen mit Spaß und gutem Erfolg an dem Programm teil. Ältere und etwas einfacher strukturierte Patienten nehmen eher etwas mechanistisch an dem Programm teil. Bei ihnen stellt sich ein Erfolg über das Modellernen in der Gruppe ein. Bei der praktischen Durchführung hat sich gezeigt, daß für manche Patienten die einmalige Teilnahme an einem Gruppenset von 12–20 Sitzungen nicht ausreicht, um den Therapieerfolg zu festigen. Insbesondere ältere oder chronifizierte Patienten können das Anliegen der Gruppe bei einem zweiten Durchgang nach mehreren Monaten erst richtig verstehen und praktisch anwenden.

Der Versuch, die kognitive Verhaltenstherapie auf einer Depressionsstation mit multimodalem Therapiekonzept einzuführen, ist in Ingolstadt gelungen. Eine Polarisierung von Patienten mit oder ohne KVT-Gruppe konnte nicht festgestellt werden. Insgesamt war zu beobachten, daß der Einstieg über die Ich-fernere kognitive Verhaltenstherapie geeignet ist, die Introspektionsfähigkeit zu fördern und im weitere Verlauf der Therapie Selbsterfahrungsprozesse zulassen.

Als generelle Schwierigkeiten sind anzuführen, daß rasch sich bessernde Patienten kaum Motivation für ein weiteres und längerfristiges Verbleiben aufweisen und daß die kognitive Gruppentherapie ihre Grenzen bei Patienten hat, wo eindeutig partnerschaftliche zwischenmenschliche Probleme im Vordergrund stehen (wobei hier die Kombination mit Elementen aus dem Selbstbehauptungstraining, aus der Familien- und Partnertherapie als sinnvoll sich erwiesen hat). Bei Patienten mit realen sozialen Sorgen, z.B. Geldnot, körperlichen Gebrechen, Trauerprozessen, ist eine kognitive Umstrukturierung nicht sinnvoll, da hier andere Methoden greifen müssen (hier geht es in einem ersten Schritt eher um Akzeptanz des Daseins, der belastenden Situation und nicht um eine kognitive Umbewertung).

Abschlußbemerkung

Kognitive Verhaltenstherapie gehört zu den Therapieformen, die in den letzten Jahren in der ambulanten und stationären Depressionsbehandlung als spezifische Methoden erschienen sind. Ob die Beobachtung, daß sich im stationären Setting kognitive Verhaltenstherapie bisher nicht etabliert hat, ein Hinweis darauf ist, daß schwer- und schwerstdepressive Patienten in Kliniken nicht davon profitieren würden bzw. diese Form des strukturierten psychotherapeutischen Umgangs nicht für sie geeignet sei, ist offen; die positiven Erfahrungen der Ingolstädter Depressionsstation sprechen gegen diese Annahme. Die bisherigen routinetherapeutischen Erfahrungen mit Depressiven sind jedoch überwiegend im ambulanten Bereich gewonnen und weniger mit stationären psychiatrischen Patienten. Andererseits ist die kognitive Verhaltenstherapie eine klar strukturierte Psychotherapiemethode, die sich Placebobehandlungen und Wartegruppen als überlegen erwiesen hat und möglicherweise auch bei der Behandlung Schwer- und Schwerstdepressiver neben Psychopharmakotherapie, evtl. in der Kombination auch mit anderen Verfahren einen Stellenwert haben könnte. Daß Aspekte der kognitiven Verhaltenstherapie auch in anderen Psychotherapieverfahren zu finden sind, wie z. B. die Realitätsüberprüfung, die Diagnostik von Vorgängen wie Maximierung, Generalisierung oder Minimierung, das kritische Hinterfragen derartiger Selbstbeurteilungskategorien, ist offensichtlich. Wahrscheinlich wird es sich auch bei der kognitiven Verhaltenstherapie erweisen, daß sie nicht generell über alle depressiven Krankheitsgruppen ausgegossen werden kann, sondern als spezifische Methodik bei bestimmten Patientengruppen (eben mit kognitiven Störungen) anzuwenden ist, während bei anderen Patientengruppen Elemente der kognitiven Verhaltenstherapie sich im diagnostischen und therapeutischen Handeln als hilfreich erweisen können, ohne jedoch einen spezifisch-therapeutischen Effekt zu entfalten.

Literatur

Abramson L Y, Seligman M E P, Tesdale J D (1978) Learned helplessness in humans: critique and reformulation. J Abrnorm Psychol 87: 49–74

Arieti S, Bemporad J (1983) Depression. Krankheitsbild, Entstehung, Dynamik und psychotherapeutische Behandlung. Klett-Cotta, Stuttgart

Beck A T, Hollon S D, Young J E et al. (1985) Treatment of depression with cognitive therapy and amitriptyline. Arch Gen Psychiatry 42: 142–148

Beck A T, Rush A J, Shaw B F, Emery G (1979) Cognitive Therapy of depression. Guilford, New York (dtsch. Übersetzung: Urban & Schwarzenberg, München 1981)

Beck AT (1967) Depression. Clinical, experimental, and theoretical aspects. Harper & Row, New York

Benedetti G (1988) Zur psychodynamischen Struktur und zur Psychotherapie der Depression. In: Wolfersdorf M. et al. (Hrsg.) Klinische Diagnostik und Therapie der Depression. Roderer, Regensburg

Blackburn I M, Bishop S, Glen A I M et al (1981) The efficacy of cognitive therapy in depression: a treatment trial using cognitive therapy and pharmacotherapy, each alone and in combination. Br J Psychiatry 139: 181–189

Blackburn I M, Eimson K M, Bishop S (o. J.) A two-year naturalistic follow-up of depresses patients treated with cognitive therapy, pharmacotherapy and a combination of both. J Affective Disord 10: 67–75

Brodaty H, Boyce P, Wilhelm K, Mitchell P, Parker G (1987) The establishment of a mood disorder unit. Aust N Z J Psychiatry 21: 375–381

Covi L, Lipman R S (1987) Cognitive behavioral group psychotherapy combined with imipramine in major depression: a pilot study. Psychopharmacol Bull 23: 173–176

Dember W N (1974) Motivation and the cognitive revolution. Am Psychologist 29: 161–168

Dobson K S (1989) A meta-analysis of the efficacy of cognitive therapy for depression. J Cons Clin Psychology 57: 414–419

Eicke-Spengler M (1977) Zur Entwicklung der psychoanalytischen Theorie der Depression. Psyche 12: 1078–1125

Elkin I, Parloff M B, Hadley S W et al (1985) NIMH treatment of depression colloborative research program: background and research plan. Arch Gen Psychiatry 42: 305–316

Elkin I, Shea T, Watkins J T et al (1989) National Institute of Mental Health treatment of depression colloborative research program. General effectiveness of treatments. Arch Gen Psychiatry 46: 971–982

Elkin I, Shea M T, Watkins J et al (1986) NIMH treatment of depression colaborative research program: major outcome findings. Paper presented at the American Psychiatric Association Annual Meeting, Washington, DC, May 13, 1986

Ellis A (1977) Die rational-emotive Therapie. Pfeiffer, München

Ellis A (1969) A cognitive approach to behavior therapy. Int J Psychiatry 8: 896–900 Frances A, Sweeney J, Clarkin J (1985) Do psychotherapies have specific effects. Am J Psychother 39: 159–175

Hautzinger M (1991) Perspektiven für ein kognitiv-psychologisches Konzept der Depression. In: Mundt Ch et al (Hrsg) Depressionskonzepte heute: Psychopathologie oder Pathopsychologie? Springer, Berlin Heidelberg New York Tokyo

Hollon S D, Najavits L (1988) Review of empirical studies on cognitive therapy. In: Frances A J, Hales R E (eds) Review of psychiatry, vol 7. American Psychiatric Press, Washington DC, pp. 643–666

Kammer D (1991) Attributionstheoretische Zugänge zur Depression. In: Mundt C et al (Hrsg.) Depressionskonzepte heute: Psychopathologie oder Pathopsychologie? Springer, Berlin Heidelberg New York Tokyo

Karasu T B (o. J.) Toward a clinical model of psychotherapy for depression, II: An integrative and selective approach. Am J Psychiatry 147: 269–278

Kopittke W, Wolfersdorf M (1989) Zur Phänomenologie depressiver Syndrome aus klinisch-psychiatrischer Sicht. In: Straub, R, Hautzinger M, Hole G (Hrsg) Denken, Fühlen, Wollen und Handeln bei depressiven Menschen. Lang, Frankfurt/M Bern New York

Kovacs M, Rush A J, Beck A T et al (1981) Depressed outpatients treated with cognitive therapy or pharmakotherapy: a one-year follow-up. Arch Gen Psychiatry 38: 33–39

Luft H (1978) Wandlungen in der psychoanalytischen Behandlung der Depression. In: Dräger, Mitscherlich et al (Hrsg) Jahrbuch der Psychoanalyse, Bd X. Huber, Bern Stuttgart Wien

McLean P D, Hakstian A R (1979) Clinical depression: comparative efficacy of outpatient treatments. J Consult Clin Psychol 47: 818–836

Miller J W, Norman W H, Keitner G I (1989) Cognitive-behavioral treatment of depressed inpatients: Six-and twelve-month follow-up. Am J Psychiatry 146: 1274–1279

Murphy G E, Simons A D, Wetzel R D et al (1984) Cognitive therapy and pharmacotherapy: singly and together in treatment of depression. Arch Gen Psychiatry 41: 33–41

Perris C (1990) Cognitive-behavioural psychotherapy with elderly patients. Principles, feasibility and limits. Eur J Psychiatry 4: 95–104

Peterson D, Seligman M E P (1985) The learned helplessness model of depression: current status of theory and research. In: Beckham E E et al (eds) Handbook of depression: treatment, assessment and research. Dorsey, Homewood, IL USA

Reimer, C (1988) Tiefpsychologisch-psychodynamische Ansätze bei der Depression. In: Wolfersdorf M et al (Hrsg) Klinische Diagnostik und Therapie der Depression. Roderer, Regensburg

Reimer C (1989) Tiefenpsychologischer Zugang zum Depressiven. In: Späte H F, Jänicke U (Hrsg) Die andere Seite der Depression. Beiträge zu sozialen Problemen depressiver Erkrankungen. Martin-Luther-Universität Halle-Wittenberg, Halle (Saale), S. 45–52

Rötzer-Zimmer F T (1986) Kognitive Verhaltenstherapie depressiver Patienten – Entwicklungen und Perspektiven aus der Therapieforschung. In: Heimann H, Gärtner H J (Hrsg.) Das Verhältnis der Psychiatrie zu ihren Nachbardisziplinen. Springer, Berlin Heidelberg New York Tokyo, S. 291–301

Rötzer-Zimmer F T (1985) Zur Kombination kognitiver Verhaltenstherapie und Psychopharmakotherapie. In: Wolfersdorf M, Wohlt R, Hole G (Hrsg) Depressionsstationen. Roderer, Regensburg, S. 68–83

Rush A J, Beck A T, Kovacs M et al (1977) Comparative efficacy of cognitive therapy and pharmacotherapy in the treatment of depressed outpatients. Cogn Ther Res 1: 17–37

Rush A J, Beck A T, Kovacs M et al (1982) Comparison of the effect of cognitive therapy and pharmacotherapy o hopelessness and self-concept. Am J Psychiatry 139: 862–866

Rush A J, Kovacs M, Beck A T et al (1981) Differential effects of cognitive therapy and pharmacotherapy on depressive symptoms. J Affective Disord 3: 221–229

Rush A J, Watkins J T (1981) Group versus individual cognitive therapy: a pilot study. Cogn Ther Res 5: 95–104

Seligman M E P (1975) Helplessness. On depression, development and death. Freeman, San Francisco

Shaw B F, Segal Z V (1988) Introduction to cognitive theory and therapy. In: Frances AJ, Hales RE (eds) Review of psychiatry, vol 7. Cognitive therapy. American Psychiatric Press, Washington, DC

Steiner B, Keller F, Wolfersdorf M, Hautzinger M, Nostitz E V (1992) Zum Stellenwert unterschiedlicher psychosozialer Faktoren für den Verlauf depressiver Erkrankungen. In: Steiner B, Keller F, Wolfersdorf M (Hrsg) Katamnesestudien in der Psychiatrie. Hogrefe, Göttingen Toronto

Thorndyke D W,. Hayes-Roth B (1979) The use of schemata in the acquisition and tranfer of knowledge. Cogn Psychol 11: 82–106

Treiber R (1984) Verhaltenstherapeutische Behandlung neurotischer Depressionen. In: Haase H J (Hrsg) Der depressive Mensch. Perimed, Erlangen

Shea M T, Elkin I, Hirschfeld R M A (1988) Psychotherapeutic treatment of depression. In: Frances A J, Hales R E (eds) Review of psychiatry, vol 7. American Psychiatric Press, Washington, DC, p 235–255

Teasdale J D, Fennell M J V, Hibbert G A et al (1984) Cognitive Therapy for major depressive disorder in primary care. Br J Psychiatry 144: 400–406

Thomas B A (1989) Die Bearbeitung depressiven Denkens – Bestandteil der Therapie oder Alternative? In: Späte H F, Jänicke U (Hrsg) Die andere Seite der Depression. Beiträge zu sozialen Problemen depressiver Erkrankungen. Martin-Luther-Universtät Halle-Wittenberg, Halle (Saale) S 53–59

Young J E, Beck A T (1982) Cognitive therapy: Clinical applications. In: Rush A J (ed) Short-term psychotherapies for depression. Guilford, New York

Weissmann M M, Prusoff B A, Dimascio A et al (1979) The efficacy of drugs and psychotherapy in the treatment of acute depressive episodes. Am J Psychiatry 136: 555–558

Wolfersdorf M (1992) Hilfreicher Umgang mit Depressiven. Hogrefe, Göttingen Toronto

Wolfersdorf M, Witznick G, Kopittke W et al (1986) Psychotherapeutische Möglichkeiten der Depressionsbehandlung unter Berücksichtigung stationärer Therapiekonzepte. In: Laux G, Reimer F (Hrsg) Klinische Psychiatrie, Bd II. Hippokrates, Stuttgart

Wright J H (1988) Cognitive therapy of depression. In: Frances A J, Hales R E (eds) Review of psychiatry, vol 7. American Psychiatric Press, Washington, DC, p 554–570

Zapotoczky H G (1985) Verhaltens- und kognitive Therapien bei Depressionen. Wien klin Wochenschr 97: 212–215

7 Tiefenpsychologische Psychotherapie der Depression

Ch. Reimer

In meine Ambulanz kam eine Frau, deren 33jähriger Mann, ein hochbegabter Musiker, kurz zuvor mit einer depressiven Phase bei bekannter zyklothymer Depression in die Klinik eingeliefert worden war. Der Vorbehandler, ein niedergelassener Nervenarzt, hatte ihn zuvor ohne sichtbaren Erfolg medikamentös behandelt und der Ehefrau erklärt, bei ihrem Mann liege eine Stoffwechselstörung vor, wobei es sich um eine spezifische Störung an der postsynaptischen Membran handele. Die Ehefrau war über diese ihrer Meinung nach einseitige Erklärung verärgert und veranlaßte daraufhin ihren Mann zu einem Arztwechsel. Mir sagte sie, was ihr zur Erkrankung ihres Mannes aufgefallen sei: Die erste depressive Phase trat kurz nach dem Suizid der damals 28jährigen Schwester des Patienten auf, die nach der Geburt ihres ersten Kindes von einem Hochhaus gesprungen war. Unser Patient hatte eine sehr gute und wohl auch sehr enge emotionale Beziehung zu ihr; ebenso hat er zu seiner übrigen Familie eine enge Verbindung, allerdings wohl eher im Sinne einer sehr auffälligen Abhängigkeitsbindung: Die dominant geschilderte Mutter des Patienten rufe, so sagte mir die Frau, mindestens 3mal täglich ihren Sohn an und sei unerträglich dirigistisch. In dieser ungelösten Abhängigkeit sah die Frau einen Zusammenhang mit der Erkrankung ihres Mannes und forderte mich auf, familientherapeutisch vorzugehen. Als ich sie nach ihrem Beruf fragte, sagte sie lächelnd, ursprünglich sei sie Erzieherin gewesen, jetzt aber manage sie ihren Mann; sie arrangiert und koordiniert seine Konzerte. Auch im Umgang mit ihm, den ich auf der Station bei der Aufnahme beobachtete, war ihr dominantes Verhalten gegenüber dem depressiven, kleinkindhaft regredierten, sich an sie extrem anklammernden Mann unübersehbar.

Durch die unterschiedlichen Behandlungsvorstellungen fühlte ich mich an den alten Streit zwischen Somatikern und Psychikern erinnert.

Die folgenden Bemerkungen sind als unsystematische persönliche Erfahrungen zu verstehen, die ich bei der Behandlung mancher schwer depressiver Patienten gemacht habe. Einen Literaturüberblick zu psychoanalytischen Ansätzen bei Depressionen geben besonders Benedetti (1983, 1987) sowie auch Arieti u. Bemporad (1983).

Was lernt der angehende Arzt bzw. Facharzt über tiefenpsychologisch-psychodynamische Ansätze bei der Depression? Schauen wir kurz in 2 gängige und gut bekannte deutsche Lehrbücher der Psychiatrie:

Tölle (1982) erwähnt im Abschnitt Ätiologie und Pathogenese der affektiven Psychosen auch verschiedene psychische Auslöser, um dann im Kapitel „Der psychotherapeutische Zugang zu melancholisch Kranken" Therapieprinzipien vorzuschlagen, die eher im Sinne supportiver Psychotherapie zu verstehen sind: Der Arzt muß als Begleiter für den Depressiven konstant da sein, er muß ihn nicht nur aushalten, sondern auch stärker und belastungsfähiger sein und die Klagen der Depressiven „geduldig anhören und ernst nehmen" (S. 252). Eine Bearbeitung von Konflikten sei in der tiefen depressiven Phase falsch und erst nach deutlicher Besserung vorsichtig zu versuchen. Im gesunden Intervall brauchten die meisten Melancholiker keine psychotherapeutische Hilfe.

Huber (1987) erwähnt ebenfalls eine Reihe möglicher psychischer Auslösungen endogener Depressionen. Zur Psychotherapie finden sich 2 Sätze: Einmal, daß analytische Psychotherapie bei endogenen Depressionen kontraindiziert sei, und dann, daß die medikamentöse Behandlung gerade in der Besserungsphase mit einer psychotherapeutischen Einflußnahme der Persönlichkeit des Arztes auf die Person des Kranken im Sinne einer supportiven Psychotherapie verbunden sein müsse.

Beide Autoren verweisen also auf den Sinn einer supportiven Psychotherapie, Tölle zusätzlich auf die Möglichkeit einer wenn auch vorsichtigen Konfliktbearbeitung gegen Ende einer depressiven Phase. Ein tiefenpsychologischer Zugang zum depressiv Kranken wird nicht vorgestellt.

So ist es nur natürlich, daß Student wie Arzt in Ausbildung solche Zugänge dann auch nicht versuchen, weil sie der Lehrmeinung nicht entsprechen, es sei denn, daß einer ihrer Ausbilder sie auf entsprechende Möglichkeiten aufmerksam macht. Auch bei der Durchsicht psychiatrischer Krankengeschichten fällt mir oft auf, daß mit der Feststellung der Diagnose „endogene Depression" noch ein anderer Vorgang verbunden ist, nämlich der weitgehende Verzicht auf Überlegungen zur Psychodynamik der Erkrankung, zu einer tiefenpsychologischen Sicht der frühen und weiteren Biographie des Patienten, seiner derzeitigen Lebenssituation und bestimmter wichtiger Parameter, wie z.b. möglicher innerer oder äußerer Auslöser. Paul Matussek (1987) hat darauf hingewiesen, daß aus dem Selbstverständnis der modernen Medizin als Naturwissenschaft diverse Widerstände resultieren; so z.b. gegen Rolle und Bedeutung des aus der Lebensgeschichte Ableitbaren und auch gegen eine analytisch orientierte Psychotherapie bei Psychosen. In diesem Zusammenhang nennt er das moderne Postulat der Medizin so: „Die Medizin wird Naturwissenschft sein – oder sie wird nicht sein. Diesem Grundsatz hat sich die Psychiatrie als jüngste Tochter der Medizin voll angeschlossen" (S. 778).

Dementsprechend besteht der überwiegende Teil der Therapie aus medikamentöser Behandlung. Wir wissen aus unseren klinischen Erfahrungen, daß der Erfolg medikamentöser Therapien nicht immer überzeugend ist, und ich möchte eine Kasuistik dazu vorstellen, die mit meinem Thema im engeren Sinne zu tun hat.

In klinisch-psychiatrische Behandlung kommt ein 48jähriger Patient – ein Schrank von einem Mann. Erster assoziativer Eindruck: robuster Vorarbeiter, durch nichts aus der Fassung zu bringen, Standfestigkeit im Leben selbstverständlich. Es handelt sich um einen Kollegen (Landarzt), der eine Reihe klassisch-depressiver Symptome klagt, dabei aber ständig betonen muß, daß er nicht depressiv sei, weil er keine Depression fühle. Zur Symptomatik berichtet er, daß ihm bereits seit etwa einem halben Jahr seine Arbeit in der Praxis zu viel geworden sei, er sei zunehmend nervös und gehetzt geworden und habe kaum noch geschlafen. Völlig gegen seinen sonstigen Charakter und sein Temperament sei er in dieser Zeit immer stiller geworden, habe Gesellschaften gemieden und sich so weit zurückgezogen, daß seine Frau von einer Persönlichkeitsveränderung gesprochen habe. Mit ihr habe er auch seit Monaten nicht mehr schlafen können. Hinzu kamen vegetative Symptome, und zwar überwiegend Schwitzen. Schließlich sei es auch in der Praxis nicht mehr gegangen. Er habe regelrecht Angst vor Patienten bekommen und fühlte sich nach 10–11 h Schlaf mit Schlaftabletten nicht ausgeschlafen, sondern klagte – und das störte ihn am meisten – über ein „wahnsinniges Schlappheits- und Erschöpfungssyndrom". Die Überlegung, ob eine Schilddrüsen- oder Muskelerkrankung verantwortlich sein könnte für diesen Zustand, erübrigte sich nach entsprechenden Untersuchungen.

Auch weitere organische Untersuchungen blieben ohne Befund. Der durch seinen Zustand äußerst beunruhigte Kollege unternahm schließlich verschiedene Selbstmedikationsversuche, u.a. mit Antidepressiva, die er bereits nach wenigen Tagen wieder wechselte, weil sie keinen schnellen Erfolg brachten. Ebenso wie die Sexualität hat auch der Appetit abgenommen, er hatte 14 kg an Gewicht innerhalb von 4 Monaten verloren. Auch Tagesschwankungen deuteten sich an, und zwar dergestalt, daß er sich abends beser fühlte als morgens. Zu all diesen subjektiv ihn sehr quälenden Symptomen kam noch die Angst hinzu, daß er plötzlich an einem Herzinfarkt versterben könnte und daß er dann die Praxis und die Familie – in dieser Reihenfolge – alleinlassen müsse. Im Gefolge solcher Gedanken traten gelegentlich auch Suizidideen auf.

Die Behandlung von Kollegen kann, gerade wenn es um psychologische Probleme geht, nicht gerade einfach sein. Bei der Aufnahme fiel uns, wie schon kurz angedeutet, auf, daß unser Patient schon die Begegnung mit einer psychiatrischen Klinik als ihm im Grunde wesensfremd erlebte. Er bat uns eindringlichst, ihm möglichst schnell zu helfen, weil seine Praxis sonst gefährdet sei – eine Befürchtung, die real nicht berechtigt war, da er einen Vertreter hatte und die Praxis nach Aussagen der Ehefrau gut und unkompliziert weiterlief. Der weitere Gang der Therapie, den ich kurz darstellen möchte, ist nicht zu verstehen ohne die Biograpahie des Patienten: Bei der Aufnahme war zunächst zu erfahren, daß er als Sohn eines Landarztes aufgewachsen war. Er war der älteste von 4 Geschwistern. An seine ersten Lebensjahre habe er gar keine Erinnerungen, sein Vater sei ein sehr beliebter Arzt gewesen, den er nur selten gesehen habe, da er bis abends um 11 Uhr gearbeitet habe. Die Mutter war Hausfrau. Er selbst war der Lieblingssohn des Vaters und habe mit ihm schon als Kind hin und wieder Hausbesuche machen dürfen. Nach dem Abitur habe er dann selbst Medizin studiert und sich nach einigen Jahren Krankenhaustätigkeit in einer allgemeinmedizinischen Praxis niedergelassen. Für ihn sei immer klar gewesen, daß er Arzt werden wollte wie der Vater. Er habe immer so eine Praxis wie er haben wollen. Wie seine eigene Praxis aussah, schilderte unser Patient uns wie folgt: Er würde vormittags etwa 120 und nachmittags 50–60 Patienten sehen, zwischendurch mache er Hausbesuche, auch am Samstag und Sonntag. Pro Quartal habe er etwa 2600 Scheine von den Patienten. In seiner Gemeinde sei er beliebt und habe alles, wie gesagt, immer gut geschafft, bis eben zu dem Zeitpunkt, an dem die beschriebenen Symptome auftraten und ihn zunehmend an der ihm gewohnten Erfüllung seiner Aufgaben hinderten.

Ich habe die Schilderung des Patienten hier so wiedergegeben, wie er sie uns vorgebracht hat; dabei wird aufgefallen sein, daß viele persönliche Angaben fehlten. So haben wir von der Existenz seiner Familie erst auf Nachfrage erfahren. In der Schilderung seiner Ehefrau gewann diese auch nur dadurch Profil, daß sie in der Praxis mitarbeitete und außerordentlich „anstellig" sei, wie er es ausdrückte. Auch über der Kindheit des Patienten lag eine eigentümlich Gefühlsabwehr, die wir u.a. an der Frage nach der Beziehung zu seinen Eltern bemerkten. Das ganze Leben dieses Mannes schien zu bestehen aus der Arbeit in seiner Praxis, die ihn tagtäglich rundum ausfüllte. Mit dem verdienten Geld konnte er aus zeitlich Gründen so wenig anfangen, daß er seinen Sportwagen und ein großes Segelboot wieder verkaufte. Im Gespräch war ihm ein großer Stolz über diese Art von Leben und Berufstätigkeit anzumerken. Daß da irgendetwas mit ihm selbst nicht in Ordnung sein könnte, war ihm völlig fremd, und entsprechend war ihm dieser Gedanke auch niemals gekommen.

Die lege artis durchgeführte antidepressive Infusionsbehandlung brachte auch nach einer üblichen Zeit keinen bemerkenswerten Erfolg, so daß man schließlich ein weiteres Antidepressivum einsetzte, was ebenso erfolglos blieb, wenn man davon absieht, daß der Schlaf sich etwas besserte. Angesichts dieser relativen Erfolglosigkeit beschäftigten wir uns noch einmal eingehender mit der Biographie des Patienten und explorierten aktiver als bei der Aufnahme, in der ja die schon geschilderte Abwehr des Patienten ein direkteres Nachfragen meist verhindert hatte. Bei dieser Nachexploration kam u.a. folgendes heraus: Der Kollege hatte uns lediglich angegeben, daß seine Eltern irgendwann einmal verstorben seien. Es stellte sich dann aber heraus, daß der Vater im Alter von 48 Jahren plötzlich verstorben war. Er war während eines Autokaufes tot umgefallen. Zuvor sei er bereits schwer herzkrank gewesen, habe mindestens 100 Zigaretten pro Tag geraucht und sehr viel starken Kaffee getrunken. Der Patient war bei diesem Ereignis 9 Jahre alt. Die Todesnachricht habe ihn sehr getroffen, die Beerdigung habe er als schrecklich in Erinnerung gehabt. Insgesamt wurde in dieser Nachexploration deutlich, daß der Patient sehr stark an seinem Vater gehangen hatte; er schilderte die Beziehung zu ihm in ähnlicher Weise wie seine Beziehung zu seiner Praxis. Die Mutter schien ebenso bedeutungslos wie später die Ehefrau zu sein.

Ich möchte auf weitere Einzelheiten der Biographie hier verzichten, aber darauf hinweisen, daß es einen Punkt in der gezielten Exploration gab, nach dessen Bewußtmachung und Bearbeitung sich die Depression zum ersten Mal deutlich besserte. Uns war aufgefallen, daß sie um das Todesalter des Vaters herum eingesetzt hatte. Solche Zusammenhänge sind als ,,anniversary reactions" beschrieben worden. Man sieht sie relativ häufig bei Patienten, wenn man daran denkt, danach zu fragen. Diese Jahrestagsreaktionen, die meist unbewußt sind, können zu depressiven und suizidalen Krisen führen, und zwar dergestalt, daß um den Jahrestag eines Verlustes eines geliebten und nahestehenden Menschen herum für die Betreffenden scheinbar aus heiterem Himmel eine depressive Verstimmung einsetzt. Auch unser Kollege war erstaunt, als wir ihm diesen Zusammenhang fragend sagten und ihm unseren Eindruck vermittelten, ob er nicht möglicherweise Angst gehabt habe, genau so plötzlich sterben zu müssen wie sein Vater und nicht älter zu werden als er. Nach anfänglicher kurzer Verwirrung setzte wenig später ein mehrere Tage lang anhaltender trauriger Gefühlsdurchbruch ein und danach, wie gesagt, eine deutliche Besserung.

Im deutschsprachigen Raum ist mir nur eine Publikation bekannt, die auf die Psychodynamik der ,,anniversary reactions" eingeht: Der Psychoanalytiker Haesler hat 1985 im Jahrbuch der Psychoanalyse eine vorzügliche Arbeit dazu veröffentlicht, die m.E. jeder Psychiater und Psychotherapeut kennen sollte. Es ist müßig zu sagen, daß auch dieses Stichwort in unseren Lehrbüchern nicht vorkommt, wohl aber in entsprechenden englischsprachigen.

Man versteht unter ,,anniversary reactions", daß und wie ,,regressive Phänomene verschiedenster Art zeitlich gesehen nicht zufällig in Erscheinung treten, sondern in einem sinnhaften Zeit- und Datumsbezug zu Geschehnissen und Erlebnissen der Vergangenheit zu stehen scheinen" (Haesler, S. 211). Dabei kann der Eindruck entstehen, als habe eine ,,innere Uhr den Zeitpunkt im Leben eines Menschen bestimmt, an dem eine bis dahin stabile Abwehrstruktur zusammenbricht und den Weg in psychoneurotische, psychosomatische oder auch psychotische Symtombildung öffnet" (S. 211). Ich kann auf die verschiedenen Erscheinungsformen und Bedingungen für das Auftreten von ,,anniversary reactions" hier nicht eingehen. Ich habe aber gerade bei depressiven Patienten häufig solche „anniversaries" als Auslöser ihrer Depression gefunden. Am Beispiel unseres Arztpatienten handelte es sich um eine sog. „Anniversary-Identifizierung": Der Patient hatte sich in seiner unbewußten Phantasie mit dem Schicksal des Vaters als seiner entscheidenden Bezugsperson identifiziert und eine Depression entwickelt als Ausdruck des traumatisch erlebten Verlustes seines Vaters. Zudem wurde das Ausmaß deutlich, in dem die idealisierte Vaterimago über die identische Gestaltung des Alltags hinaus bis zur Bestimmung des Todeszeitpunkts allmächtig wirkte.

Ich empfehle, in der Biographie depressiver Patienten sehr genau nach Konstellationen zu suchen, die zu „anniversary"-phänomenen und daraus folgenden unterschiedlichen, v.a. aber auch depressiven Symptombildungen führen können. Dabei kommt traumatischen Erfahrungen von Objektverlust durch Trennung oder Tod und den sich daraus ergebenden Störungen der Trauerprozesse für das Entstehen von „anniversary reactions" eine besondere Bedeutung zu. Manche Kollegen geben die Suche auf, wenn sie keinen realen Verlust explorieren konnten. Der Fehler dabei ist, die ganze Bandbreite symbolischer oder auch atmosphärischer Trennungs- und Verlusterlebnisse, die traumatischer wirken können als ein einmaliger Verlust, damit zu übersehen. Ich erinnere nur an die Wirkung von langjährigen Konflikten zwischen Eltern, die viel streiten und sich dabei wechselseitig in Anwesenheit ihrer Kinder mit Trennung bzw. Scheidung drohen. Im späteren Leben solcher Kinder kann ein scheinbar banaler geringfügiger Anlaß auf einem solchen Erlebnishintergrund in eine depressive Psychose hineinführen. Dem behandelnden Arzt kann der manifeste Auslöser so nichtssagend erscheinen, daß er ihn mit der Erkrankung gar nicht in Zusammenhang bringen kann. Auf die Risiken so mangelhafter Einfühlung hat auch Mattusek (1987) hingewiesen, wenn er feststellt, daß in seinen Katamnesen nicht selten eine endgültige Ablehnung aller Psychiater und Psychotherapeuten als Reaktion auf einen einzigen unempathischen Arzt erfolgte.

Ich möchte noch eine zweite Kasuistik vorstellen, die die Bedeutung eines frühen biographischen Details im Erleben und in der Ausprägung einer späteren schweren Depression belegt.

In einer Supervisionsgruppe unserer Klinik wurde eine 64jährige Patientin vorgestellt, mit der der behandelnde Arzt nicht weiter kam. Seiner Meinung nach läge hier eine therapieresistente Depression vor.

Er stellte die Frage nach der Indikation zur Elektrokrampftherapie. Die Symptomatik der Patientin war die einer typischen „major depression" mit einer depressiven Wahnbildung: Sie war zutiefst und unverrückbar davon überzeugt, ihren vor einem Jahr an einem Karzinom verstorbenen Ehemann, den sie aufopfernd mit Unterstützung einer Gemeindeschwester gepflegt hatte, umgebracht zu haben. Das bezog sie auf ein Medikament – ein stark zentral wirksames Schmerzmittel –, das der Hausarzt ihr für die Behandlung des Karzinomschmerzsyndroms des Mannes verschrieben hatte – mit einem Dosiervorschlag, den sie auch etwas nach oben korrigieren könne, wenn die Schmerzen zu unerträglich würden. Als sie ihrem moribunden Mann dann eines Tages in einem seiner Schmerzanfälle entsprechend 5 Tropfen mehr gegeben hatte und er kurz darauf verstarb, entwickelte sie in der Folgezeit die depressive Symptomatik und diesen Schuldwahn.

Als sie in die Gruppe kam, war sie zunächst extrem mißtrauisch, schaute nach unten, antwortete auf meine Fragen, sie habe Angst, daß morgen alles, was sie sage, in der Bildzeitung stehen werden, man wisse sowieso schon alles über sie, es würde sicher auch im Radio kommen, daß sie ihren Mann vergiftet habe. Sie gehöre bestraft und zwar mit Zuchthaus.

Der Versuch einer biographischen Anamnese war mühselig; ich fragte sie u.a. nach früheren Verlusten unter der Annahme, daß der Tod ihres Mannes und ihre paranoide Verarbeitung einen besonderen emotionalen Gehalt durch frühere Verlusterlebnisse bekommen haben könnte. Als ich sie dann nach ihren Eltern fragte, sagte sie, daß ihre Mutter vor einigen Jahren, ihr Vater aber schon lange vor ihr verstorben sei. Dann fragte ich weiter, woran die Eltern verstorben waren. Eine Antwort bekam ich aber nur zum Tod der Mutter. Als ich sie darauf hinwies, daß sie meine Frage bezüglich des Vaters nicht beantwortet hätte, wurde sie fast mutistisch, schwieg lange, bis ich wieder fragte und sie dann unter großer innerer Qual und ganz leise sagte: „Er ist vergiftet worden". Danach wollte sie gehen und ich ließ sie. Nun dachten viele Kollegen, daß die Patientin ihren Wahn auch in frühere Zeiten projiziere, was mir eigentümlich vorkam, so daß ich unbedingt ein Fremdreferat haben wollte, was angesichts der einzigen in den USA lebenden Tochter zunächst schwierig erschien. Es kam dann aber schließlich zu einem Telefonat, bei dem ich folgendes erfuhr: Die Mutter unserer Patientin hatte ihren Mann in der Tat vergiftet, als die Patientin 8 Jahre alt war.

Hintergrund war, daß dieser Mann, der zur See fuhr, offensichtlich viele Kontakte mit Frauen hatte und sich weigerte, eine aus seinen Kontakten resultierende Geschlechtskrankheit behandeln zu lassen. Daraufhin wurde er von der Mutter unserer Patientin vergiftet, nachdem er sie mit dieser Krankheit angesteckt hatte. Die Mutter verbüßte dann eine 14jährige Zuchthausstrafe, während die Patientin in einer Pflegefamilie aufwuchs. Mit diesem Hintergrundwissen sprach ich erneut allein mit der Patientin; sie bestätigte die Aussage ihrer Tochter voll. Ich sagte ihr dann, daß ich vermuten würde, daß sie an dem Tod des Mannes und ihrem Handeln wiedererlebt hätte, was zwischen Vater und Mutter vorgefallen sei, und daß sie wohl befürchte, genau so eine Mörderin zu sein wie die Mutter. Sie bestätigte das voll, indem sie sagte: ,,Ja, genau so eine Mörderin und genau so eine Strafe." In den folgenden Tagen fiel auf der Station auf, daß die Patientin etwas freier und weniger starr wirkte und in den dann folgenden Wochen aus ihrer Depression herauskam. Es war dabei möglich, mit ihr die komplizierte Beziehung zu ihrer Mutter zu bearbeiten, besonders die Probleme der Identifizierung, die Ambivalenz gegenüber der Mutter, den Haß über deren Tat einerseits, aber auch die Sehnsucht, die liebevolle Mutter vor der Tat wiederzugewinnen. In dieser Sehnsucht lag auch viel Ungetrenntes, was in dem ,,ich bin auch so eine Mörderin" wieder aufgetaucht sein mag.

Natürlich ist dies, wenn man so will, eine spektakuläre Biographie, die man in dieser Form nur selten finden wird. Aber die exakte und gründliche Analyse der Biographie erscheint mir in jedem Fall besonders bedeutsam für ein mögliches Verständnis psychischer Krankheit, wie z.B. der Depression.

Es war meine Absicht, anhand einiger Kasuistiken einen möglichen tiefenpsychologischen Zugang zum depressiven Kranken anzudeuten. In Kliniken herrscht oft viel Aufnahmedruck, so daß es angesichts der Probleme zeitlicher Begrenztheit in der Regel nicht möglich ist, mit Depressiven im Sinne der analytischen Psychotherapie zu arbeiten. Für mich hat es sich aber als praktisch durchführbar erwiesen, gemeinsam mit den Patienten auf die Suche nach möglichen psychodynamischen Hintergründen ihrer Erkrankung zu gehen. Dabei werden natürlich durch gewachsene Abwehrstrukturen und die schreckliche Unbewußtheit, in der viele leben, Grenzen gesetzt. Meine Suche nach solchen Hintergründen fokussiert sich meist auf einige zentrale Themen:

Die Via regia zum Versuch eines Verständnisses ist für mich die genau biographische Anamnese; dabei dann besonders die Analyse von Abhängigkeit in früheren und späteren Objektbeziehungen, da wir wissen, daß Depressive häufig eine massive Abhängigkeitsproblematik haben, in deren Gefolge nicht verarbeitete Enttäuschungen eine große Rolle spielen. Weitere Themen sind die Analyse von Trennungs- und Verlusterlebnissen, Ereignisse, die zu ,,anniversary reactions" führen können sowie identifikatorisch bedingte Wiederholungszwänge. Damit meine ich depressives Reagieren oder Agieren, das ein Patient bei seinen Eltern oder einem Elternteil als spezifische Antwort in Konfliktsituationen beobachtet und introjiziert hat und das im späteren Leben in vergleichbaren Situationen in ähnlicher Weise wie bei den Primärobjekten eingesetzt wird.

Der Versuch, einen Zusammenhang zwischen der biographischen Anamnese und der Psychodynamik der vorliegenden Depression herzustellen, sollte nicht verkrampft vorgenommen werden. Der Therapeut, der sich selbst unter einen Zwang stellt, einzelne dynamische Parameter oder gar die Psychogenese von Depressionen beweisen zu wollen, wird oft scheitern und in Gefahr sein, sich durch Enttäuschung und Mißerfolge auf eine einseitig biologische Schiene zurückzuziehen oder aber seine Gegenübertragung gegenüber Depressiven nur eingeschränkt oder gar nicht wahrzunehmen. Der eingangs zitierte ambulante Nervenarzt des Musikers praktiziert vormittags als Psychiater, der Stoffwechselstörungen behandelt, und ist ab 12 Uhr telefonisch nicht mehr erreichbar, weil er dann bis zum Abend verstehend und deutend in die Welt der Neurosen eintaucht. Als ob zwischen Psychiatrie und Psychotherapie unüberbrückbare Klüften lägen, die keine gemeinsame Sprache, also keine Verständigungsmöglichkeiten zulassen würden. Ich hoffe, daß etwas von den Brücken deutlich werden konnte.

Literatur

Arieti S, Bemporad J (1983) Depression. Krankheitsbild, Entstehung, Dynamik und psychotherapeutische Behandlung. Klett-Cotta, Stuttgart

Benedetti G, Corsi Piacentini T, D'Alfonso L, Elia C, Medri G, Saviotti M (1983) Psychosentherapie – psychoanalytische und existentielle Grundlagen. Hippokrates, Stuttgart

Benedetti G (1987) Analytische Psychotherapie der affektiven Psychosen. In: Kisker K P, Lauter H, Meyer J-E, Müller C, Strömgren E (Hrsg) Psychiatrie der Gegenwart, 3. Aufl, Bd 5. Springer, Berlin Heidelberg New York Tokyo, S 369–385

Haesler L (1985) Zur Psychodynamik der Anniversary Reactions. Jahrbuch der Psychoanalyse, Bd 17. S 211–266

Huber G (1987) Psychiatrie. Systematischer Lehrtext für Studenten und Ärzte, 4. Aufl. Schattauer, Stuttgart New York

Mattusek P (1987) Risiken bei Psychotherapie von endogenen Psychosen. Schlews Holst Ärztebl 12: 778–779

Tölle R (1982) Psychiatrie, 6 Aufl. Springer, Berlin Heidelberg New York

8 Kombinationsmöglichkeiten von medikamentösen und psychotherapeutischen Behandlungen

J.W. Meyer

Ziel dieses Beitrages ist es, wissenschaftlich überprüfte, psychotherapeutische und pharmakologische Verfahren zur ambulanten Behandlung von depressiven Patienten zusammenfassend darzustellen. Angestrebt ist nicht Vollständigkeit (Übersichten geben Klerman 1986 und Weissman et al. 1987); über aktuelle Forschungsergebnisse soll so berichtet werden, daß daraus konkrete Hinweise für Beratung und Behandlung in der Praxis sowie Entscheidungsgrundlagen für die individuelle Therapieplanung zuhanden von Arzt und Patient abgeleitet werden können. Welche Wirkungen können von Antidepressiva, von spezifischen psychotherapeutischen Verfahren oder von deren Kombination bei der Behandlung von Depressionen erwartet werden?

Der Zeitpunkt für eine solche Standortbestimmung scheint jetzt günstig. In den 70er Jahren wurden spezifische Psychotherapieverfahren entwickelt und in den 80er Jahren die Methodik zu deren Überprüfung verfeinert. Vor kurzem sind die ersten Publikationen über die bislang wichtigsten, methodisch optimal geplant und durchgeführten und somit aussagekräftigsten kontrollierten Untersuchungen über psychotherapeutische und pharmakotherapeutische Depressionsbehandlungen erschienen (Elkin et al. 1985, 1989; Frank et al. 1990; Klerman 1990). Die grundsätzlichen methodischen Probleme, die sich bei der Überprüfung von psychotherapeutischen, pharmakotherapeutischen und kombinierten Verfahren auf diesem Gebiet stellen, können anhand dieser Studien aufgezeigt werden.

Der Ansatz, mit dem die Wirksamkeit von therapeutischen Maßnahmen in diesen Studien überprüft wird, entspricht dem Modell, das die medizinische Wissenschaft generell und der Gesetzgeber speziell für die Prüfung von Medikamenten vorschreiben. Psychopharmakotherapie und Psychotherapie werden dabei gleichermaßen als Heilverfahren zur Behandlung eines definierten Syndroms untersucht. Diese Feststellung ist deshalb wichtig, weil das Behandlungsziel vieler psychotherapeutischer Schulen, v.a. psychoanalytischer Ausrichtung, in sog. Persönlichkeits- bzw. Charakterveränderung besteht und nicht einfach in Behebung von Syptomen. Dies hat, neben ideologischen und großen methodischen Problemen, dazu geführt, daß ein Wirksamkeitsnachweis für diese Methoden bei der Behandlung depressiver Störungen bedauerlicherweise nie erbracht worden ist.

Die Wirksamkeit einer Behandlung kann am besten durch eine kontrollierte klinische Studienanordnung untersucht werden, in der die zu untersuchende Methode gegen eine bekanntermaßen wirksame Methode und mit Vorteil auch gegen eine Kontrollgruppe geprüft wird.

Eine möglichst genaue und nachvollziehbare *Diagnose* ist die Voraussetzung für die Indikationsstellung von therapeutischen Maßnahmen in der Praxis und für die Bildung möglichst homogener und damit vergleichbarer Gruppen für wissenschaftliche Untersuchungen. Dies wurde in der Psychiatrie erst in den 70er Jahren durch die Veröffentlichung diagnostischer Definitionen verschiedener Klassifizierungssysteme wie des Diagnostic and Statistical Manual of Mental Disorder, DSM, ermöglicht, welches heute in der Form des DSM-III-R vorliegt. Die 10. Revision der ICD (International Classification of Diseases) der Weltgesundheitsorganisation übernimmt diese Richtlinien zum großen Teil. Die darin enthaltenen, operationalen diagnostischen Kriterien stellen ein Mittel dar, um präzise festzulegen, welche Kombinationen von Symptomen oder anderen klinischen Merkmalen als ausreichend zur Begründung einer Diagnose gelten, d.h. also, welche zwingend eingeschlossenen und welche zwingend ausgeschlossen sind. Die diagnostischen Kriterien der „major depression" sind im Anhang wiedergegeben. Diese beschreibend-phänomenologische, symptom- bzw. syndromorientierte Klassifikation halten manche psychotherapeutische Schulen für irrelevant; doch wurde es erst dadurch ermöglicht, syndromspezifische Behandlungsmethoden zu entwickeln und diese dann auf ihre Wirksamkeit zu überprüfen.

Depressionen, die diesen Kriterien einer „major depression" entsprechen, werden zu einer einheitlichen Gruppe zusammengefaßt. Differentialdiagnostisch abgetrennt werden lediglich organisch bedingte affektive Störungen, was wegen der Notwendigkeit zur Behandlung der Grunderkrankung klinisch besonders wichtig ist, und aufgrund ihres unterschiedlichen Verlaufs bipolare, manisch-depressive Erkrankungen (DSM-III-R 1989; Angst 1987). Bis heute gibt es keine sicheren Anhaltspunkte dafür, daß andere Untergruppen, wie primäre vs. sekundäre, endogene vs. nichtendogene bzw. neurotische Depressionen, sich wesentlich in ihrem Verlauf unterscheiden (Angst 1987); auch heute noch erlaubt nur der Schweregrad der Depression einen mehr oder weniger sicheren Schluß auf das therapeutische Ansprechen auf Antidepressiva oder auf pychotherapeutische Verfahren (Woggon 1983; Paykel et al. 1988; Weissman et al. 1987).

Man muß jedoch davon ausgehen, daß die Gruppe unipolar Depressiver in *ätiologischer Hinsicht* heterogen ist, wobei noch nicht geklärt ist, wie sie aufgrund genetischer, biochemischer oder klinischer Gesichtspunkte, wie der Persönlichkeit oder der Auslösung durch psychosoziale Belastungen, valide in Subgruppen aufgeteilt werden könnte. Allerdings zeigen Studien zur prämorbiden Persönlichkeit, daß sich die Gruppe unipolar Depressiver in ihrer Persönlichkeit von Gesunden unterscheidet; v.a. die mehr endogen-melancholische Gruppe zeigt erhöhte Psychasthenie und Depressivität sowie geringere Frustationstoleranz und Extraversion. Patienten mit solchen Persönlichkeitszügen zeigen unabhängig von der Art der Behandlung einen langsameren und insgesamt etwas ungünstigeren Behandlungserfolg (Angst 1987; Pilkonis et al. 1988; Shea et al. 1990).

Der *Verlauf* depressiver Erkrankungen ist außerordentlich variabel und individuell; es ist kaum möglich, eine Vorhersage für Gruppen, geschweige denn für Einzelfälle zu formulieren (Angst 1987). Diese Inhomogenität führt in Untersuchungen zu starker stichprobenabhängiger Beeinflussung der Ergebnisse, was bei der Interpretation v.a. von Studien mit kleinen Fallzahlen immer berücksichtigt werden muß.

Die *Phasendauer* für heute behandelte depressive Episoden liegt bei einem Median von 5,2–5,4 Monaten mit sehr breiter Streuung, was den schon im letzten Jahrhundert beschriebenen Werten entspricht; Pharmakotherapie führt also nicht zu einer realen Verkürzung der Krankheitsepisoden, jedoch zu einer ausgeprägten Milderung oder Unterdrückung der Symptome (Angst 1987). Ergebnisse von Therapiestudien müssen immer auf dem Hintergrund dieses Spontanverlaufs interpretiert werden, wenn die Versuchsanordnung nicht eine geeignete Kontrollgruppe einschließt; es ist zu beachten, daß die meisten Psychotherapiestudien etwasa 12–15 Wochen dauern, wobei naturgemäß immer noch etliche

Wochen verstreichen, bevor ein Patient in die Behandlung aufgenommen werden kann.

Der *Krankheitsverlauf* von Depressionen ist insgesamt recht ungünstig: etwa 80% der Patienten erholen sich innerhalb von 1–2 Jahren von einer depressiven Episode, 10–20% der Fälle enden in einem chronischen Verlauf, etwa 80% erleiden Rezidive und das Suizidrisiko über das ganze Leben beträgt ca. 15%. Viele Kranke leiden aber auch in den Intervallen an Residualsymptomen, remittieren also nicht voll (Angst 1987; Klerman 1990). Diese vorwiegend auf Daten hospitalisierter Patienten beruhenden Angaben finden ihre Entsprechung auf niedrigerem Schweregrad in einer prospektiven epidemiologischen Untersuchung (Zürich-Studie), in der junge Probanden im Abstand von 7 Jahren 3mal untersucht wurden. Es zeigte sich, daß die Gruppen, die später den Schwellenwert einer Depressionsdiagnose erreichen, bereits Jahre zuvor signifikant erhöhte Skalenwerte in der Depressivität (erfaßt durch die SCL-90) aufwiesen, ebenso fanden sich nach sog. Abheilung noch z.T. erhöhte Depressionsscores neben weitgehend remittierten Befunden. Die Befunde deuten darauf hin, daß die psychiatrische Diagnose zu einem gewissen Zeitpunkt nur den Gipfel einer depressiven Erkrankung darstellt und daß schon Jahre vorher sowie auch Jahre nachher (im Gruppenmittelwert) vermehrt depressive Symptome erfaßbar sind (Angst, persönliche Mitteilung). Nur etwa 20–30% aller unipolar Depressiven erkranken nur einmal im Leben an einer typischen depressiven Episode; alle übrigen Verläufe sind periodisch, wobei der Median der Zykluslänge bei ungefähr 4,5–5 Jahren liegt (Angst 1987).

Angesichts der schwerwiegenden psychosozialen Folgen von Depressionen, wie Belastung familiärer und anderer sozialer Beziehungen, Arbeitsbehinderung bzw. -unfähigkeit und einem Suizidrisiko über das ganze Leben von ca. 15%, ist die konsequente Erfassung und Behandlung möglichst aller Depressiver eine wichtige ärztliche Aufgabe.

An *Behandlungsmöglichkeiten* für Depressionen stehen v.a. zur Verfügung: Antidepressiva, deren Wirksamkeit in unzähligen Studien mit einer Ansprechrate von 60–80% gegenüber Placebo mit 20–40% bewiesen worden ist (Woggon 1983), und spezifische Psychotherapieformen, wie die kognitive Verhaltenstherapie (Beck et al. 1986; Hautzinger et al. 1989) und die interpersonelle Psychotherapie (Klerman et al. 1984), für deren Wirksamkeit ebenfalls überzeugende Hinweise vorliegen.

Die *psychopharmakologischen Methoden* werden in den entsprechenden Kapiteln dieses Buches behandelt. Es sei hier lediglich darauf hingewiesen, daß in letzter Zeit die Wirksamkeit von Antidepressiva auch bei ambulant behandelten, leichteren Depressionen nachgewiesen werden konnte. So besserten sich auch milde Depressionen, wenn sie die Kriterien einer „major depression" erfüllten, unter einer hausärztlichen Behandlung mit Amitryptilin in einer Dosierung von etwa 100–125 mg tgl. während 6 Wochen; dagegen fand sich bei noch leichteren Depressionen, die dann auch den Kriterien einer „major depression" kaum je genügten, kein Unterschied gegenüber Placebo (Paykel et al. 1988). Als wichtigste Behandlungsrichtlinien seien hervorgehoben: ausreichend hohe Dosierung, allenfalls mit Plasmaspiegelkontrolle wegen großer interindividueller Variabilität; genügend lange Behandlungsdauer, bis die Phase abgeklungen ist; bei Therapieresistenz Umstellung des Präparates oder adjuvante Therapie. In Vergleichsstudien zwischen Psychotherapie und Pharmakotherapie muß man feststellen, daß diese Kriterien oft nicht erfüllt worden sind.

Antidepressiva zeigen bei den Patienten, die auf die Behandlung ansprechen, meist relativ rasch eine Wirkung (Woggon 1983), was sich klinisch oft besonders in Besserung der vegetativen Symptome wie Schlaf, Appetit und psychomotorischer Aktivität bereits in den ersten Behandlungswochen ausdrückt (Wissman et al. 1987). Man nimmt an, daß die Wirkung über die Beeinflussung von Neurotransmittersystemen erfolgt, deren Veränderung im Sinne einer gemeinsamen Endstrecke in einem multifaktoriellen Depressionsmodell den depressiven Syndromen zugrunde liegt. Es ist deshalb nicht statthaft, aufgrund des Ansprechens auf Antidepressiva auf eine „endogene" Genese zu schließen, sowenig wie aufgrund der Blutdrucksenkung unter einem Diuretikum auf die Ursache einer arteriellen Hypertonie geschlossen werden kann.

Spezifische *psychotherapeutische Methoden* zur Behandlung von unipolaren, nicht psychotischen Depressionen wurden erst in den letzten 20 Jahren entwickelt. Psychodynamische, d.h. vorwiegend auf psychoanalytischer Theorie beruhende Verfahren, sind nicht spezifisch zur Behandlung von Depressionen entwickelt und für diese Indikationen auch nicht systematisch untersucht worden.

Verhaltenstherapeutische Ansätze zur Depressionsbehandlung gründen auf dem Modell von Ferster, das Entstehung und Unterhaltung von Depression mit dem Verlust an genügend positiven verhaltenskontigenten Verstärkern erklärt. Darauf hat Lewinson ein Therapiekonzept aufgebaut, gemäß dem durch Verhaltensänderungen die Aktivitäten des Patienten und dessen Interaktionen mit der Umgebung qualitativ und quantitativ so modifiziert werden müssen, daß daraus vermehrt positive Verstärkung resultiert, d.h. Förderung von Aktivitäten und Aufbau sozialer Fähigkeiten wird angestrebt (Hautzinger et al. 1989).

In manualisierter Form haben 2 Methoden weite Verbreitung gefunden, deren Wirksamkeit in zahlreichen wissenschaftlichen Untersuchungen nachgewiesen werden konnte: kognitive Therapie (CT) (Beck et al. 1986) und interpersonelle Therapie (IPT) (Klerman et al. 1984); beides sind psychologische Kurztherapien zur Behandlung ambulanter, unipolarer, nicht psychotischer depressiver Patienten in Form von einer Therapiestunde wöchentlich während ca. 12–16 Wochen, wobei sich beide Methoden auch für die Kombination mit Psychopharmaka eignen. Therapiemanuale dienen dazu, die Charakteristika einer Psychotherapie zu definieren und deren Therapieziele und -techniken mit deren Abfolge von Beginn bis Ende der Behandlung zu beschreiben, was durch Definitionen und anhand von Fallbeispielen mit Transkripten illustriert wird. Erst diese Manuale haben es ermöglicht, bereits in Psychotherapie erfahrenen Therapeuten diese speziellen Methoden und Fertigkeiten einheitlich zu instruieren und deren korrekte Anwendung sowohl während der Ausbildung als auch während Studien mittels Videoaufzeichnungen zu überprüfen. Dies ist eine Voraussetzung für eine wirklich vergleichbare Überprüfung der entsprechenden Therapiemethode an größeren Patientenzahlen und v.a. auch außerhalb der Zentren, an denen diese Methoden entwickelt worden sind, da es in der Psychotherapieforschung ein bekanntes Phänomen ist, daß dort durch unspezifische Faktoren oft eine begünstigende Beeinflussung dieser Methode gegenüber einer Kontrollbehandlung beobachtet wird (Klerman 1986).

Kognitive Therapie (Beck et al. 1986) basiert auf der Annahme, daß eine kognitive Störung die Grundlage des depressiven Syndroms darstellt. Das Denken Depressiver wird beschrieben in Form der sog. „kognitiven Triade", d.h. der Neigung, sich selbst, seine Umwelt und seine Zukunft unrealistisch negativ zu sehen, was als Folge früherer Lernerfahrung verstanden wird und sich in kognitiven Einstellungen und Annahmen, sog. kognitiven Schemata, niedergeschlagen hat. Die therapeutischen Techniken zielen entsprechend darauf ab, diese Kognitionen zu identifizieren und sie der Realitätsprüfung und somit der Kontrolle und Veränderung zuzuführen. Daneben werden auch verhaltenstherapeutische Techniken zur Förderung von Aktivitäten eingesetzt.

Interpersonelle Psychotherapie (Klerman et al. 1984) beruht auf der Annahme, daß sich Depression – unabhängig von Symptommuster, Schweregrad und vermuteter biologischer Vulnerabilität oder prämorbiden Persönlichkeitszügen – in einem psychosozialen und interpersonellen Kontext manifestiert. Interpersonelle Probleme werden als mögliche Ursachen oder als Folge der Depression betrachtet; Verstehen und Bewältigen des mit dem Beginn der depressiven Symptomatik verbundenen interpersonellen Kontexts ist demzufolge wichtig für die Remission der Depression und möglicherweise auch präventiv wirksam gegen weitere depressive Episoden. IPT konzeptualisiert Depression innerhalb des medizinischen Modells, d.h. als Erkrankung, und basiert stark auf Theorie und Praxis der amerikanischen psychodynamischen Schule von A. Meyer und H. S. Sullivan, wobei der Behandlungsfokus auf aktuellen interpersonellen Problemen und nicht auf intrapsychischen Faktoren oder frühkindlichen Konflikten liegt. Die therapeutische Beziehung kann als Modell der interpersonellen Interaktionsmuster des Patienten bearbeitet werden, auch darf eine wichtige Bezugsperson in die Therapie miteinbezogen werden. Die therapeutischen Strategien zielen darauf, dem Patienten im Umgang mit seinen depressiven Symptomen zu helfen und ihn zu befähigen, seine aktuellen interpersonellen Probleme effizienter zu bewältigen und sein soziales Funktionieren zu verbessern, nicht aber im Anspruch auf sog. Persönlichkeitsveränderungen. Die Methode eignet sich gut für die psychiatrische Praxis und kann von erfahrenen Therapeuten mit relativ geringem Aufwand erlernt werden (Elkin et al. 1985).

Die *Wirksamkeit von CT oder IPT* konnte in zahlreichen Studien mit ambulanten depressiven Patienten bestätigt werden, wobei die jeweiligen Psychotherapien entweder mit einem Antidepressivum oder mit einer Kontrollbedingung verglichen wurden. Versucht man, die Ergebnisse dieser sehr unterschiedlichen Untersuchungen bezüglich genereller Wirksamkeit zusammenzufassen, läßt sich im Vergleich mit Pharmakotherapie meist kein signifikanter Unterschied oder eine Tendenz zugunsten von Psychotherapie in der Wirksamkeit nachweisen, während im Vergleich mit Kontrollbedingungen die Psychotherapien überwiegend signifikant besser abschnitten (Klerman 1986; Weissman et al. 1987; Shea et al. 1988).

Jede der beiden Psychotherapien und noch mehr die Pharmakotherapie unterscheiden sich voneinander durch völlig verschiedene theoretische Konzepte und unterschiedliche Interventionen; daher müßten unterscheidbare therapiespezifische Effekte zu unterschiedlichen Zeitpunkten erwartet werden. In mehreren Studien finden sich auch Hinweise darauf, daß Antidepressiva relativ rasch auf psychobiologische Funktionen wirken, während Psychotherapieeffekte erst später feststellbar werden, was sich bei IPT eher im sozialen Funktionieren, bzw. in interpersonellen Beziehungen, bei CT eher im Selbstkonzept ausdrückt. Insgesamt ist jedoch der konsistenteste Befund aus vielen Studien, daß sich entgegen der Erwartung kaum spezifische Unterschiede im Therapieeffekt nachweisen lassen (Shea et al. 1988).

In der bereits früher erwähnten prospektiven epidemiologischen Studie (Zürich-Studie) an jungen Erwachsenen wurde gleichzeitig mit der Depressivität auch das Selbstwertgefühl und das Gefühl, über sein Leben selbst zu bestimmen („locus of control"), untersucht; das Selbstwertgefühl erwies sich dabei als hochgradig abhängig von deutlicher Depressivität und nicht als Persönlichkeitszug, der vor und nach einer depressiven Phase nachzuweisen wäre. Der „locus of control" war dagegen schon Jahre vor der Diagnose einer Depression im Sinn von Abhängigkeit und Hilflosigkeit verändert (Angst, persönliche Mitteilung). Diese an nicht oder nicht einheitlich behandelten Patienten und somit nicht in systematischer Weise beeinflußten Befunde sind von besonderem Interesse, da sie durch Nachweis der Kovarianz von Depressivität mit psychologischen Konzepten, die relativ eng mit dem Selbstkonzept und Kompetenz in sozialen Beziehungen assoziiert sind, die insgesamt geringen therapiespezifischen Effektunterschiede erklären könnten. Das heißt, daß es sich im gesamten Erleben und Verhalten einheitlich manifestiert, wenn eine Methode antidepressiv wirkt oder die Depression spontan remittiert.

Da es der Psychotherapieforschung erst in jüngerer Zeit gelungen ist, für wesentliche methodische Probleme Lösungen zu finden (Elkin et al. 1985), gibt es in älteren Studien viele Fehlerquellen:

– Oft handelt es sich um relativ leicht depressiv Kranke;
– relativ kleine Fallzahlen erhöhen angesichts der Heterogenität Depressiver das Risiko von stichprobenbedingten Gruppenunterschieden;
– der Vergleich zwischen experimenteller Psychotherapie mit meist wenig betreuten Kontrollgruppen führt v.a. in stark mit einer Thera-

piemethode identifizierten Zentren zu systematischer Beeinflussung des Therapieeffekts zugunsten der zu untersuchenden Methoden, da vielfach nachgewiesen werden konnte, daß methodenunspezifische Faktoren wie die Vermittlung einer positiven und optimistischen Haltung in der Arzt-Patienten-Beziehung durch Enthusiasmus der Therapeuten wesentlich zum Therapieerfolg beitragen; auch die in der Stichprobe überwiegende Erwartungshaltung der Patienten an eine bestimmte Therapiemethode kann die Ergebnisse beeinflussen;
– Vergleichsgruppen für Psychotherapien wurden oft nicht vergleichbar optimal behandelt, was insbesondere für psychopharmakologische Behandlungen zutrifft;
– Ausbildung und v.a. klinische Erfahrung der an Institutionen tätigen Behandler ist oft bescheiden;
– die Ausfallraten sind oft recht hoch und betreffen die verschiedenen Behandlungsgruppen z.T. recht unterschiedlich, was in der Auswertung oft nicht berücksichtigt wird;
– Kriterien und Instrumente zur Erfassung der Therapieeffekte sind oft nicht miteinander vergleichbar.

Im weiteren ist ein wichtiges statistisches Problem zu beachten: in Gruppenvergleichen wird üblicherweise mit Signifikanztests überprüft, mit welcher Wahrscheinlichkeit gefundene bzw. nicht gefundene Unterschiede zwischen den Gruppen zufälligerweise aufgrund der jeweiligen Stichprobenauswahl zustande gekommen sind, bzw. ,,wirklichen" Unterschieden entsprechen; dieser sog. Fehler erster Art kann aufgrund der in den Stichproben erhobenen Werte berechnet werden und wird meist in Form der Irrtumswahrscheinlichkeit angegeben. Die Wahrscheinlichkeit aber, daß tatsächlich vorhandene Unterschiede zwischen den Gruppen auch wirklich aufgedeckt werden können, hängt natürlich stark von der Größe ab, in welcher der fragliche Meßwert sich in den beiden Gruppen unterscheidet; dieser Fehler zweiter Art kann nur berechnet werden, wenn a priori auch festgesetzt wird, wie groß ein Gruppenunterschied minimal sein muß, damit er als solcher akzeptiert wird. Ein Ausdruck dafür ist die Teststärke oder Power, die aber meist nicht angegeben wird; d.h. der Befund ,,kein signifikanter Unterschied" zwischen 2 Behandlungsgruppen muß oft nicht einfach bedeuten, daß die Behandlungen tatsächlich die gleichen Effekte bewirkt haben, sondern dies kann oft mit zu kleinen Gruppengrößen oder mit relativ geringen, aber klinisch allenfalls bedeutsamen Effektunterschieden zwischen den Gruppen erklärt werden. Diese Gefahr ist naturgemäß dann besonders groß, wenn 2 wirksame Methoden miteinander verglichen werden und nicht gegen „Placebo" oder den Spontanverlauf geprüft wird.

Viele dieser genannten Probleme konnten dank methodischer und technischer Fortschritte in der Psychotherapieforschung in der größten und wichtigsten je durchgeführten Vergleichsstudie zur Wirksamkeit von Psychotherapie und Pharmakotherapie bei der Behandlung ambulanter Depressionen befriedigt gelöst werden, dem seit 1978 laufenden „National Institute of Mental Health Treatment of Depression Collaborative Research Program", wovon 1989 die ersten Resultate zur Wirksamkeit publiziert werden konnten (Elkin et al. 1985, 1989). In dieser Studie wurden an 3 verschiedenen Universitätskliniken der USA insgesamt 250 ambulante Patienten mit typischer depressiver Episode untersucht, die randomisiert in 4 verschiedene Behandlungsgruppen verteilt, je 16 Wochen lang mit CT, IPT, „psychiatrischer Standardbehandlung" mit Imipramin oder „psychiatrischer Standardbehandlung" mit Placebo behandelt wurden. Die klinisch erfahrenen, selektionierten Behandler waren für die jeweiligen Psychotherapien und für die psychiatrische Standardbehandlung speziell geschult worden, und die Therapien wurden auch während der Studie mit Videoaufzeichnung auf manualgerechte Durchführung überprüft. Erstmalig ist auch die „psychiatrische Standardbehand- lung" manualisiert beschrieben und instruiert worden; dabei wurde nicht nur auf fachgerechte Medikation, sondern auch auf die Gestaltung der Arzt-Patienten-Beziehung besonderer Wert gelegt durch Schaffung einer Atmosphäre von Wärme und Vertrauen, durch Vermittlung einer optimistischen Haltung sowie bei Bedarf durch Unterstützung, Ermunterung und Beratung des Patienten. Die Behandlung mit Imipramin und mit Placebo erfolgte somit im Rahmen einer optimierten psychiatrischen Therapie, quasi einer minimalen supportiven Psychotherapie.

Zusammengefaßt ergab diese Studie folgende Ergebnisse: gesamthaft ausgewertet zeigte sich in allen Behandlungsgruppen nach 16wöchiger Therapie eine signifikante Besserung der depressiven Symptomatik, statistisch konnte jedoch kein signifikanter Unterschied zwischen den 4 Behandlungsformen nachgewiesen werden, obwohl tendenziell die Standardbehandlung mit Imipramin am besten und die mit Placebo am schlechtesten abschnitten mit den beiden Psychotherapie dazwischen.

Behandlungsspezifische Effekte waren kaum nachweisbar, außer einem rascheren Wirkungseintritt von Imipramin. Die statistischen Probleme dieser komplexen Studie sind bis heute kontrovers (u.a. wurden zur Korrektur multipler Vergleichsmöglichkeiten die Signifikanzschwellen vorsichtig hoch angesetzt, so daß insgesamt wenig statistisch signifikante Befunde resultierten, wozu auch das unerwartet gute Abschneiden der Placebogruppe beitrug). Trotzdem ergeben sich aus klinischer Sicht für die Praxis relevante Ergebnisse: die große Patientenzahl ermöglichte es, bei der Auswertung sämtliche Patienten entsprechend der Schwere der depressiven Erkrankung zu Beginn der Untersuchung in 2 Gruppen aufzuteilen. Die Grenze wurde auf dem 50%-Wert einer Skala gezogen, welche die Schwere aufgrund von funktioneller Beeinträchtigung und pychopathologischer Gesamtbeurteilung global angibt, dem sog. GAS-Score; unterhalb dieses Wertes liegen die Patienten, die in ihrer Funktion am Arbeitsplatz und in sozialen Beziehungen erheblich behindert sind. In der leichter depressiven Gruppe unterschied sich der Behandlungserfolg in den 4 Behandlungsmodalitäten statistisch nicht signifikant, etwa 35–55% der Patienten waren am Behandlungsende unabhängig von der Art der Behandlung weitgehend symptomfrei (Hamilton-Depressionsscore unter 7). In der schwerer depressiven Gruppe zeigte sich dagegen ein großer Unterschied zwischen Imipramin und Placebo, indem etwa 75% der mit dem Antidepressivum behandelten Patienten symptomfrei wurden, während dies nur bei knapp 20% der mit Placebo Behandelten der Fall war; der Behandlungserfolg der beiden Psychotherapieformen lag bei etwa 50%, was im Vergleich zur Placebogruppe für zumindest eine gewisse spezifische Wirksamkeit der Psychotherapien gegenüber einer psychiatrischen Standardbehandlung spricht (Abb. 1).

Die praktischen Konsequenzen aus dieser wichtigen Studien sind, daß bei leichten Depressionen für Arzt und Patient eine Wahlmöglichkeit zwischen den verschiedenen Behandlungformen besteht und daß die Wahrscheinlichkeit einer weitgehenden Remission innerhalb von 16 Wochen bei etwa 50% liegt; es sei aber nochmals betont, daß die ärztliche Behandlung in der Placebogruppe in wöchentlichen Sitzungen von jeweils 20–30 min bestand, in denen eine supportive Arzt-Patienten-Beziehung eine große Rolle spielte. Je schwerer depressiv die Patienten aber sind, um so günstiger wirken sich Antidepressiva aus und um so weniger wirksam sind unspezifische Methoden; sogar spezifische Psychothera-

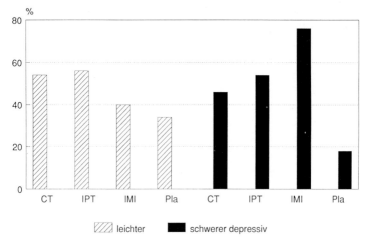

Abb. 1. Prozentsatz von Patienten in der leichter und in der schwerer depressiven Gruppe, der nach Abschluß der 16wöchigen Behandlung symptomfrei wurde

pien ohne Kombination mit einem Antidepressivum sind dann nicht mehr zu empfehlen.

Eine weitere wichtige Frage ist, ob die in der Praxis zunehmend häufigere *Kombinationsbehandlung* mit Antidepressiva und Psychotherapie gegenüber einer Monotherapie Vorteile bringt. Obwohl sich, wie bereits dargelegt, in Gruppenuntersuchungen nur vereinzelt Hinweise für unterschiedliche therapiespezifische Wirkungen nachweisen lassen, liegt die Annahme doch nahe, daß angesichts der Heterogenität Depressiver und des so völlig verschiedenen Wirkungsmechanismus dieser Therapien möglicherweise die einen eher auf Psychotherapie, die anderen eher auf Pharmakotherapie reagieren, was aber a priori für den einzelnen Patienten, außer aufgrund der Schwere des depressiven Zustandsbildes, nicht vorausgesagt werden kann, so daß die Wahrscheinlichkeit eines Behandlungserfolges bei Kombination allenfalls doch höher sein könnte. Auch additive Effekte sind bei einzelnen, v.a. auf Monotherapie nur partiell ansprechenden Patienten denkbar, indem sich allenfalls verschiedene Wirkungen ergänzen oder verstärken könnten. Es gibt aus vielen Untersuchungen auch Hinweise für indirekte, sich gegenseitig begünstigende Effekte, indem z.B. bei Kombinationsbehandlung die

Therapieabbrüche eher seltener sind und die Compliance eher besser ist. Das kann u.a. durch den schnelleren Wirkungseintritt unter Antidepressiva mit rascherer Symptomentlastung sowie die durch Psychotherapie i. allg. verbesserte Motivation des Patienten für die Behandlung erklärt werden.

Obwohl von Pharmako- und Psychotherapeuten früher oft mit ideologischen Begründungen auch negative Effekte bei Kombinationsbehandlung depressiver Patienten postuliert worden sind, konnte dies in Studien nie nachgewiesen und von Rounsaville et al. (1981) aufgrund von empirischen Daten sogar widerlegt werden.

Faßt man die bisher vorliegenden Studienergebnisse zusammen (Shea et al. 1988) zeigt sich beim Vergleich der Kombinationsbehandlung gegen Pharmakotherapie allein, daß sich die Arbeiten, in denen keine Unterschiede gefunden wurden, mit den Arbeiten etwa die Waage halten, die über etwas besseres Abschneiden der Kombination berichten, wobei letzteres v.a. für die CT zutrifft. Im Vergleich der Kombinationsbehandlung gegen Psychotherapie allein fand sich überwiegend kein Unterschied zwischen den beiden Behandlungsformen. In einer metaanalytischen Untersuchung (Conte et al. 1986), in die alle kontrollierten Studien mit dieser Fragestellung einbezogen wurden und in der auch die methodische Qualität der einzelnen Studien quantitativ bewertet und in der Auswertung mitberücksichtigt wurde, kamen die Untersucher zum Schluß, daß die Kombinationsbehandlung insgesamt wirksamer ist als Pharmakotherapie oder Psychotherapie allein, daß die Größe des Unterschiedes jedoch bescheiden ist. Es sei nochmals auf das statistische Problem hingewiesen, daß beim Vergleich von wirksamen Methoden der Effektunterschied zwischen den Gruppen naturgemäß kleiner ist als dies im Vergleich mit dem unbehandelten Spontanverlauf der Fall wäre. Die Teststärke der meisten Untersuchungen genügt wegen der relativ kleinen Patientenzahlen in der Regel nicht, um die relativ kleinen Unterschiede aufzudecken (Fehler zweiter Art), so daß die relativ spärlichen signifikanten Hinweise für Vorteile der Kombinationsbehandlung möglicherweise nicht die ganze, klinisch bedeutsame Realität wiedergeben.

Allenfalls bringt die Kombinationsbehandlung auch für sog. therapieresistente Fälle Vorteile, wofür erste ermutigende Hinweise vorliegen.

Ob durch Psychotherapie ein gewisser *prophylaktischer Effekt gegen weitere Depressionen* bewirkt werden kann, ist eine der wichtigsten, bis heute noch offenen Fragen. Die beschriebenen psychotherapeutischen

Techniken und Strategien sollen ja bewirken, daß die Patienten effektivere Bewältigungsmechanismen zur Meisterung ihres Lebens entwickeln, so daß dies zur Vermeidung weiterer Depressionen hilfreich sein könnte. In der bereits erwähnten epidemiologischen Studie an jungen Erwachsenen (Zürich-Studie) wurden auch belastende Lebensereignisse in den vergangenen 12 Monaten erfaßt; in allen depressiven Gruppen fanden sich deutlich erhöhte Werte, was dafür spricht, daß belastende Lebensereignisse Depressionen oft vorangehen und klinische Bedeutung haben können (Angst, persönliche Mitteilung); deren bessere Bewältigung wirkt vielleicht protektiv gegen die Entwicklung weiterer Depressionen. Es gibt selbstverständlich weder theoretisch noch empirisch Hinweise dafür, daß die Behandlung einer depressiven Episode mit Antidepressiva nach Absetzen der Medikation den weiteren Verlauf in irgendeiner Weise beeinflussen könnte. In einigen Verlaufsstudien konnten bei mit Psychotherapie allein oder kombiniert gegenüber nur mit Antidepressiva behandelten Patienten bis zu 5 Jahre nach Therapieende gewisse andauernde Effekte nachgewiesen werden (Weismann et al. 1987; Shea et al. 1988), was Patienten betrifft, die sich zuvor unter dieser Behandlung gebessert hatten. Die Effekte von IPT bezogen sich dabei auf Aspekte sozialen Funktionierens, während sich für CT in mehreren Studien auch Hinweise für geringere Rückfallraten oder Rezidive zeigten. Diese zwar vielversprechenden, aber noch nicht schlüssigen Hinweise aus älteren Studien fanden in neuester Zeit für IPT eine weitere Bestätigung, aber auch eine Relativierung (Frank et al. 1990).

Von ganz besonderem klinischen Interesse ist auch die Frage, ob nach Abklingen einer Depression durch Weiterbehandlung mit Pharmakotherapie, Psychotherapie oder einer Kombination davon prophylaktisch Rezidivfälle verhindert werden können. Dazu wurde kürzlich die aufgrund der großen Patientenzahlen und der 3jährigen Beobachtungszeit bisher wichtigste Untersuchung publiziert (Frank et al. 1990). Zweihundertfünfzig Patienten, die aufgrund ihrer Anamnese ein hohes Rückfallrisiko aufwiesen, indem die Einschlußkriterien vorsahen, daß vor der zur Aufnahme in die Studie führenden Depression zumindest 2 weitere depressive Episoden durchgemacht worden sein mußten, wovon die letzte innerhalb der vorangegangenen 2 1/2 Jahre, wurden zuerst mit einer Kombinationsbehandlung mit IPT wöchentlich und Imipramin in recht hoher Dosierung (Tagesdosis durchschnittlich ca. 210 mg $\pm$ 65 mg, Plasmaspiegel von Imipramin und Desipramin ca. 310 $\pm$ 160 ng/ml) kombiniert behandelt. Bei 157 Patienten konnte so während mindestens 3 konsekutiven Wochen weitgehende Symptomfreiheit erreicht werden (68%). Anschließend wurden diese Patienten während weiterer 17 Wochen in gleicher Art weiterbehandelt, wobei bei unveränderter Medikation die Stundenfrequenz von IPT in jedem Fall nach 12 Wochen von 1 h wöchentlich für weitere 8 Wochen auf 1 h jede zweite Woche und dann auf unbeschränkte Zeit auf 1 h jeden Monat reduziert wurde. Abgesehen von der Medikation, die nach praktischer Gepflogenheit meist nach eingetretener Remission nur in reduzierter Dosierung während mehrerer Monate weiterverordnet wird, widerspiegelt dieses Vorgehen recht gut die übliche Behandlungspraxis. Alle 128 Patienten (56%), die auch während dieser Erhaltungstherapie nicht wieder depressiv geworden waren, wurden randomisiert in eine von 5 Behandlungsgruppen eingeteilt: IPT mit Imipramin, IPT mit Placebo, IPT ohne Tabletten, klinische Behandlung mit Imipramin oder mit Placebo. Diese als Prophylaxe verstandene Behandlung wurde während weiterer 3 Jahre durchgeführt, wobei die Imipramindosierung nicht verändert wurde und IPT-Sitzungen nur einmal monatlich stattfanden. Die „Überlebensraten", d.h. der Prozentsatz von Patienten, die kein Rezidiv erlitten hatten, betrug nach 1

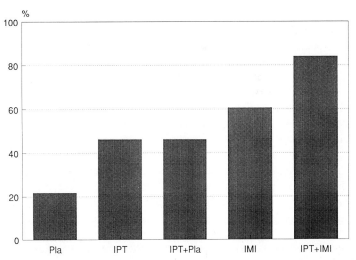

Abb. 2. Prozentsatz von Patienten, der nach 1 Jahr noch rezidivfrei war

bzw. 3 Jahren für: IPT mit Imipramin 84% bzw. 60%; Imipramin 61% bzw. 46%; IPT mit Placebo 46%, bzw. 19%, IPT 46%, bzw. 31%; Placebo 22% bzw. 9% (Abb. 2).

Die durchschnittlichen „Überlebenszeiten" bis zum Rezidiv betrugen mit: Placebo 38 Wochen; IPT mit oder ohne Placebo 60 Wochen; Imipramin 83 Wochen; IPT und Imipramin 92 Wochen. Das heißt, beide spezifischen Behandlungsmethoden vermochten den Spontanverlauf wesentlich zu verändern. Insgesamt zeigte sich gegenüber Placebo ein hochsignifikanter prophylaktischer Effekt für Imipramin und ein das rezidivfreie Intervall deutlich verlängernder Effekt für IPT. Die Ergebnisse deuten auch auf einen additiven Effekt bei der Kombinationsbehandlung hin, doch wird dies statistisch nicht signifikant, was wahrscheinlich dadurch erklärt werden kann, daß die ungewöhnlich hoch dosierte Imipraminbehandlung praktisch einen Großteil des überhaupt erreichbaren Therapiegewinns auszuschöpfen vermochte.

Aus diesen Ergebnissen sind wichtige klinische Schlußfolgerungen zu ziehen: Patienten mit einem hohen Rezidivrisiko, d.h. mit einer Zyklusdauer von weniger als etwa 3–5 Jahren, scheinen von einer Langzeitbehandlung deutlich zu profitieren. Möglicherweise ist aber bis zum Erreichen des maximal möglichen Schutzes eine ähnliche Dosierung des Antidepressivums zu wählen, wie es zum Erreichen der Remission erforderlich gewesen war. Diese hohe Dosierung wird in der Praxis nur schon wegen der damit verbundenen Nebenwirkungen eine geringe Akzeptanz finden und somit erhebliche Complianceprobleme bieten. Eine spezifische Psychotherapie, auch mit einer sehr niedrigen Konsultationsfrequenz, scheint für diese Patienten aber in diesen Fällen eine empfehlenswerte Behandlungsalternative darzustellen. Die Hinweise für mögliche additive Wirkungen legen die Empfehlung zur Kombinationsbehandlung nahe, v.a. dann, wenn das Antidepressivum in einer reduzierten Form weiterverordnet werden muß.

Bemerkenswert ist, daß in dieser Studie das Intervall zwischen dem Ende der letzten und dem Beginn der zur Studienaufnahme führenden Indexperiode anamnestisch bei einem Median von 25 Wochen gelegen hatte und daß nun in der Placebogruppe die Überlebenszeit bis zum Rezidiv mit einem Median von 21 Wochen beobachtet wurde; das heißt, daß sich die Länge des Intervalls leicht verkürzte, was dem bekannten Spontanverlauf entspricht (Angst 1987). Dies spricht nun leider eher dafür, daß die übliche Kurzbehandlung mit IPT nach Absetzen (wie in der Placebogruppe) keine wesentliche Veränderung des weiteren Verlaufes bewirkte, also kaum therapieüberdauernde rezidivverhütende Wirkung zeigte. Da aber die Weiterbehandlung mit IPT mit nur monatlichen Sitzungen zu einer deutlichen Verlängerung des rezidivfreien Intervalls führte, stellt sich die grundsätzliche Frage, ob die fast vollständige Beschränkung der wissenschaftlichen Untersuchungen auf Kurzzeitstudien sinnvoll ist, zumal die meisten Psychotherapien sowohl vom theoretischen Konzept wie von der Alltagspraxis her länger als 16 Wochen zu dauern pflegen und meist in höherer Frequenz stattfinden. Über die Wirkung längerer Psychotherapien auf den Verlauf von Depressionen ist leider bis heute kaum etwas bekannt geworden.

Selbstverständlich müssen auch die Ergebnisse dieser Studien in weiteren Untersuchungen repliziert werden, bevor sie gültig verallgemeinert werden dürfen.

Damit die Kluft zwischen Forschung und klinischer Wirklichkeit nicht immer größer wird, wären nebst solchen experimentellen Studien auch naturalistische Untersuchungen wertvoll, in denen zumindest operationalisierte Diagnosen und vergleichbare Erfolgskriterien zur Anwendung kommen und die Beurteilung auch durch nicht in die Therapie involvierte, unabhängige Kliniker erfolgen sollte. Da aufgrund des enormen Aufwandes für methodisch saubere Psychotherapiestudien in nächster Zukunft nicht mit vergleichbar aussagekräftigen Studien zu rechnen ist, sollten bei der individuellen Therapieplanung diese oben zitierten Ergebnisse mitberücksichtigt werden.

Zusammengefaßt können heute folgende Punkte als Entscheidungsgrundlage dienen:

- Die *Diagnose* depressiver Zustände soll deskriptiv syndromal gestellt werden. Erfüllt eine Depression die Kriterien einer „major depression", ist die Indikation für eine spezifische antidepressive Therapie gegeben, unabhängig von allfälligen Zusatzdiagnosen, wie z.B. von Persönlichkeitsstörungen oder der Tatsache, daß die Depression im Verlaufe einer Psychotherapie aufgetreten ist.
- Die Beurteilung des *Schweregrades* soll aufgrund des subjektiven Leidens und der funktionellen, sozial relevanten Beeinträchtigung erfolgen, d.h. durch Einschätzung depressionsbedingter Beziehungsprobleme, Leistungseinbuße und Suizidalität.

- Bei *mittelschweren und schweren Depressionen* sind Antidepressiva in adäquater Dosierung indiziert, und die Anwendung spezifischer psychotherapeutischer Techniken ist empfehlenswert. Bei *leichten Depressionen* besteht für Arzt und Patient dagegen eine Wahl zwischen verschiedenen medikamentösen wie psychotherapeutischen Therapiemöglichkeiten, einschließlich unspezifisch supportiver ärztlicher Behandlung mit regelmäßigen Konsultationen und ausreichender Aufklärung über die Erkrankung, allenfalls unter Einbezug einer wichtigen Bezugsperson.
- Die *Kombination* von medikamentöser und psychotherapeutischer Behandlung ist i.allg. empfehlenswert, weil dadurch die Erfolgswahrscheinlichkeit erhöht wird und keine negativen gegenseitigen Beeinflussungen zu erwarten sind. Zudem bestehen erste Hinweise für einen möglicherweise therapieüberdauernden prophylaktischen Schutz gegen erneute Depressionen durch spezifische Psychotherapiemethoden.
- Bei unipolar depressiven Patienten mit einem relativ *hohen Rezidivrisiko* (Zyklusdauer von unter 3–5 Jahren) soll eine prophylaktische Weiterbehandlung mit Antidepressiva oder allenfalls einer spezifischen Psychotherapie wie IPT erwogen werden. Dies ermöglicht auch die frühzeitige Erfassung und adäquate Behandlung eines depressiven Rezidivs.

Anhang

Diagnostische Kriterien der „major depression" (DSM-III-R):

A) Mindestens 5 der folgenden Symptome bestehend während derselben Zweiwochenperiode und stellen eine Änderung gegenüber der vorher bestehenden Leistungsfähigkeit dar; mindestens eines der Symptome ist entweder (1) depressive Verstimmung oder (2) Verlust an Interesse oder Freude (schließe keine Symptome mit ein, die eindeutig durch einen körperlichen Zustand, stimmungsinkongruenten Wahn oder Halluzinationen, Zerfahrenheit oder ausgeprägte Lockerung der Assoziationen bedingt sind).
  1. Depressive Verstimmung (oder reizbare Verstimmung bei Kindern und Adoleszenten) die meiste Zeit des Tages, beinahe jeden

Tag, vom Betroffenen selbst angegeben oder von anderen beobachtet.
2. Deutlich vermindertes Interesse oder Freude an allen oder fast allen Aktivitäten, die meiste Zeit des Tages, beinahe jeden Tag (entweder nach subjektivem Ermessen oder für andere meistens als apathisch beobachtbar).
3. Deutlicher Gewichtsverlust oder Gewichtszunahme ohne Diät (z.B. mehr als 5% des Körpergewichts in einem Monat) oder vermidnerter oder gesteigerter Appetit beinahe jeden Tag (bei Kindern ist das Ausbleiben der zu erwartenden Gewichtszunahme zu beobachten).
4. Schlaflosigkeit oder vermehrter Schlaf beinahe jeden Tag
5. Psychomotorische Unruhe oder Hemmung beinahe jeden Tag (beobachtbar von anderen, nicht nur das subjektive Gefühl der Ruhelosigkeit oder Verlangsamung).
7. Gefühl der Wertlosigkeit oder exzessive oder unangemessene Schuldgefühle (die wahnhaft sein können) beinahe jeden Tag (nicht nur Selbstanklage oder Schuldgefühle wegen des Krankseins).
8. Verminderte Fähigkeit zu denken oder sich zu konzentrieren oder Entscheidungsunfähigkeit beinahe jeden Tag (vom Betroffenen selbst angegeben oder von anderen beobachtet).
9. Wiederkehrende Gedanken an den Tod (nicht nur Angst vor dem Tod), wiederkehrende Suizidideen ohne einen genauen Plan oder ein Suizidversuch oder ein genauer Plan für einen Suizidversuch.

B) 1. Es ergeben sich keine Hinweise darauf, daß ein organischer Faktor die Störung hervorgerufen und aufrechterhalten hat.
2. Die Störung stellt keine normale Reaktion auf den Tod einer geliebten Person dar (einfache Trauerreaktion).

Beachte: Krankhafte ausschließliche Beschäftigung mit Wertlosigkeit, Suizidideen, deutliche Einschränkung der Leistungsfähigkeit, psychomotorische Hemmung oder überlange Dauer lassen vermuten, daß die Trauerreaktion durch eine „major depression" kompliziert wird.

C) Zu keinem Zeitpunkt während der Störung bestehen für 2 Wochen Wahn oder Halluzinationen ohne gleichzeitige deutliche affektive Symptome (d.h. bevor affektive Symptome sich entwickelten oder nachdem sie abgeklungen sind).

D) Nicht aufgesetzt auf Schizophrenie, schizophrenieforme Störung, wahnhafte Störung oder psychotische Störung.

Literatur

Angst J (1987) Begriff der affektiven Erkrankungen, Epidemiologie der affektiven Psychosen, Verlauf der affektiven Psychosen. In: Kisker KP (hrsg) Psychiatrie der Gegenwart 5. Affektive Psychosen. Springer, Berlin Heidelberg New York Tokyo

Beck AT, Rush AJ, Shaw BF, Emery G (1986) Kognitive Therapie der Depression. Urban & Schwarzenberg, München

Conte HR, Plutchik R, Wild VK, Karasu TB (1986) Combined psychotherapy and pharmacotherapy for depression. Arch Gen Psychiatry 43: 471–479

DSM-III-R (1989) Diagnostische Kriterien und Differentialdiagnosen. Beltz, Weinheim Basel

Elkin I, Parloff MB, Hadley SW, Autry JH (1985) NIMH treatment of depression collaborative research programm. Background and research plan. Arch Gen Psychiatry 42: 305–316

Elkin I, Shea MT, Watkins JT, Imber SD, Sotsky SM, Collins JF, Glass DR, Pilkonis PA, Leber WR, Docherty JP, Fiester SJ, Parloff MB (1989) National Institute of Mental Health treatment of depression collaborative research programm. General effectiveness of treatments. Arch Gen Psychiatry 46: 971–982

Frank E, Kupfer DJ, Perel JM, Cornes C, Jarrett DB, Mallinger AG, Thase ME, McEachran AB, Grochocinski VJ (1990) Three-year outcomes of maintenance therapie in recurrent depression. Arch Gen Psychiatry 47: 1093–1099

Hautzinger M, Stark W, Treiber R (1989) Kognitive Verhaltenstherapie bei Depressionen. Behandlungsanleitungen und Materialien. Psychologie Verlags Union, München Weinheim

Imber SD, Pilkonis PA, Sotsky SM, Watkins JT, Sheat MT, Elkin I, Collins JF, Leber WR (1990) Mode-specific effects among three treatments for depression. J Consult Clin Psychol 58: 352–359

Klerman GL, Weissman MM, Rounsaville BJ, Chevron ES (1984) Interpersonal psychotherapy of depression. Basic Books, New York

Klerman GL (1986) Drugs and psychotherapy. In: Garfield SL, Bergin AE (eds) Handbook of psychotherapy and behavior change. Wiley & Sons, p 777

Klerman GL (1990) Treatment of recurrent unipolar major depressive disorder. Commentary on the Pittsburgh study. Arch Gen Psychiatry 47: 1158–1162

Paykel ES, Hollyman JA, Freeling P, Sedgwick P (1988) Predictors of therapeutic benefit from amitriptyline in mild depression: A general practice placebo-controlled trial. J Affective Disord 14: 83–95

Pilkonis PA, Frank E (1988) Personality pathology in recurrent depression: Nature, prevalence, and relationship to treatment response. Am J Psychiatry 145: 435–441

Rounsaville BJ, Klerman GL, Weissman MM (1981) Do psychotherapy and pharmacotherapy for depression conflict? Arch Gen Psychiatry 38: 24–29

Shea MT, Elkin I, Hirschfeld RMA (1988) Psychotherapeutic treatment of depression. In: Hales RE, Frances AJ (eds) Psychiatry update: The American Psychiatric Association annual review. American Psychiatric Press Washington, DC, 7: 235–255

Shea MT, Pilkonis PA, Beckham E, Collins JF, Elkin I, Sotsky SM, Docherty JP (1990) Personality disorders and treatment outcome in the NIMH treatment of depression collaborative research program. Am J Psychiatry 147: 711–718

Weissman MM, Jarrett RB, Rush JA (1987) Psychotherapy and its relevance to the pharmacotherapy of major depression: a decade later (1976–1985) In: Meltzer HY (ed) Psychopharmacology; the third generation of progress. Raven, New York, pp 1059–1069

Woggon B (1983) Prognose der Psychopharmakotherapie. Enke, Stuttgart

V. Spezielle Aspekte

9 Depressionen und ihre Behandlung im Alter

J. Reubi

Vorkommen und Häufigkeit

Die Depression ist neben den dementiellen Erkrankungen die häufigste psychiatrische Affektion im Alter, die, wenn sie erkannt wird, zu der am besten behandelbaren psychiatrischen Alterserkrankung zu zählen ist. Ein depressives Syndrom ist jedoch keine unumgängliche Begleiterscheinung des Alters, d.h. mit dem Alter per se allein nicht erklärbar.

Der Vielgestaltigkeit depressiver Symptomatik steht eine Vielzahl, nur zum kleinen Teil altersspezifischer Ursachen gegenüber, die von der pathologischen Trauerreaktion über depressivogene Medikamente bis zur Hypothyreose reichen.

Betreffend der Häufigkeit depressiver Syndrome im Alter ergaben Übersichtsarbeiten je nach untersuchtem Patientengut eine Prävalenzrate von zwischen 10 und 25% depressiver Syndrome (Cooper u. Sosna 1983; Lindesay et al. 1989). Eine amerikanische Gemeindestichprobe (Blazer et al. 1987) von über 60jährigen ($n = 1300$) ergab z.B. eine Prävalenzrate von 27% für depressive Syndrome mit Krankheitswert, wovon 8% klinisch als schwer beurteilt wurden und 19% als leicht bis mittelschwer (Abb. 1).

Beurteilungsgrundlage für den Schweregrad der depressiven Syndrome bei dieser Studie waren Anzahl, Dauer und Schweregrad der depressiven Symptome (DSM III R), weniger die Ätiologie (Tabelle 1). Wie aus Tabelle 1 ersichtlich, ist diese beschreibende Diagnostik eine auch für Nichtpsychiater gut zugängliche Diagnosehilfe.

Bei Patienten, die in einem institutionellen Rahmen leben, steigt die Rate der an einer schweren depressiven Episode Erkrankten von 1 bis auf 10 bis 45% (Cooper u. sosna 1983; Koenig et al. 1988). Im ambulanten Versorgungsbereich herrschen jedoch anteilmäßig die Dysphorie,

Tabelle 1. Depressive Syndrome

Symptomatik

- Depressive oder reizbare Verstimmung
- Interesselosigkeit
- Appetitstörungen mit deutlicher Gewichtsabnahme oder Gewichtszunahme
- Schlaflosigkeit oder vermehrter Schlaf
- Psychomotorische Überaktivität oder Verlangsamung
- Energielosigkeit, Müdigkeit
- Minderwertigkeitsgefühle
- Konzentrationsschwäch
- Gedanken an den Tod oder an Selbstmord

Untergruppen

– Dysphorie	2 depressive Smptome, leicht – mittelschwer, über Monate
– Symptomatische Depression	3 oder mehr depressive Symptome jeglichen Schweregrades, weniger als 2 Jahre dauernd
– Depression – Angstsyndrom	2 oder mehr depressive Symptome mit Angstzuständen
– Schwere depressive Episode	5 depressive Symptome schwerer Ausprägung, täglich, über mindestens 2 Wochen bestehend
– Dysthymie	3 depressive Symptome, wechselnd schwer ausgebildet, aber länger als 2 Jahre dauernd

die Dysthymie (neurotische Depression) und die symptomatische Depression vor. Dysphorie definiert als generelle Verminderung der Zufriedenheit mit den eigenen Lebensbedingungen, für deren Veränderung keine Motivation aufgebracht werden kann. Wegen des geringeren Schweregrades zählt sie wahrscheinlich zu den in der Praxis am häufigsten übersehenen depressiven Erkrankungen. Die symptomatische Depression wird definiert als Anpassungsstörung mit depressiver Symptomatik auf belastende Lebensereignisse, wie z.B. Verlust der körperlichen Gesundheit. Die Dysphorie wie die symptomatische Depression enthalten psychodynamisch zahlreiche reaktive Anteile.

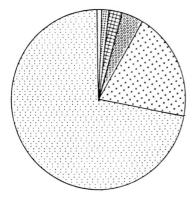

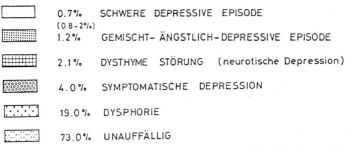

Abb. 1. Subgruppen depressiver Syndrome in einer Gemeindestichprobe von über 60jährigen Individuen (aus Blazer 1989)

Depression und Lebensalter

Die ätiologische Zuordnung von Ursachen zu den depressiven Erkrankungen im Alter unterscheidet sich qualitativ nicht von der im jüngeren Erwachsenenalter. Es gibt kein depressives Syndrom, das mit dem Alter allein begründbar wäre. So ist der Begriff der Involutionsdepression, der einen solchen ursächlichen Zusammenhang andeutet, heute nicht mehr haltbar. Quantitativ ist der Anteil an reaktiven depressiven Erkrankungen im Alter weitaus höher als im jüngeren und mittleren Erwachsenenalter. Reaktive Depressionen sind zu verstehen als Antwort auf belastende Ereignisse, wie Verlust durch den Tod von Angehörigen und Freunden, psychosoziale Vereinsamung, körperliche Erkrankung (Gurland et al.

1988; Katona 1990). Der Mensch ist im Alter belastenden Lebensereignissen ungleich häufiger ausgesetzt als in anderen Lebensphasen, was die Gesamtzahl der reaktiven depressiven Syndrome bei älteren Individuen natürlich erhöht. Es besteht jedoch keine altersspezifische Depressionsbereitschaft. So ist z.b. der prozentuale Anteil von älteren Menschen, der auf eine körperlicher Erkrankung mit einer depressiven Verstimmung reagiert, mit ca. 25% nicht größer als im übrigen Erwachsenenalter.

Eine Studie, die spezifisch die Kausalität belastender Lebensereignisse zu Depressionen untersuchte, konnte zeigen, daß bei depressiven Alterspatienten im Vergleich zu nichtdepressiven Individuen vor der psychischen Erkrankung signifikant häufiger ein belastendes Lebensereignis auftrat (Emerson et al. 1989). Die zunehmende psychosoziale Vereinsamung als auslösender Faktor für depressive Erkrankung im Alter ließ sich hingegen in dieser Untersuchung nicht bestätigen, jedoch gilt der Mangel an tragenden Beziehungen und Vertrauenspersonen im Alter als Vulnerabilitätsfaktor für die Erkrankung an Depressionen.

Den häufigeren Belastungen durch Verlust von Bezugspersonen, körperlicher und geistiger Integrität steht andererseits die Beobachtung gegenüber, daß an sich einzelne belastende Lebensereignisse im Alter eher besser toleriert werden, weil sie eher erwartete Ereignisse (sog. „on-time events") sind, als im mittleren Erwachsenenalter (Blazer 1989).

Aufgrund der im Alter häufigeren Multimorbidität und sich daraus ergebender Polypharmazie mit z.B. Antihypertensiva, Steroidpräparaten, etc. sind ältere Erwachsene vermehrt dem Risiko einer arzneimittelinduzierten Depression ausgesetzt.

Entsprechende Medikamente sollten im Falle alternativer Therapiemöglichkeiten vermieden bzw. die Notwendigkeit, Priorität ihres Einsatzes kritisch geprüft werden.

Klinik

In zahlreichen Studien wurde hinterfragt, ob sich das Symptombild depressiver Syndrome im Alter verändert. Die Kardinalsymptome einer depressiven Erkrankung (s. auch Tabelle 1) wie depressive Stimmung, Anhedonie, Apathie, Gewichtsverlust, Schlaflosigkeit, psychomotorische Störungen, allgemeine Müdigkeit, Gefühle der Wertlosigkeit, Konzentrationsschwierigkeiten und Gedächtnisstörungen, sich wiederholende Gedanken an den Tod oder Freitod haben ihre Gültigkeit unabhängig vom Lebensalter.

Auffallend ist jedoch die relative Häufigkeit von Depressionen mit psychotischer Symptomatik einerseits und mit körperlichen z.T. hypochondrischen Symptomen andererseits, mit der sich depressive Zustände im Alter darstellen (Musetti et al. 1989). Bei der sog. somatisierenden Depression, auch als larvierte Depression bezeichnet, werden am häufigsten Schlafstörungen, Störungen im Bereich des Magen-Darm-Traktes und diverse Schmerzsyndrome angegeben, die, wenn nicht als depressives Symptom erkannt, nur symptomatisch, meist polypragmatisch mit wenig Erfolg behandelt werden.

Hingegen zeigen ältere Patienten in einer depressiven Phase nicht mehr kognitive Defizite als depressive Patienten im mittleren Lebensalter. Man sollte sich jedoch bewußt sein, daß der Untersucher diese kognitiven Defizite im Alter vermehrt erwartet und diesbezügliche Klagen aufgrund der Voreingenommenheit nicht als depressives Symptom erkennt.

Pseudodemenz – ein depressives Zustandsbild, das sich schwerpunktmäßig als kognitives Problem präsentiert – ist ein relativ seltenes Zustandsbild im Alter. Da jedoch auch hier eine dementielle Symptomatik vom Lebensalter her vom Untersucher eher erwartet wird, wird die pseudodementielle Symptomatik zu wenig hinterfragt, und die zugrundeliegende Depression bleibt häufig unerkannt und unbehandelt. Weit häufiger, bis zu 40% (Wragg et al. 1989) findet man bei leicht bis mittelschwer ausgeprägten dementiellen Syndromen zusätzlich eine depressiv-pseudodementielle Symptomatik. Die konsequente Therapie des depressiven Anteils führt bei dieser Doppeldiagnose zu verbesserter Stimmung und verbesserter psychosozialer Kompetenz, die kognitiven Defizite verbessern sich nur zu dem Teil, der depressiv bedingt ist. Dementiell bedingte kognitive Defizite bleiben gleich, werden allerdings nicht, wie immer wieder behauptet, durch anticholinerge Nebenwirkungen der Antidepressiva verstärkt.

Eine umfassende Abklärung depressiver Syndrome im Alter schließt eine differenzierte somatische Abklärung ein. Dazu zählt die sorgfältige Analyse der eingenommenen Medikamente zum Ausschluß depressivogener Medikamente, ebenso die genaue körperliche Untersuchung, wie auch die Prüfung verschiedenster Laborparameter, einschließlich Bestimmung des Vitamin-B_{12}- und B_6-Spiegels, der Folsäure und der Schilddrüsenfunktionstests (basales TSH, evtl. freies T4). Der Dexamethasonsuppressionstest ist bei Depressionen im Alter wenig aussagekräftig, da der Prozentsatz Escapers mit dem Alter per se, aber auch bei dementiellen Erkrankungen zunimmt (Katona 1988).

Ein besonderes Augenmerk sollte der Suizidalität gewidmet werden. Die Bevölkerungsgruppe der über 60jährigen generell, nicht nur der über 60jährigen Depressiven, zählt inbezug auf erfolgreiche Suizidhandlungen zu der Hochrisikopopulation. Gefährdet sind v.a. ältere Männer. Die Anzahl gelungener Suizide im Verhältnis zu Suizidversuchen ist im Vergleich zum jüngeren bis mittleren Erwachsenenalter deutlich erhöht (Blazer et al. 1986).

Therapien

Gleich wie bei depressiven Zustandsbildern im jüngeren und mittleren Erwachsenenalter, ist die Kombination von Psychopharmakatherapie und Psychotherapie der nur medikamentösen oder nur psychotherapeutischen Behandlung eindeutig überlegen.

Die Therapie depressiver Zustandsbilder im Alter basiert schwerpunktmäßig auf 5 therapeutischen Zugängen (Tabelle 2):

1. dem Absetzen oder der Kontrolle von potentiell depressivogenen Stoffen,
2. der Psychopharmakatherapie,
3. der Elektrokrampftherapie (EKT),
4. der Psychotherapie,
5. der Milieutherapie.

Allgemein sollten immer wieder genannte altersbedingte Risiken bei der Psychopharmakatherapie mit Antidepressiva, insbesondere der ersten Generation und der Elektrokrampftherapie kritisch berücksichtigt, durch sorgfältig angewandte internistische Maßnahmen kompensiert, aber grundsätzlich nicht überbewertet werden. So konnte (wie oben erwähnt) z.B. die kognitive Beeinträchtigung durch den anticholinergen Nebeneffekt antidepressiver Medikamente nie klar bestätigt werden, die Hypotonie, die Harnverhaltung und insbesondere die Kardiotoxizität werden

Tabelle 2. Therapiemöglichkeiten bei der Depression im Alter

Psychopharmakatherapie:	monopräparativ: – trizyklische Antidepressive – tetrazyklische Antidepressiva – atypische Antidepressive – MAO-Hemmer – neue Generation Antidepressiva (meist serotoninerg) Kombinationstherapie – Antidepressiva und Lithium – Antidepressiva und Trijodthyronin – Antidepressiva und Östrogenpräparate – Antidepressiva und Schlafentzug – Antidepressiva und Lichttherapie
Elektrokrampftherapie:	unilateral, nondominante Hemisphäre
Psychotherapie:	– Verhaltenstherapien – kognitive Therapien – analytisch orientierte Therapien – Paartherapie – Familientherapie – Psychodrama
Milieutherapie:	– animierendes Milieu – betreuendes Milieu

eindeutig überbewertet. Diese Risiken sind unter differenzierter internistischer Kontrolle sicher weniger groß, als die Folgeerscheinungen einer nicht behandelten Depression im Alter.

Medikamentenkontrolle

Aus der Aufzählung von Ursachen depressiver Zustandsbilder im Alter ergibt sich, daß zunächst alle pharmakogenen Ursachen (Tabelle 3), soweit es die somatische Problematik erlaubt, ausgeschaltet oder reduziert werden sollten. Dies stellt häufig eine Gratwanderung dar, da gerade wegen des Zusammenhangs zwischen körperlicher Erkrankung und Depression eine optimale Behandlung somatischer Erkrankungen eine Verbesserung der depressiven Symptomatik per se bewirkt. Bei fehlen-

Tabelle 3. Nichtpsychogene Auslöser von Depressionserkrankungen

Medikamente	Stoffwechselstörungen
Korticosteroide	Hyper-/Hypothyreose
Methyldopa	Diabetes
Reserpine	Hyperparathyreoidismus
ß-Rezepttorenblocker	Vitamin-B_{12}-Mangel
Tranquilizer	Folsäuremangel
Levodopa	

der Alternativmedikation muß die depressionsinduzierende Wirkung der Medikation gegenüber zunehmender körperlicher Beeinträchtigung bei Absetzen des Präparates mit dem Risiko einer depressiven Reaktion abgewogen werden.

Psychopharmakatherapien

Für den Erfolg der medikamentösen Therapie ist weniger die Wahl des Antidepressivums ausschlaggebend, als seine konsequente Ausdosierung auf eine normale Erwachsenendosis, allerdings unter besonderen Vorsichtsmaßnahmen, wie einschleichende Dosierung, regelmäßige Blutdruck- und EKG-Kontrolle. Die systematische Kontrolle von Blutspiegeln antidepressiver Medikamente zur Vermeidung von somatischen Komplikationen bei Alterspatienten hat sich bis jetzt nicht bewährt, da die Komplikationen individuell bei unterschiedlicher Dosierung und nicht in der Relation einer Dosis-Wirkungs-Kurve auftreten.

Generell wäre Vorsicht geboten bei Antidepressiva mit hohem anticholinergem Anteil, da ältere Patienten tendentiell ein höheres Risiko für die Entwicklung eines deliranten Zustandsbildes (zentral anticholinerges Delir) unter antidepressiver Therapie aufweisen.

Die verschiedenen Angriffspunkte der Antidepressiva im Neurotransmittersystem (noradrenerg, dopaminerg, serotoninerg, MAO-Hemmer, prä- oder postsynaptische Mechanismen) sind kausal nicht mehr oder weniger geeignet, eine Depression zu behandeln (Montgomery 1982), allerdings ist es ratsam, nach Versagen eines Antidepressivums mit z.B. vorwiegend noradrenergem Ansatz beim zweiten Antidepressivum eines mit einem anderen Ansatzpunkt im Neurotransmittersystem zu wählen.

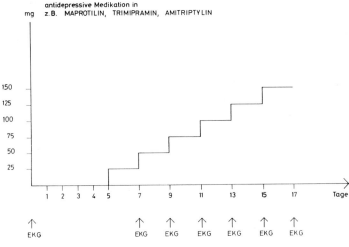

Abb. 2. Internistische Kontrolluntersuchungen bei der Behandlung mit Antidepressiva im Alter. (*EKG* Elektrokardiogramm; *BD* Blutdruckmessung nach Riva-Rocci; *KG* Körpergewichtsmessungen unter strengen Standardbedingungen zur Kontrolle der Herzinsuffizienz)

Bestens bewährt hat sich in unserer Erfahrung die einschleichende Dosierung von antidepressiven Medikamenten unter EKG-, evtl. BD und KG-Kontrolle. Dies erlaubt z.B. trizyklische Antidepressiva auch bei kardial vorgeschädigten Patienten, ausgenommen Linksschenkelblockerkrankungen, einzusetzen (s. Abb. 2).

Unter diesen Kautelen mußten in der PUK Bern nur knapp 5% von ca. 220 medikamentösen Behandlungen schwerst depressiver Zustandsbilder aus Gründen der Kardiotoxizität sistiert werden, d.h. kardiale Vorbelastungen sind kein Ausschlußkriterium, sondern nur Anlaß zu besonderer Vorsicht und sorgfältiger Einstellung. Die in Abb. 2 skizzierte internistische Kontrolle der Antidepressivaeinstellung ist zwar aufwendig, aber ambulant durchaus durchführbar.

Die Komplikation der Harnverhaltung ist nach unserer klinischen Erfahrung relativ selten. Sie reagiert häufig sehr gut auf eine geringe

Dosisreduktion, z.B. Maprotilin oder Amitriptylin von 150 auf 125–100 mg, kombiniert mit einer zeitlich begrenzten Therapie mit einem Cholinderivat.

In Anbetracht des Risikos einer schweren depressive Erkrankung im Alter sollte auch die Behebung der einer Harnverhaltung evtl. zugrundeliegenden Pathologie, wie z.b. einer Prostatahyperplasie in Erwägung gezogen werden.

Durch antidepressive Medikation ausgelöste Hypotonien treten bei einschleichender Dosierung selten auf. In den Fällen, wo sie auftritt, kann sie häufig durch die Verteilung der Tagesdosis auf 2 Einnahmezeiten deutlich vermindert werden.

Spricht ein Patient auf die medikamentöse Therapie auch nach Ausdosierung des Präparates über längere Zeit (ca. 3–4 Wochen volle Dosierung) nicht an, so sollte ein Wechsel zu einem anderen Antidepressivum vorgenommen werden. Bleibt auch dies nach mehreren Wochen einer Maximaldosierung ohne Wirkung, wäre eine konkomitante Therapie mit Lithium erwägenswert. Allerdings ist hier speziell auf die häufig schlechte Compliance der Patienten zu verweisen, insbesondere was die regelmäßige genügende Trinkmenge pro 24 h betrifft (Finch u. Katona 1989). Eine weitere Kombinationstherapie ist die gleichzeitige Einnahme von Antidepressiva und Trijodothyronin (T3), letzteres in einer Dosierung von 5–50 mg/die, die meisten Studien empfehlen 25 mg/die. Bei der Kombination von Antidepressiva mit Östrogenpräparaten ist deren potentiell karzinogene Wirkung zu berücksichtigen. Es gibt z.Z. keine überzeugende Erklärung für die Behandlungserfolge dieser Kombinationstherapien.

Eine weitere Behandlungsmöglichkeit stellen die MAO-Hemmer der neuen Generation dar, wie z.B. das Aurorix (Moclobemid).

So sinnvoll der gezielte Einsatz antidepressiver Medikation ist, so wenig sinnvoll ist der weitverbreitete, wenig spezifische und meistens nicht gerechtfertigte Einsatz von Benzodiazepinpräparaten bei depressiven Zustandsbildern im Alter. Der Einsatz von Benzodiazepinpräparaten ist für den Alterspatienten mit zahlreichen Risiken verbunden: Hypotension mit vermehrter Sturzgefahr und konsekutiven Frakturen, Verwirrtheitszustände, delirante Zustandsbilder schwerster Ausprägung auch bei niedrigen Dosierungen sowie das hohe Suchtpotential dieser Präparate. Die schon bei niedrigster Dosierung von 0,5–1 mg bei langer Therapiedauer häufig zu beobachtende „low-dosage dependency" ist in der Praxis immer noch weitgehend unbekannt. Bei Absetzen der Benzodiazepine entwickelt sich häufig ein schweres Entzugssyndrom (Schweizer et al. 1989) mit paranoid-halluzinatorischen sowie vegetativen Symptomen wie Tachykardie, Schwitzen, psychomotorischer Hyperaktivität mit massiver Belastung eines evtl. schon vorgeschädigten Herz-Kreislauf-Systems.

Elektrokrampftherapie (EKT)
Obgleich eine relativ aufwendige Therapieform, stellt die Elektrokrampftherapie eine wesentliche Alternative in der Behandlungsmöglichkeit von Depressionen im Alter dar (Benbow 1989). Indikation, Kontraindikation und Risiko sind nicht verschieden von denen im mittleren Erwachsenenalter. Da kognitive Defizite unabhängig von einer Depression in älteren Patienten statistisch häufiger gefunden werden, sollte die unilaterale, nondominante Elektrokrampftherapie angewandt werden, von der allgemein akzeptiert wird, daß sie weniger vorübergehende Gedächtnisstörungen verursacht. Die EKT-Therapie ist in der älteren Population gleich wirksam, beinhaltet keine wesentlich größeren Risiken gegenüber einer jüngeren Patientenpopulation. Sie sollte auf jeden Fall in Erwägung gezogen werden, wenn sich das depressive Zustandsbild gegenüber mehreren medikamentösen Therapieversuchen als resistent erweist. Einzelne Studien über Elektrokrampftherapien im Alter ergaben, daß insbesondere die ängstlich-agitierte Form der Depressionen günstig auf eine Elektrokrampftherapie anspricht und daß allgemein ältere Patienten besser auf EKT ansprechen als jüngere. Dies wird mit dem angeblich größeren Anteil an psychotischer Symptomatik bei Depressionen im Alter in Verbindung gebracht.

Psychotherapien
Im Gegensatz zu der noch weit verbreiteten Auffassung, daß Psychotherapien, psychoanalytische Verfahren nur für das jüngere und mittlere Erwachsenenalter geeignete Therapieformen seien, muß hier explizit auf die Gleichwertigkeit psychotherapeutischer Maßnahmen bei älteren depressiven Patienten im Vergleich zu jüngeren Erwachsenen hingewiesen werden. Dies insbesondere, da ältere Menschen aufdeckenden individuellen psychotherapeutischen Verfahren, psychoanalytischen Ansätzen durchaus nicht abgeneigt gegenüber stehen, sondern häufig für eine solche Therapie sehr motiviert sind. Zudem verfügen ältere Patienten,

die häufig erstmals im Alter depressiv erkranken, über relativ stabile Ich-Funktionen und eine ausgeprägte Konfliktfähigkeit. Themen erstrekken sich vom psychoanalytischen Verstehenszugang zur Situation des Alterns und Altseins mit Fremdbestimmung, Bedrohung der Ich-Stailität durch Objektverluste, der Bedeutung der Regression für diesen Lebensabschnitt bis zur Bearbeitung wieder aktualisierter, lebenslang abgewehrter Konflikte oder akuter reaktiver Konflikte. Kognitive, verhaltenstherapeutische (Haag u. Bayen 1990) stehen dabei neben aufdeckenden, psychotherapeutischen oder psychoanalytischen Verfahren (Radebold 1979).

Diesen zahlreichen Möglichkeiten psychotherapeutischen Schaffens steht oft die große Zurückhaltung der Therapeuten in bezug auf Therapien mit Alterspatienten gegenüber.

Ein Grund für die häufig wenig engagierte therapeutische Arbeit mit Alterspatienten liegt evtl. in der mehr oder weniger großen Unsicherheit, Unerfahrenheit von Therapeuten mit Patienten, die lebensaltersmäßig erfahrener sind als sie selber und der ungewohnten Übertragungs-Gegenübertragungs-Situation, in der sich der Therapeut in der Rolle des Kindes wiederfindet, etc.

Unbedingt zu erwähnen sind die systemisch orientierten Therapieansätze. In familientherapeutischen oder paartherapeutischen Sitzungen gelingt es häufig, genügend gegenseitiges Verständnis für eine chronifizierte Beziehungssituation zu erarbeiten, wodurch neue Sichtweisen, alternative Verhaltensmöglichkeiten der einzelnen Systemmitglieder möglich werden (Weakland 1984). Entsprechend unseren persönlichen Erfahrungen aus 5 Jahren Familientherapie mit älteren Individuen in der Rolle des Indexpatienten bzw. Paartherapien in der Altersehe, kann sehr viel Bewegung in den Beziehungen erreicht werden, wenn sich der Therapeut auf begrenzte Erfolge beschränken kann.

Neuere Erfahrungen (Gerontopsychiatrie, PUK-Bern; Bezirkskrankenhaus Haar, München, Dr. Binder, persönliche Mitteielung) mit der Methode des Psychodramas belegen auch hier die Flexibilität und Bereitschaft älterer Patienten, sich auf kreative Therapieverfahren einzulassen und diese zu nutzen.

Milieutherapie

Milieutherapeutische Einflüsse auf ältere Patienten, v.a. diejenigen, die nicht in einem psychiatrisch-therapeutischen Rahmen erfolgen, werden, was ihre Wirksamkeit anbetrifft, als Therapeutikum für depressive Erkrankungen im Alter häufig unterschätzt.

Die psychosoziale Vernetzung über gemeindenahe soziale Aktivitäten der Quartiervereine, Kirchgemeinden, etc. ist gerade als Stabilisierung bei erreichter Remission ein wesentlicher Stützpfeiler zur Aufrechterhaltung derselben. Ist eine solche gemeindenahe, nichtmedizinische Vernetzung nicht möglich, so stehen in den großen Städten, z.T. auch in ländlichen Regionen immer mehr an Altersheime gekoppelte Tageszentren bzw. gerontopsychiatrische Tageskliniken zur Verfügung, um der depressivogenen Isolation entgegenzuwirken.

Schlußfolgerungen

Die Diagnose und konsequente, breitgefächerte Behandlung depressiver Zustandsbilder im Alter ist von primordialer Bedeutung in der Gesundheitsversorgung älterer Menschen. Ein depressives Syndrom führt unbehandelt häufig zu psychosozialer Isolation, die eine körperliche Erkrankung unterhält, verstärkt oder ihre Entstehung überhaupt begünstigt. Dadurch werden die Isolationstendenzen der Patienten wiederum verstärkt, reaktive Depressionen ausgelöst mit der Gefahr vorzeitiger Invalidisierung und Abhängigkeit. Therapeutische Risiken im somatischen Bereich, wie Hypotonie, Harnverhaltung, Kardiotoxizität unter antidepressiver medikamentöser Therapie, die bei sorgfältiger internistischer Handhabung zahlenmäßig sowieso nicht ins Gewicht fallen (PUK Bern von 220 Behandlungen 5% Abbruch wegen kardialer Komplikationen), sollten auf dem Hintergrund dieser Überlegungen gewertet werden; dies gilt auch für das evtl. höhere Suizidrisiko älterer Menschen unter psychotherapeutischer Behandlung. Das Risiko unbehandelter Depressionen im Alter, insbesondere der beträchtliche Verlust an Lebensqualität, ist gesamthaft gesehen ungleich höher als die Risiken der genannten Therapien. Bei diesen abwägenden Überlegungen ist auch die relativ hohe Remissionsrate der behandelten Depressionen zu berücksichtigen (Baldwin u. Jolley 1986). Selbst bei schwerst depressiv beeinträchtigten Patienten liegt diese in der PUK Bern bei über 80% nach einer durchschnittlichen stationären Behandlungsdauer von 6–8 Wochen.

Der sorgfältige, kritische, aber aktive und engagierte therapeutische Umgang mit depressiven Alterspatienten, der den Einsatz aller therapeutischen Möglichkeiten in Betracht zieht, könnte bestehende Vorurteile gegenüber der Behandelbarkeit psychischer Störungen im Alter mit der Zeit korrigieren.

Literatur

Baldwin RC, Jolley DJ (1986) The prognosis of depression in old age. Br J Psychiatry 149: 574–583

Benbow SM (1989) The role of electroconvulsive therapy in the treatment of depressive illness in old age. Br J Psychiatry 155: 147–152

Blazer D (1989) Depression in the elderly. N EngL J Med 320: 164–166

Blazer DG, Bachar JR, Manton KG (1986) Suicide in late life: review and commentary. JAGS 34: 519–525

Blazer D, Hughes DC, George LK (1987) The epidemiology of depression in an elderly community population. Gerontologist 27: 281–287

Butler RN, Lewis MJ (1988) Love and sex over 60. Harper Collins. New York

Comfort A (1980) Practice of geriatric psychiatry. Elsevier, New York

Cooper B, Sosna U (1983) Psychische Erkrankung in der Altenbevölkerung. Nervenarzt 54: 239–249

Diagnostische Kriterien und Differentialdiagnosen des Diagnostischen und Statistischen Manuals Psychischer Störungen DSM-III-R. Beltz, Weinheim Basel 1989

Emmerson JP, Burvill PW, Finlay-Jones R, Hall W (1989) Life events, life difficulties and confiding relationships in the depressed elderly. Br J Psychiatry 155: 787–792

Finch EJL, Katona CLE (1989) Lithium augmentation in the treatment of refractory depression in old age. Int J Geriatr Psychiatry 4: 41–46

Gurland BJ, Wilder DE, Berkman C (1988) Depression and disability in the elderly: Reciprocal relations and changes with age. Int J Geriatr Psychiatry 3: 163–179

Haag G, Bayen UJ (1990) Verhaltenstherapie mit Älteren. Z Gerontopsychol Psychiatry 3: 117–129

Katona CLE (1988) The dexamethasone suppression test in geriatric psychiatry. Int J Geriatr Psychiatry 3: 1–3

Katona CLE (1990) Clinical features in depression and bereavement in old age. Curr Opin Psychiatry 3: 512–515

Klessmann E (1990) Wenn Eltern Kinder werden und doch Eltern bleiben. Die Doppelbotschaft der Altersdemenz. Huber, Bern

Koenig HG, Meador KG, Cohen HJ, Blazer DG (1988) Self-rated depression scales and screening for major depression in the older hospitalized patient with medical illness. JAGS 36: 699–706

Lehr U (1987) Psychologie des Alterns. Quelle & Meyer, Heidelberg

Lindesay J, Briggs K, Murphy E (1989) The Guy's/Age Concern Survey. Prevalence rates of cognitive impairment, depression and anxiety in an urban elderly community. Br J Psychiatry 155: 317–329

Meier-Ruge W (1987) Der ältere Patient in der Allgemeinpraxis. Karger, Basel

Montgomery SA (1982) The nonselective effect of selective antidepressants. Adv Biochem Psychopharmacol 31: 49–55

Musetti L, Perugi G, Soriani A, Rossi VM, Cassano GB, Akiskal HS (1989) Depression before and after age 65. A re-examination. Br J Psychiatry 155: 330–336

Radebold H (1979) Der psychoanalytische Zugang zu dem älteren und alten Menschen. In: Bubolz (Hrsg), In: Petzold, Hilarion, Junfermann, Paderborn, S 89–108

Schweizer E, Case WG, Rickels K (1989) Benzodiazepine dependence and withdrawal in elderly patients. Am J Psychiatry 146: 529–531

Weakland JH, Herr JJ (1984) Beratung älterer Menschen und ihrer Familien. Huber, Bern

Wragg RE, Jeste DV (1989) Overview of depression and psychosis in Alzheimer's disease. Am J Psychiatry 146: 577–587

10 Das ärztliche Gespräch mit Depressiven und ihren Angehörigen

B. Luban-Plozza und R. Osterwalder

Dolmetscher in der Interaktion

Der Patient und der Arzt treffen im Sprechzimmer mit unterschiedlichen Voraussetzungen und Erwartungen aufeinander. Wir sollten „*be*-handeln" und „*Täter des Wortes*" werden, nicht nur Hörer.

Täter des Wortes sein bedeutet, anders als in der üblichen Weise zuzuhören. Zuhören allein genügt nicht. Mit diesem aus den Klagen und Beschwerden sich formenden Bild der unorganisierten Krankheit macht der Kranke in seiner ganz persönlichen Art dem Arzt ein Angebot, also eine persönliche Mitteilung.

Zuhören allein genügt nicht. Will ein Arzt zu einer tieferen, zu der ganz persönlichen Gesamtdiagnose seines Patienten kommen, so muß er lernen, dessen Sprache, auch die Symbol- und Körpersprache, zu verstehen, Dolmetscher im ärztlichen Gespräch zu werden. Das „*Hören mit dem dritten Ohr*" ist wie das Lesen zwischen den Zeilen: So können wir erfassen und erkennen, was der Patient mit seinem oft sehr verschlüsselten Angebot mitteilen möchte.

Der Arzt bestimmt oft die Art der Interaktion. Er soll nicht nur den Patienten über dessen Beschwerden befragen, wodurch er klar zu erkennen gibt, was für ihn wichtig ist und was nicht. Der Patient antwortet sonst nur auf die gestellten Fragen, und dadurch kommen möglicherweise gerade jene Aspekte der Krankheit nicht zur Sprache, die ihn am meisten beschäftigen.

Um so mehr verändernde und heilende Kraft geht verloren, wenn ein Therapeut seine Energien auf Theorien *über* den Kranken anwendet, anstatt auf die Person, so wie sie ist und auf den Prozeß, so wie er sich unmittelbar ereignet. Die Kommunikation wird zum Gegenstand gemeinsamer Wirklichkeit.

In der Interaktion Arzt-Patient pflegen wir – nach E. Heim – 4 wesentliche Ebenen zu unterscheiden, die zum Bündnis mit dem Patienten gehören. Die ersten drei entsprechen den fachlichen Voraussetzungen, also unserem gezielt erworbenen Wissen:

- Sachebene,
- Informationsebene,
- Handlungsebene.

Wesentlich ist aber die *Beziehungsebene*. Auffallend ist das Ergebnis vieler wissenschaftlicher Untersuchungen, wonach nur ca. die Hälfte der ärztlichen Ratschläge befolgt und nur etwa 40% der Medikamente so eingenommen werden, wie der Arzt es verordnet („*noncompliance*"). Die Gründe liegen zu einem wesentlichen Teil im ungenügenden Informationsaustausch und in einer gestörten Beziehung zwischen Arzt und Patient. Verglichen mit den so teuren und aufwendigen Abklärungen ist dieser Befund alarmierend.

Die Widerstände gegen psychodynamische oder psychiatrische Erklärungen und Diagnosen sind immer noch sehr groß. Der Kranke verlangt die sozial viel höher bewertete und besser akzeptierte Organdiagnose.

Es geht darum, den seelischen Aspekt des Krankseins in die diagnostischen und therapeutischen Überlegungen einzubeziehen; seelisches Leiden ist nicht minderwertig! Der Einbezug der Seele führt zu einer ganzheitlichen Sicht – diese ist aber oft sehr komplex – vor Allmachtsphantasien sei gewarnt! Entscheidend ist immer der Mensch, der hiner der Diagnose steht, der Leidende, welcher sich uns anvertraut. Dieser Mensch hat oft Gefühle der Enttäuschung, des Ärgers und der Wut erlebt, die Aggressionen aufkommen lassen, und der Therapeut kann dann auch mal zum Sündenbock abgestempelt werden.

Beziehungsebene
Die Beziehungsebene entspricht dem interaktionellen Ansatz und dem psychosomatischen Zugang, besonders auch im Sinne der Beziehungsdiagnose und -therapie. Bei dieser Ebene genügt fachliches Wissen nicht. Es geht um die „*conscientia*" (lateinisch: Gewissen), also um das Mitwissen, daß die eigene Person und das psychosoziale Umfeld des Patienten mitberücksichtigt werden muß. Nicht nur der Patient, sondern auch der Arzt steht im Prüfstand. Zur Beziehungsebene gehört das Gespräch

als besonderes Ereignis für den Patienten und für den Arzt. Es darf nicht zum gegenseitigen Monolog werden. Türen öffnen sich – Wege zeigen sich. Unvorstellbares kann geschehen, auch in der Beziehung zwischen Arzt und Patient.

- Menschen sprechen über ihre Ängste – und die Ängste verwandeln sich;
- Menschen nennen Unrecht beim Namen – und miteinander wird entkrampft;
- Menschen lassen auch die leisen Worte zu – und auf einmal können sie hören;
- Menschen hören auf die Stille – und auf einmal müssen sie keinen Lärm mehr machen;
- Menschen lassen Ruhe zu – und auf einmal sehen sie sich zum Vertrauen und Frieden bestellt.

Was der Arzt an sich selbst oder in seinem Umgang mit Menschen erlebt hat, kann er den Patienten besser weitergeben. Im Gespräch mit dem Kranken kommt es also nicht auf Quantität, sondern auf Qualität an. Für eine qualitative Gesprächsführung ist dem Arzt während seiner Ausbildung jedoch kaum etwas beigebracht worden.

Der Mediziner, der nicht lange denkt, sondern „immer gleich in die Hand nimmt", wurde ja nicht zuletzt schon von Carl Gustav Jung kritisiert.

Unsere Sprache sollte besonders verständlich sein. Als Psychotherapeuten, Psychiater, Psychosomatiker sind wir angewiesen, Kommunikationsexperten zu werden, auch für die Kollegen. Wir sollten uns unter uns primär verstehen lernen. Die Mathematiker verstehen sich wenigstens unter sich ...

Die vordergründige Frage beim Kommen des Patienten ist: „Warum gerade hier, warum gerade jetzt?"

Bei der patientenorientierten und beziehungsorientierten Medizin hilft uns die *Balint-Methode als Denk-, Gefühls- und Gesprächstraining*. Diese nach Michael Balint benannte Methode der Weiterbildung des Arztes ist darauf ausgerichtet, die Arzt-Patienten-Beziehung und das therapeutische Bündnis qualitativ zu einem wirksamen Instrument der Diagnose und Therapie zu gestalten.

Das Bündnis mit dem Patienten

Das Allgemeingültige unserer Hilfe ist das strukturelle Element der dialogischen Beziehung mit einem lebendigen, zwischenmenschlichen Austausch; dies sogar, wenn sich das entscheidende Geschehen vorwiegend im körperlichen Bereich ereignet.

Wenn wir die Arzt-Patient-Beziehung als Angebot des Kranken an seinen Arzt und als Gegenangebot des Arztes an seinen Patienten formulieren, so ist darin bereits ein Verständnis für Symptom und Krankheit enthalten. Die Bedeutung der emotionalen Beziehung des Arztes zum Patienten kommt im Arbeitsbpndnis, in der Allianz zwischen Arzt und Patienten zum Ausdruck. Erstaunlich ist, wie etwa Kollegen, oder auch Studenten, die noch nie etwas von Balint-Arbeit gehört haben, bei Kranken sehr schnell Situationen erfassen können, die wir – alte Hasen – nur mit Mühe erklären können. Es muß etwas mit der Sensibilisierung für Gefühle zu tun haben, die wir immer wieder zu beleben versuchen; ist es vielleicht die besondere Persönlichkeit? Gibt es eine ,,anima naturaliter psychotherapeutica"?

Wenn wir uns um das Lebendige in der Arzt-Patient-Beziehung bemühen, so geht es zunächst v.a. um die Art dieser Beziehung. Das Geheimnis scheint im konsensuellen Bereich zu liegen, oder wie Martin Buber es formuliert hat, in der ,,Spähre des Zwischen". Damit aber ändert sich die Perspektive des Arztes vollständig, der ursprünglich schulmäßig auf die Krankheit und ihre Ursachen ausgerichtet war.

Ob daraus neue Strukturen, neues Leben, neue Lebendigkeit für sich selbst entwickelt werden können, bleibt offen; offen bleicht auch, wer von beiden – ob der Arzt, ob der Patient – in diesem Prozeß mehr lernt, da beide unweigerlich mit der Herstellung eines konsensuellen Bereichs sowohl zum Sender, als auch zum Empfänger werden.

Der Roman von Jeremias Gotthelf *Wie Bäbi Jowäger haushaltet und wie es ihm beim Doktern geht* entstand in den jahren 1843–1844 im Auftrage der bernischen Sanitätskommission als eine Schrift gegen die Quacksalberei. Hier scheint sich Meyeli – unbewußt – aufzuopfern, bis Doktor Ruedi, selbst vom Tode gezeichnet, mit Jakobeli ein ernstes Wort spricht: Der Arzt – obwohl nicht religiös im landläufigen Sinne – widmet sich ohne Rücksicht auf die eigene Gesundheit schrankenlos dem Nächsten: Er war Sorge und Hingabe für alles und alle; ein Partner, der auch begleiten und trösten konnte. Er verwirklichte damit sich selbst im Christentum der Tat.

Mit dem Thema *Angst* hat sich Walter Pöldinger als Brückenbauer zwischen den Disziplinen immer beschäftigt. Angst kann als Leitmotiv bezeichnet werden. Im Gegensatz zu der Furcht vor einer unmittelbaren, konkreten Gefahr fördern diffuse Ängste angesichts ferner, unsichtbarer Bedrohungen psychosomatische Störungen, ob es sich nun um die Angst vor schwer faßbaren Umweltgefahren handelt oder um die Angst vor den realen nuklearen Risiken.

Der Arzt bleibt zentrale Person im Leben des Patienten. Wird es in Zukunft als Kunstfehler gelten, wenn ein Arzt nur ein einzelnes Organ oder eine einzelne Krankheit behandelt und nicht den ganzen kranken Menschen?

Wie wird der Arzt künftig mit den vielen Spezialisten im Gesundheitswesen so zusammenarbeiten, daß der Kranke sich nicht verloren fühlt, sondern gut versorgt? Welche Sprache muß er sprechen, um sich mit diesen – ärztlichen und nichtärztlichen – Spezialisten und v.a. mit seinen Patienten gut verständigen zu können? Und ist er darauf vorbereitet, künftig mehr als bisher auch die Gesundheit fördern zu helfen, statt immer nur Krankheiten zu bekämpfen?

Zur Illustration seien folgende Zitate aus *Monte-Verita-Gruppen** angeführt:

> Eine Patientin (42jährig) sagt: „Lieber ein Krebs und in Ehre sterben..." Sie erzählt, wie ihr Mann sie auslache, wenn sie zum Arzt gehe: „Warum bist Du nicht mit dem Doktor verheiratet...?"

> Ein 47jähriger Patient sagt: „Fünf Therapeuten haben mir betont, daß ich kein Selbstwertgefühl hätte...; wie ich ein solches gewinnen könnte, das sagte mir jedoch niemand...!"

> „Es war vollkommen entsetzlich", berichtet ein depressiver 56jähriger Mann. „Die Therapeuten sollten mit der Orientierung der Familie nicht so lange warten. Man hat oft Angst vor dem Gerede der Leute..."

> „Ich sah meinen Mann meistens nur noch mit geballter Faust, also ganz verkrampft. Sei es beim Lesen, bei Diskussionen, sogar beim Liegen im Bett usw. Oft habe ich meinen Mann beobachtet, wie er seinen Kopf vornübergehängt hat, was er früher nie gemacht hat."

> „Er hat viel viel weniger geredet mir mir, speziell am Morgen..."

---

*„*Ascona-Modell*" (WHO), bei dem auch Patienten und Familienangehörige zu den Seminaren eingeladen werden.

„Mein Mann saß mit Vorliebe im Halbdunkel. Oft hat er mir das Licht ausgelöscht, wenn ich es anzündete..."

„Solange sich Angst im ‚normalen' Rahmen bewegt, gehört sie zum Leben, sie schützt uns. Wenn Ängste aber zu groß werden, sind sie blockierend und lebenstötend."

„Ich glaube, daß übergroße Angst ein Fehlen an Urvertrauen in mir selbst ist. Jedenfalls die Angst, nicht genügen zu können. Ich möchte fast sagen, daß alle Ängste letztlich darin ihren Ursprung finden. Jedenfalls nach meiner Erfahrung bei mir. Das Fehlen an Urvertrauen führe ich darauf zurück, daß mir oft gesagt wurde, ‚das kannst Du nicht, das ist nichts für Dich' etc. Ich war immer sehr einsam."

„Mir wurde zu wenig vertraut. Das Urvertrauen ist sicher in jedem Menschen vorhanden, aber oft verschüttet. Und so mußte bei mir, bevor ich meine Ängste angehen konnte, ein schönes Stück Urvertrauen ausgegraben werden."

„Das war ein sehr harter Weg und ist es oft auch jetzt noch. Ich konnte anfangs nicht über meine Ängste sprechen, da ich nicht vertrauen konnte, da ich micht niemanden anvertrauen konnte. Ich mag mich noch gut an die Anfangsstunden meiner Therapie erinnern, da ich über mich erschrak, wenn ich etwas ganz Persönliches von mir gab und aggressiv meinem Gegenüber ins Gesicht schrieb: 'Du glaubst mir gar nicht, Du nimmst mich nicht ernst'."

„Auch ich glaubte mir nicht und habe mich damals nicht ernst genommen mit meinen Ängsten und Nöten."

„Heute bin ich soweit, daß ich vertrauen kann und erst seit ich vertrauen kann, wage ich es auch, über meine Änste zu sprechen und ihnen ins Gesicht zu sehen (nicht immer!). Ich sehe den Weg so, erst wenn ein anderer Mensch mir Vertrauen schenkt, mir etwas zutraut, dann komme ich zum Vertrauen zu mir und der nächste Schritt ist das Vertrauen in den andern und ein weiterer Schritt das Vertrauen in eine andere Dimension."

Der Körper als Bedeutungslandschaft

Im „Vokabular der Körpersprache" sind bisher nur Anfänge gemacht. Können wir sogar Krankheiten als Spezialbeispiel von Kommunikation betrachten? Sind sie eine Abart von Sprache?" Nach dem Vorbild von Alfred Adler sollten wir uns mir „Organdialekt" und „Organjargon" befassen, aber auch „Organneurosen" und „Organpsychosen" (Heinrich Meng) werden genannt.

Die Sprache des Kampfes und der Flucht deformiert das Körpergeschehen im pathologischen Sinn; so erst kommt es zum Kauderwelsch der Körperfunktionen, die weder dem Individuum noch der Sozietät so recht nützen. Organjargon und Organdialekt treten ein, wenn das Individuum sich nicht mehr verständlich machen kann oder will.

Nach Mathias Hirsch: („Der eigene Körper als Objekt" – Zur Psychodynamik der Hypochondrie):

> Hypochondrie nennt man die nicht in der Realität begründete, aber an allfälligen harmlosen Körpererscheinungen festgemachte Befürchtung, der eigene Körper sei – oft lebensbedrohlich – erkrankt, stets verbunden mit dem Affekt der Angst. Die Hypochondrie nimmt somit eine Zwischenstellung ein zwischen der reinen Angstneurose ohne Beteiligung des Körpers einerseits und der psychosomatischen Erkrankung andererseits, in der die Angst als Affekt nicht mehr auftritt, weil sie im Körper allein gebunden bleibt. Überschneidungen sind möglich; bei der Herzneurose z.B. geht die Todesangst oft mit funktionellen und Schmerzsymptomen einher, und jede reale körperliche Krankheit kann hypochondrisch verwendet werden. Es handelt sich so bei der Hypochondrie zwar um ein einheitliches Syndrom, nicht aber um eine Krankheitseinheit (Küchenhoff), da die hypochondrische Symptomatik bei verschieden weit entwickelten Persönlichkeitsstrukturen vorkommt.

Bei dieser Erschütterung des Selbstwertgefühls kann es – nach Hellmuth Freyberger – zur reaktiven Infantilisierung kommen. Wir finden oft diese „sekundäre Verkindlichung" bei der Fixierung auf bestimmte Organe im Sinne der „organbezogenen Selbstbeschäftigung" bei depressiven Gefühlen und Ängsten.

Die Angehörigen leiden mit

Einsam ist anders

Alleinsein	Einsam	Du möchtest gern
ist eines.	ist anders.	weinen.
Die Haut ist so dick.	Die Schale ist dünn.	Die Augen sind
Sie kommen und gehen.	Sie kommen, du freust dich.	leer.
Du bemerkest sie nicht.	Sie gehen, du trauerst.	

Die Patienten fühlen sich inmitten eines sozialen Umfeldes einsam. In der Regel sind sie aber nicht allein. Für die Angehörigen ist es oft belastend, mit einem depressiven Menschen zusammenzuleben.

Es wird zunehmend das „griesgrämige", „langweilige", „gefühlskalte", „jammerige" Verhalten des Betreffenden mißbilligt. Man findet den noch nicht als Kraken Erkannten unnötigerweise überbesorgt, man regt sich über seine übertriebene Empfindlichkeit auf; seine Schwarzseherei erscheint wenig hilfreich, unangemessen oder defätistisch. Wahnideen werden bestenfalls als ,,Dummheiten" abgetan, wenn die Kritik nicht nach und nach noch schärfer wird.

Bei langer Depressionsdauer, selbst wenn die Krankheit schließlich als solche richtig diagnostiziert ist und sich der Patient in Behandlung befindet, läßt sich häufig eine gewisse Unzufriedenheit der Familie beobachten. Besonders wenn es an ärztlicher Aufklärung mangelt, werden die Argumente, die dem Patienten beweisen sollen, wie unrecht er hat, immer konkreter, direkter, schließlich sogar drohender. Der Pessimismus färbt ab, die Hoffnungslosigkeit schlägt in Reizbarkeit um.

In der Tat kann es auch für die weniger direkt betroffenen Außenstehenden ausgesprochen belastend sein, wenn der Depressive so desinteressiert und gleichgültig ist. Man leidet darunter, diesen früher meist so fleißigen, zugewandten und hilfsbereiten Menschen untätig, vergrübelt, ratlos, hilflos und apathisch zu sehen, wie er sich nach und nach von alltäglichen Kontakten, schließlich vom gesellschaftlichen Leben überhaupt auszuschließen droht.

Für Angehörige ist der Depressive daher oft schwer zu ertragen; er klammert sich an, er jammert oder er zieht sich zurück. Aus Hilflosigkeit und eigener Enttäuschung ziehen sich die ,,Lieben daheim" zurück und schonen den Depressiven, auch aus Schuldgefühlen, was dessen depressives Denken eher verstärkt.

Davatz beschreibt die Auswirkungen des Depressionsverhaltens auf die Umwelt oder die *Macht der Depression* wie folgt:

Was bewirkt die Depression im Partner?

Depressionsverhalte im Dominanzkampf bewirkt eine Aggressionshemmung im dominanten Partner, d.h. er wird gefechtsuntauglich gemacht. Die gleiche Auswirkung hat das Depressionsverhalten auf alle Helfer, d.h. Personen, die dem Depressiven zu Hilfe kommen wollen. Auch sie werden früher oder später gefechtsuntauglich gemacht durch das Verhalten des Depressiven.

Überlegt man sich noch einmal genauer die ursprüngliche Situation des Depressiven, ein ständiger Verlierer im Dominanzkampf, so versteht man vielleicht, daß er sich nicht gerne helfen lassen will. Läßt er Hilfe zu, so gerät er einmal mehr in die untergeordnete Position, da er über die Hilfe in eine Abhängigkeit von Helfern gerät. Daß er diese Abhängigkeit nicht gerne zuläßt, ist verständlich bei seiner Geschichte.

Alle, die schon versucht haben, einem depressiven Menschen zu helfen, wissen, wie schnell man selbst zum hilflosen Helfer wird und sich einer totalen

Ohnmacht ausgeliefert fühlt. In diesem Augenblick kehrt sich die untergeordnete Position des Depressiven um in eine Machtposition, Depression als Macht, welche die ganze Umwelt unter Druck setzt, um nicht zu sagen tyrannisiert.

Er zieht seine Umwelt mit hinein in einen Teufelskreis der Ohnmacht, Macht der Ohnmacht, und wird dadurch allmählich immer mehr isoliert, da die meisten Menschen nicht in dieser Ohnmacht verharren wollen und sich deshalb vom ihn zurückziehen.

Angehörige und Bezugspersonen sind mit vielfältigen Problemen konfrontiert. Sie sind in einem Wechselbad der Gefühle: Einerseits haben sie Mitglied mit dem Kranken, andererseits stellen sie fest, daß auch Gefühle wie Schuld, Kränkung, Wut sich entwickeln können. Schwierig wird die Situation besonders dann, wenn die Bezugspersonen unsicher sind in der Beurteilung, ob der Kranke wirklich nicht kann oder ob er nicht will. Belastend wirkt auch, wenn der Eindruck entsteht, der Kranke möchte mit seinen Symptomen etwas erreichen oder durchsetzen oder wenn Themen, welche früher als Konflikte in der Familie auftraten, unter depressivem Aspekt aktualisiert werden. So können sich Angehörige in die Verteidigung gedrängt fühlen, sie fühlen sich ungerecht beurteilt, was wiederum die Aggressionen nährt.

Schwierig ist es, mit auftretenden *Schuldgefühlen* umzugehen. Eltern fragen sich, was sie falsch gemacht haben, daß ihr Kind depressiv wurde, Ehepartner stellen sich in Frage. Die Depressiven selber suchen zwar in der Regel die Schuld bei sich selber, was aber nicht verhindern kann, daß die Bezugspersosnen mit Schuldgefühlen reagieren. Die Krankheit entsteht ja im Bezugsfeld der Familie – ist sie damit auch „schuldig"? Diese Frage taucht bei vielen psychischen Krankheiten quälend auf. Es kann nicht negiert werden, daß zum menschlichen Leben auch das „Schuldigwerden" in einem existentiellen Sinn gehört; wir bleiben dem Nächsten immer etwas schuldig, solange der Mensch ein unvollkommenes Wesen ist. Der Kranke selber bleibt in einem menschlichen Bezugsfeld auch etwas schuldig. Statt *den* Schuldigen zu suchen, hilft es weiter, die Wechselwirkungen zwischen dem Kranken und seinen Angehörigen im Sinne der Systemtheorie ernst zu nehmen. Es zeigt sich dann recht bald, daß einfache Ursachen und damit klare Schuldzuschreibungen gar nicht möglich sind.

Damit soll aber nicht gesagt sein, es gäbe keine menschliche Schuld – man kann bewußt jemandem schaden wollen. Im Umfeld von Krankheit wird dies auch vorkommen – in der Regel treffen wir jedoch meistens Gefühle der Hilflosigkeit, Überforderung und Ohnmacht und nicht Boshaftigkeit an.

Die Selbsttötung als Bedrohung

Besondere Unruhe kommt auf, wenn der Kranke beginnt, von der Sinnlosigkeit des Lebens, vielleicht auch von der Sehnsucht nach dem Tode zu sprechen. Werden Suizidgedanken offen ausgedrückt, sind die Familienmitglieder verständlicherweise aufs höchste alarmiert. Während einer langen Depression können sich die Angehörigen in ständiger Unruhe und Spannung befinden, sich mitunter sogar selbst bedroht fühlen.

Selbsttötungsgedanken sind bei depressiven Menschen häufig. Sie sind die logische Folge all der erwähnten Symptome. Sie entstehen als Folge der Gefühls- und Denkstörungen, werden dann aber besonders gefährlich, wenn sie sich zwanghaft aufdrängen und mit dem Gefühl verbunden sind, man werden nie mehr gesund, die Zukunft sehe völlig schwarz aus.

In der Schweiz nehmen sich ca. 20 Menschen pro 100000 Einwohner jedes Jahr das Leben. Besonders gefährdet sind depressive Menschen, Suchtkranke, schizophrene und alte Menschen. Das Risiko einer Selbsttötung besteht tatsächlich. In der Regel ist diese Bedrohung den Angehörigen und den Kranken bekannt. Der Umgang damit ist schwierig. Zu Beginn einer depressiven Erkrankung fühlen sich die Angehörigen sehr motiviert, den Patienten zu betreuen, zu beschützen und auch zu kontrollieren. Bei länger dauernder Depression und Selbsttötungsgefährdung kann eine Ermüdung eintreten und eine Stimmung der Ratlosigkeit und Verzweiflung auch bei den Bezugspersonen entstehen. Die Reaktionen können sehr verschieden sein. Im Extremfall entsteht Wut bis zu Aussagen wie ,,dann bringe Dich doch endlich um". Andere Angehörige reagieren mit übermäßigen Kontrollen, übernehmen viel zu viel an Verantwortung für das Überleben des Kranken. Oft wird das Thema Selbsttötung so bedrohlich erlebt, daß gar nicht darüber gesprochen wird, aber die ganze Familie wie gelähmt erscheint. Oft führt diese Blockierung dazu, daß nicht mehr realitätsgerecht gehandelt wird und daß durchaus mögliche therapeutische Wege verschlossen bleiben. Es geht dann in den Familien nur noch darum, den Tod zu vermeiden und nicht mehr Leben zu ermöglichen. Unter der Angst vor Selbsttötung neigen in der Folge Bezugspersonen dazu, auf ihre eigenen Lebensmöglichkeiten zu verzichten, so daß neues Leiden entsteht.

Aus der *Balint-Gruppenarbeit,* in der Ärzte ihre Probleme mit Patienten schildern, wissen wir, daß auch die Therapeuten in der Behandlung depressiver Menschen die Gefühle, welche Angehörigen haben, genauso erleben. Der Therapeut wird zu einem Teil des mitmenschlichen Systems. Er muß wahrnehmen können, was sich zwischen ihm und dem Patienten abspielt, wie sich die Beziehung konstelliert. Dieses „Dazwischen" in der relationellen Medizin zeigt in der Behandlung depressiver Menschen spezielle Merkmale. Es entsteht auch in der Therapie das Gefühl des Drucks, der Leere, der Öde und der Langeweile.

Die Familienkonfrontation

Depressive Menschen vermitteln oft den Eindruck, sie seien völlig allein, isoliert. Es liegt deshalb am Therapeuten, die Aufmerksamkeit auf das mitmenschliche Umfeld des Patienten zu lenken. In der Regel lohnt es sich, die Lebenspartner, Familien etc. in den therapeutischen Prozeß einzubeziehen. Das Gespräch soll in der Regel in Anwesenheit des Patienten geschehen, um Mißtrauen abzubauen. Deswegen führten wir (mit E. Petzold) 1979 die *Familienkonfrontation-Therapie* ein. Es kann selten einmal sinnvoll sein, im Einverständnis mit dem Patienten mit den Angehörigen allein zu sprechen.

Es ist wichtig, daß der Patient durch den *Einbezug der Angehörigen* nicht überfordert wird. Ein solches Vorgehen muß zuerst mit dem Patienten besprochen und begründet werden. Es kann ihm dargelegt werden, daß depressive Patienten für ihre Umgebung eine Belastung darstellen können, daß Angehörige oft helfen möchten, aber nicht wissen wie, daß falsche Vorstellungen korrigiert werden können. Der Patient soll einsehen können, daß der Einbezug seiner Lebenspartner nicht gegen ihn gerichtet ist, sondern daß durch ein solches Vorgehen neue Hilfsmöglichkeiten besprochen und eröffnet werden sollen.

In einer nächsten Phase geht es dann darum, zu definieren, wer überhaupt zu Familiengesprächen eingeladen werden soll. Diese Definition des engsten Bezugssystems hat den Vorteil, daß der Patient selber darüber reflektieren muß, wer in seiner Umgebung lebt und wie sich die Beziehungen entwickelt haben.

Kommt es dann zu Familiengesprächen, soll der Therapeut darauf gut vorbereitet sein, da seine Aufgabe anders ausgestaltet ist, als in der Einzeltherapie. Der Therapeut ist plötzlich in der Situation, mit mehreren Personen gleichzeitig in Verbindung zu treten, wobei er in seiner Haltung neutral bleiben soll und keine Koalitionen mit irgendeinem Partner eingehen darf. Die Versuchung ist groß, die gesunden Gesprächsteilnehmer interessanter, lebendiger zu finden und damit das Gefühl des Depressiven zu verstärken, daß er allein, verlassen und uninteressant sei.

Im Familiengespräch lohnt es sich, folgende Bereiche anzusprechen:

– *Worunter leidet die Familie am meisten?*
  Je nach Situation können da verschiedene Punkte erwähnt werden, z.B. gedrückte Stimmung zuhause, Angst vor Suizidalität, angestaute Aggressionen, die nicht geäußert werden können, unausgesprochene Schuldzuschreibungen und Schuldgefühle.
– *Was hat die Famile bereits selbst für Lösungsmöglichkeiten gesucht, um die Situation zu verbessern? Was hat sich bewährt, was hat sich nicht bewährt?*
  In der Regel werden bei diesem Punkte Probleme angesprochen, welche der Therapeut selbst kennt, daß nämlich Aufforderungen nichts nützen, daß Schuldige gesucht werden, daß falsche Ursachen bezeichnet werden, daß die Angehörigen ermüden, sich hilflos vorkommen, usw.
– *Welche Erklärungsmodelle hat die Familie bezüglich einer Depression?*
  Bei diesem Gesprächspunkt wird oft deutlich, daß Angehörige wenig Kenntnisse über das Wesen einer Depression haben. Oft besteht auch ein grßes Informationsbedürfnis bezüglich Entstehung, Therapie und Prognose dieser Krankheit. In dieser Phase darf der Therapeut erklären, belehren, die Sicherheit vermitteln, daß er als Fachmann weiß, worüber er spricht. Solche Interventionen können sehr hilfreich erlebt werden.
– *Wie waren die Beziehungen in der Familie vor der Erkrankung, wie haben sich die Beziehungen geändert?*
  Hierbei geht es darum, das Kommunikations- und Problemlösungsverhalten der Familie zu begreifen, Ressourcen zu entdecken und

aufzuzeigen, wie eine Depression das Beziehungsgefüge verändern kann. Häufig ist das Kommunikationsverhalten sehr gestört, indem man den Patienten sozusagen schonen will, Dinge verschweigt, seine eigenen Ängste nicht mehr zur Sprache bringt. Angehörige haben Hemmungen, ihre eigenen Bedürfnisse wahrzunehmen und durchzusetzen, aus Angst, damit den Depressiven noch mehr zu belasten. Umgekehrt blockiert der Depressive in der Regel die Angehörigen dabei, das Wenige was er noch gut macht, anzuerkennen. Oft kann von einem eigentlichen Teufelskreis gesprochen werden, in dem Sinn, daß sich die gesunden Partner bewußt oder unbewußt angeschuldigt fühlen, sich verteidigen oder zurückziehen und damit der Depressive noch mehr in seinen negativen Gefühlen versinkt, was wiederum die Schuldgefühle beim Gesunden verstärkt.

- *Umgang mit der Angst vor Suizid:*
Häufig besteht die Hauptbelastung darin, daß alle Familienangehörigen sich vor einem möglichen Suizid fürchten. Diese Angst wird oft nicht ausgedrückt und wird damit zum lähmenden Faktor. Im Familiengespräch wirkt es oft entlastend, wenn man die Fragen der Suizidalität aufnimmt und die Verantwortung für das Leben des Depressiven relativiert. Sowohl die Angehörigen, wie der Therapeut können nur darauf bauen, daß bestehende Beziehungen und Vertrauen Selbstmorde vermeiden können. Mit absoluter Sicherheit kann dies jedoch niemand garantieren. Die letzte Verantwortung für das Überleben eines Mitmenschen kann niemand übernehmen, nicht einmal eine psychiatrische Klinik. Diese Haltung darf aber nicht zu Nihilismus und Defätismus führen, sondern soll den nötigen Freiraum schaffen, um überhaupt noch vernünftig therapeutisch und helfend arbeiten zu können. Es geht darum, der Familie aufzuzeigen, daß man alles versuchen soll, was das Leben unterstützt, was Sicherheit bietet. Familien, die durch die Suizidangst völlig gelähmt sind, können nicht mehr helfend reagieren. Wenn Gespräche zu diesem Thema gut verlaufen, entsteht in der Regel eine Gefühl der Erleichterung, die Verantwortung wird geteilt, auch der Patient behält einen Rest von Verantwortlichkeit für sein Leben. Offen soll auch über die Frage gesprochen werden, wann ein Patient in einem suizidalen Zustand in die Klinik eingewiesen werden soll. In extremen Fällen kann es sinnvoll sein, wenn die Familie eine Einweisung üer den Arzt provoziert. Oft kann aber auch der Patient selber seine eigene Suizidalität

genügend einschätzen, um beim Entscheid zu helfen, ob er klinische Behandlung braucht. Das Kriterium dabei sind weniger die Selbstmordgedanken, welche fast zu jeder Depression gehören, sondern das Ausmaß der Bedränung, wie zwanghaft ein Patient seine Suizidalität erlebt. So wird es häufig erlebt, daß Patienten sagen können: „Ich habe selbst Angst, daß ich die Kontrolle über mich verliere, ich möchte den Schutz der Klinik für einige Zeit beanspruchen." Wenn eine Einweisung so geschehen kann, hat sie eine gute Chance, therapeutisch wirksam zu werden. Aber auch in Situationen, da der Patient gegen seinen Willen eingewiesen wird, kann beobachtet werden, daß er in der Regel nach Abklingen der Depression dankbar dafür ist, daß man ihm sein Leben erhalten hat,. Die Angehörigen müssen sich aber bewußt sein, daß durch eine Klinikeinweisung das Problem nicht endgültig gelöst ist, sondern daß damit eine kurze Behandlungsphase eingeleitet wird, welche nachher wieder mit Einbezug der Angehörigen fortgesetzt werden soll.

Krisenintervention

Unter Krise verstehen wir das Versagen der individuellen oder kollektiven Hilfsmöglichkeiten in einer akuten Situation. Bei depressiven Menschen äußern sich Krisen in der Regel durch Verzweiflung, meist verbunden mit Selbsttötungsimpulsen. Die Hilfe in Krisen, die sog. Krisenintervention, muß rasch erfolgen, möglichst am Ort der Entstehung, welche dann später in ihrer Wirkung evaluiert werden müssen. Dabei muß überprüft werden, wie weit die Hilfsmöglichkeiten der nahen Bezugspersonen noch intakt sind und als Hilfe eingesetzt werden können. Poeldinger schreibt zum Thema „Krisenintervention und die Behandlung suizidaler Patienten" folgendes:

> Was nun schließlich die Beeinflussung der Suizidalität betrifft, so gilt für das Gespräch mit dem Suizidalen zunächst einmal das, was wir im Zusammenhang mit der Krisenintervention schon erwähnt haben. Bei Depressiven ist es besonders wichtig, den Patienten darauf aufmerksam zu machen, daß er an einer Krankheit leidet, denn meist ist er aufgrund seiner Schuldgefühle der Meinung, er müsse für irgend etwas büßen. Eine Krankheit zu haben bedeutet, daß diese auch behandelbar ist.
>
> Eine Psychopharmakotherapie wird im Rahmen suizidaler Krisen dann notwendig sein, wenn diesen eine Depression zugrunde liegt. Da aber Anti-

depressiva in der Regel erst nach Tagen wirken, wird man die Antidepressivatherapie in den ersten Tagen durch eine neuroleptische, Suizidtendenzendämpfende Therapie ergänzen.

Für den Patienten in einer psychosozialen Krise ist es wichtig, daß sich die Personen, welche Hilfe anbieten und Hilfe leisten, miteinander absprechen, wer jeweils für welche Zeit die Betreuung übernimmt. Es besteht nämlich die Gefahr, daß sich in der akuten Krise vielleicht mehrere Personen um den Betroffenen bemühen und nach kurzer Zeit aber alle der Reihe nach weggehen in der Annahme, daß ein jeweils anderer die Weiterbetreuung übernimmt. Es muß also verabredet werden, wer sich in den ersten Stunden und Tagen um den Betroffenen kümmert bzw. wer diesen in zunächst sehr kurzen, später immer länger werdenden Zeitabschnitten kontaktiert. Auch ist es notwendig, derartige Patienten über weitere Möglichkeiten der Krisenintervention zu informieren und sie v.a. zu veranlassen, die Telefonnummer des nächsten Telefonnotrufs zu notieren. Eine solche Telefonnummer, welche während 24 Stunden täglich besetzt ist, kann bei neuerlichem Akutwerden einer Krise sehr hilfreich sein, da der betreffende Arzt, der erste Hilfe geleistet hat, vielleicht nicht erreichbar ist und auch bei dem Vertreter u.U. nur ein Tonband läuft. Eine „strategische Planung" kann in solchen Situationen im wahrsten Sinne des Wortes lebensrettend sein.

Bei der Behandlung depressiver Menschen ist es wichtig, mit Krisen im vornehrein zu rechnen. Damit können die allfälligen Hilfspersonen bereits vorbereitet werden, und man wird von der Krise nicht überrascht. Falls die Situation nicht anders behoben werden kann, ist gelegentlich auch die Hospitalisierung eines Kranken notwendig und sinnvoll. Untersuchungen haben gezeigt, daß es sehr wichtig ist, in Krisen aktiv zu werden und suizidale Patienten allenfalls auch gegen ihren Willen zu retten. Die meisten sind nachher sehr dankbar, daß jemand zu ihrem Wohle eingegriffen hat.

Hilfe für Angehörige

Beratung, Selbsthilfe, das richtige Maß an Verantwortung: Menschen, die depressive Patienten betreuen oder mit ihnen zusammenleben, sind oft versucht, sich zu überfordern. Es ist deshab wichtig, daß sie sich über das Krankheitsbild der Depression genau informieren und sich allenfalls durch Fachleute beraten lassen. Angehörige sollen keine Hemmungen haben, mit ihren Problemen zu den Therapeuten zu gehen und sich selbst beraten zu lassen. Wenn im Laufe einer Therapie die Angehörigen aufgefordert werden, an Familiengesprächen teilzunehmen, sollen sie diese Chance wahrnehmen. Es ist eine echte Hilfe für alle, wenn gemeinsam das Problem besprochen und nach Lösungen gesucht werden kann.

Vielerorts bestehen Selbsthilfegruppen von Angehörigen psychisch Kranker. Diese Gruppen dienen dem Austausch der Erfahrungen und sind sehr hilfreich. Oft können sich Betroffene gegenseitig sehr wertvolle Ratschläge geben. Zudem entsteht ein Klima der *Solidarität*.

Literatur

Angst des Patienten − Angst des Arztes (1984) Forum 12. Springer, Berlin Heidelberg New York Tokyo London Paris Hong Kong Barcelona Budapest

Benkert O, Hippius H (1986) Psychiatrische Pharmakotherapie, 4. Aufl. Springer, Berlin Heidelberg New York Tokyo

Beck AT, Rush AJ, Shaw BF, Emery G (1986) Kognitive Therapie der Depression. Hautzinger M (Hrsg); Übersetzung: Bronder G, Stein B (2. Aufl). Uran & Schwarzenberg, München Weinheim

Kielholz P (1972) Depressive Zustände. Huber, Bern

Luban-Plozza B, Dickhaut H-H (1984) (Hrsg) Praxis der Balint-Gruppen. Beziehungsdiagnostik und Therapie, 2. Aufl. Springer, Berlin Heidelberg New York Tokyo (auch franz., ital., engl., span., portug., ungar., russisch., poln., japanisch

Luban-Plozza B, Knaak L, Dickhaut H-H (1990) Der Arzt als Arznei, 5. Aufl. Deutscher Ärzteverlag, Köln

Luban-Plozza B, Pöldinger W (1989) Der psychosomatisch Kranke in der Praxis, 5. Aufl. Springer, Berlin Heidelberg New York Tokyo

Ritsch D, Luban-Plozza B (1987) Die Familie: Risiken und Chancen. Birkhäuser, Basel Boston

Stierlin H (1984) Die Sprache der Familientherapie. Klett Cotta, Stuttgart

Watzlawick P (1967) Menschliche Kommunikation. Huber, Bern

VI. Empfehlungen für die Praxis

11 Empfehlungen für die Behandlung von Depressionen

B. Woggon und M. Wolfersdorf

Einleitung

Das vorliegende Buch soll in erster Linie Allgemeinpraktikern dabei helfen, die schwierige Aufgabe der Depressionsbehandlung in Zukunft etwas leichter zu bewältigen.

Dazu sollen auch die folgenden Empfehlungen für die Behandlung von Depressionen beitragen. In Teil 1 faßt Manfred Wolfersdorf Psychotherapie und sozialtherapeutische Maßnahmen bei der Depressionsbehandlung zusammen. In Teil 2 dieses Beitrags gibt Brigitte Woggon einen kurzen praxisbezogenen Überblick über die Pharmakotherapie von Depressionen. Dem Leser wird auffallen, daß die beiden Teile stilistisch und inhaltlich recht unterschiedlich sind. Die Autoren haben sich trotzdem dazu entschlossen, sie zu gemeinsamen Therapieempfehlungen zusammenzufügen, in erster Linie um zu veranschaulichen, daß beide Therapieansätze zusammengehören.

Übersicht über die Behandlungsmöglichkeiten bei Depressionen

Im Mittelpunkt der Depressionsbehandlung steht das ärztliche Gespräch, in dem der Patient bezüglich seiner depressiven Symptomatik und Leistungsdefizite aufgeklärt, beraten und unterstützt wird. Zusätzlich stehen verschiedene nicht-medikamentöse und medikamentöse Behandlungsformen zur Verfügung.

Die Auswahl der beim einzelnen Patienten anzuwendenden Verfahren richtet sich nach der Motivierbarkeit des Patienten, der Aetiopathogenese, früheren Erfahrungen und vor allem nach dem Schweregrad der depressiven Symptomatik. Dies ergibt sich insbesondere daraus, daß die Eigenaktivität der Patienten bei schweren Depressionen stark vermindert ist oder ganz erlöschen kann.

Tabelle 1. Übersicht über die Behandlungsmöglichkeiten bei Depressionen

Nicht medikamentös	Medikamentös
Ärztliches Gespräch/Beratung	Antidepressiva
Methodische Psychotherapie	Monoaminooxidasehemmer
Beschäftigungstherpaie	Hypnotika
Sozialpsychiatrische Maßnahmen	Tranquilizer
Physiotherapie	ß-Rezeptorenblocker
Schlafentzug	Neuroleptika
Lichttherapie	Stimulantien
Elektrokrampftherapie	Lithium
	Carbamazepin

Teil 1
Psychotherapie und sozialtherapeutische Maßnahmen bei der Depressionsbehandlung

M. Wolfersdorf

Allgemeine Vorbemerkungen

Sinn und Notwendigkeit der Kombination psychotherapeutischer, somatischer und soziotherapeutischer Behandlungsverfahren beim depressiv Kranken stehen heute nicht mehr zur Diskussion. Die Zeiten schulideologischer Auseinandersetzungen zwischen „Biologen" und „Psychotherapeuten" sind in der praktischen Versorgungsrealität längst überholt, wenngleich es immer noch Ärzte und Psychiater zu geben scheint, für die Psychotherapie in die Nähe von nicht greifbarer Magie rückt, die entweder als solche abgelehnt oder überidealisiert und mit Omnipotenz versehen wird. Derartige Vorurteile prägen oft den Umgang mit dem Behandlungsverfahren „Psychotherapie", indem diese entweder unter- oder überfordert wird. Grundkenntnisse in der antidepressiven medikamentösen *und* in der psychotherapeutisch-psychosozialen Behandlung sind gefordert und wie bei einer Hypertonietherapie hat der depressive Patient das *Recht auf eine dem Standard des Wissens entsprechende Behandlung auf biologischer und psychologischer Ebene (Klermann 1990a).*

Psychotherapie beschäftigt sich mit dem Menschen, seiner Wahrnehmung und Beurteilung von Situationen, seinem aktuellen emotionalen Erleben, der Geschichte dieses Erlebens in individueller und familiärer Vergangenheit, mit seinen Bewältigungsmechanismen und den mehr oder minder bewußten Motivationen seines aktuellen Handelns. Psychotherapie hat sich dabei dem jeweiligen Freiheitsgrad von Eigenverantwortung des Patienten in Handeln und Erleben anzupassen, was z.B. bei einem wahnhaft depressiven Patienten die stellvertretende Übernahme von Ich-Funktionen in Fremdverantwortung oder auch die fremdverantwortliche Kontrolle in der engmaschigen Kommunikation mit einem suizidalen Depressiven bedeutet. Psychotherapeutisch orientiertes Handeln heißt hier Verstehen dessen, was im Patienten vorgeht, Beurteilung seiner eigenverantwortlichen Handlungsfähigkeit und Bereitschaft zur Übernahme von Fremdverantwortung (z.B. auch zur Einweisung gegen den Willen des Patienten bei einem akuten depressiven Schuldwahn in eine psychiatrische Klinik).

Psychotherapie läßt sich am ehesten als *methodisch strukturierte Kommunikation* (nachfolgend wird nur von verbaler Methodik gesprochen), als *spezifische Beziehungsgestaltung* zwischen Therapeut (Arzt/Ärztin, Psychologen/Psychologin, andere therapeutische Mitarbeiter/Innen) und Patient vor dem Hintergrund eines mehr oder minder spezifisch formulierten Krankheitskonzeptes und einer darauf abzielenden Therapietheorie verstehen. Wesentliche therapeutische *Wirkfaktoren* aller Therapieformen sind dabei eine intensive emotionale Beziehung (die Bereitschaft, psychosoziale Kompetenz und Beziehungsfähigkeit von seiten des Arztes erfordert) und ein verdeutlichbares Krankheits- und Behandlungskonzept (mit Aspekten wie Vermittlung von Hoffnung und grundsätzlich prognostisch günstiger Perspektive) sowie eine krankheits- und störungsspezifische (hier depressionsspezifische) Methodik.

Ziele von Psychotherapie (und Therapie überhaupt) sind Symptombesserung, Arbeits- und Beziehungsfähigkeit im gegebenen Umfeld, auch Akzeptanz und Anpassung an unveränderbare Gegebenheiten (Erhöhung der Leidensfähigkeit als Psychotherapieziel z.B. bei chronischer Erkrankung). Menschen, die Hilfe suchen, sind auf eine gute und befriedigende zwischenmenschliche Beziehung angewiesen (Heim 1981), die sich durch positive Wertschätzung und emotionale Wärme, durch empathisches Verstehen der innerseelischen Abläufe beim Patienten, durch Vermittlung von Hoffnung (stellvertretende Hoffnung), daß Hilfe möglich ist als Schutz vor Suizidalität, durch Hinweis auf die erforderliche gemeinsame Geduld, durch Verständnis für das depressive Erleben des Patienten und Vermittlung kompetenter diagnostischer und Behandlungskenntnis (Erklärungs- und Beschreibungshilfe) vermitteln läßt (Wolfersdorf 1992 a, b).

Im Rahmen eines *psychodynamisch-biologischen Grundverständnisses* kann Depression als spezifische biochemische Störung, als energetische Reduktion und als Verlust des Selbstwertgefühles verstanden werden (Battegay 1987), was Ansatzpunkt für psychotherapeutische, biologische und psychophysiologische Interventionen werden kann. Abbildung 1 gibt einen Überblick heutiger therapeutischer Ansätze, wie sie im ambulanten und im stationären Setting verwirklichbar sind. Depression wird verstanden als eine vorübergehende Hemmung von Ich-Funktionen mit affektiv-kognitiver Einengung, dynamischer Reduktion bis zur Unfähigkeit der Verwirklichung von Lebensvollzügen und vegetativ-somatischen Funktionsstörungen. Psychodynamisch gilt Depression als Reaktion einer bestimmten Persönlichkeit auf reale, objektiv vorhandene oder subjektiv erlebte oder antizipierte Verluste, auf Kränkungen, Zurückweisungen, Verletzungen, Verlust von Lebens- und Liebesmöglichkeiten, von körperlicher Integrität, Gesamtheit und Konstanz der psychophysischen Verfügbarkeit. Wie ein Mensch psychologisch mit akuten oder chronischen Belastungen, Bedrohungen und Enttäuschungen umgeht, ist auf konstitutioneller Basis lebens- und lerngeschichtlich erworben. Dabei scheint es oft für einen hilfreichen Umgang mit depressiv Kranken weniger bedeutsam, welches Ätiopathogenesekonzept für die depressive Krankheit angelegt wird, denn stets handelt es sich um das Umgehen mit einem Menschen in einem krankhaften Leidenszustand, welcher der Hilfe, Behandlung und Begleitung bedarf.

Unterschiedliche psychotherapeutische Richtungen weisen auf die Bedeutung folgender psychologischer Aspekte beim depressiv Kranken hin:

1. Die große Bedürftigkeit nach Zuwendung (orale Fixierung) sowie
2. die erhöhte Verletzbarkeit des Selbstwertgefühls (z.B. Abraham 1916, 1924; Freud 1917),.
3. die Bedeutung von Trennungs- und Verlustsituationen (z.B. Arieti und Bemporad 1983; Benedetti 1987) und deren Wiederholung (Ch. Reimer 1988) von eher psychoanalytisch-tiefenpsychologischer

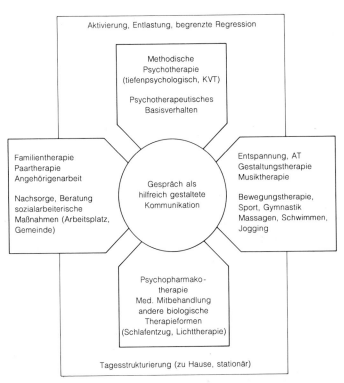

Abb. 1. Schematische Darstellung antidepressiver Therapie

Seite; z.B. Lewinsohn (1974), von verhaltenstherapeutischer Seite mit dem Verstärkerverlustkonzept),
4. die negative Sichtweise der eigenen Person, Vergangenheit, der aktuellen Umwelt und der Zukunft (Beck 1967),
5. eine Einstellung von Hilflosigkeit als Folge mangelnder Kontrolle über positive bzw. negative Ereignisse (Seligman 1975).

Man findet bei vertiefter Anamneseerhebung in der Lebensgeschichte von depressiv Kranken häufig ein globales Gefühl von Mangel, ein „Zuwenigbekommenhaben" in der frühen Kindheit und Jugend, was zu einem tiefen Gefühl existentieller Lebensunfähigkeit mit rascher und hoher Kränkbarkeit, einem hohen Bedürfnis nach Verständnis, Nähe und Zuwendung, einem starken Bedürfnis nach Klage über diesen früheren und immer wieder aktualisierten Mangel durch neue Verlust- oder Enttäuschungserlebnisse sowie Somatisierung geführt hat und zu Kompensationsversuchen durch hohe Leistung, oft für andere (s. Helferberufe!), und symbiotische Objektbeziehungen zu Partner, Kindern, Angehörigen, aber auch Ärzten/Therapeuten.

Geht man von der hier skizzierten psychologischen Seite des depressiven Erlebens aus, dann wird für die *Herstellung einer emotionalen Beziehung* neben Verständnis, Akzeptanz depressiven Krankseins, positiver Wertschätzung und emotionaler Wärme auch die Stützung des Wertgefühls des Patienten für sich, seine jetzige bzw. frühere Leistungs- und Beziehungsfähigkeit bedeutsam. Hierzu muß der Therapeut/Arzt sich als Gesprächspartner mit Zeit, Raum und Offenheit anbieten, als fachkompetenter Behandler von Krankheitssymptomen und krankheitsbezogenen Problemen, aber auch als Helfer und Begleiter durch depressive und suizidale Krisen, mit Verständnis für Wünsche nach Nähe, Fürsorge, Angenommensein, Geliebt- und Akzeptiertwerden. Notwendig ist häufig nicht die Wahl der richtigen Worte im Umgang mit depressiv Kranken, sondern die Vermittlung dieser persönlichen Wertschätzung und zwar nicht nur im Erstgespräch, sondern auch in den nachfolgenden Gesprächen, was sich besonders in Phasen erneuter depressiver Verstimmung, von Verschlechterung schwer und nur mit Anstrengung durchhalten läßt. Hier kommt der Arzt/Therapeut oftmals an die Grenzen seiner eigenen psychosozialen Kompetenz, so daß sich die Hilfe einer Balint-Gruppe, der Erwerb psychotherapeutisch-psychosozialer Kenntnisse oder die Ausbildung in einer spezifischen Psychotherapiemethode bewähren.

Ärztliches Gespräch – methodische Psychotherapie
Für die Praxis bietet sich nachfolgende Unterscheidung an:

1. *Ärztliches Gespräch* („psychotherapeutisches Basisverhalten" als Sonderform bei Depressiven) und
2. *methodisch orientierte Psychotherapie:* Tiefenpsychologisch-analytische Psychotherapie (meist als Fokaltherapie), kognitive Verhaltenstherapie (KVT), interpersonale Therapie (IPT), systemische Therapie (z.B. Angehörigenarbeit oder Familientherapie).

Das ärztliche Gespräch („psychotherapetisches Basisverhalten")
Das allgemeine ärztliche Gespräch ist für sich keine spezifische Psychotherapieform, wenngleich es die Basis jeglichen Umgangs mit einem Patienten darstellt. Nicht jedes Gespräch ist dadurch, daß es ein Arzt führt, bereits Psychotherapie. Wesentliche formale und inhaltliche Aspekte sind in Tabelle 2 aufgelistet.

Das allgemeine ärztliche Gespräch beinhaltet den *diagnostischen Prozeß*, der – neben der körperlichen Untersuchung einschließlich Labor und instrumentellen Messungen – auf die Erhebung des psychischen Befundes (Beobachten und Fragen nach Symptomen: Bewußtseinslage, Orientierung, Stimmung und Gefühl, Denken und Denkinhalte wie Grübeln, Hemmung, Sorgen, Einengung des Denkens, Wahnsymptomatik, Ängste, Suizidalität, Sucht- und Zwangsverhalten, Merk- und Konzentrationsstörungen; Antriebsstörungen und Psychomotorik; Interesseverlust und Verlust von Kreativität; allgemeine und spezifische Vitalsymptome wie Energielosigkeit, Schlaf, Appetit-, Libidostörungen und Leibgefühlsstörungen etc.), das Erfragen somatischer und/oder psychischer Auslöser und Belastungsfaktoren (negativ erlebte Lebensereignisse, chronische und akute Belastungen, Veränderungen im Umfeld, Verluste) sowie die Krankheitsgeschichte abhebt. Nach der Diagnosestellung erfolgt die Behandlungsempfehlung, z.B. antidepressive Medikation *und* regelmäßige Gespräche in der Praxis.

Formal kann man unterscheiden zwischen einem Erstgespräch (welches auch den Charakter eines Notfallgespräches z.B. bei akuter Suizidalität hat) als diagnostischer und beziehungsbildender Phase und nachfolgenden Gesprächen (Behandlung). Bei letzteren verschiebt sich der Gesprächsinhalt zunehmend von Symptomatik, Behandlungsaspekten wie Wirkung und Nebenwirkung von Antidepressiva auf Aspekte der Lebensgeschichte, Belastendes in der Biographie, auf die eigenen Anteile im aktuellen und vergangenen depressiven Geschehen, auf die Motivation zur Veränderung und auf die Übernahme von Eigenverantwortung.

Am Ende eines Erstgespräches (40–60 min veranschlagen) müssen bekannt sein:

Der Patient leidet an einer Depression (Ersterkrankung, Wiedererkrankung); die *wesentliche Symptomatik; Belastungen* bzw. *aktuelle Problematik* in der Familie (Problem der Betreuung des Patienten durch sog. negativ erlebte bzw. als Auslöser erlebte Angehörige); *suizidal oder*

Tabelle 2. Ärztliches Gespräch mit Depressiven („psychotherapeutisches Basisverhalten") – formale und inhaltliche Aspekte

1. Rahmenbedingungen	– entspannte Atmosphäre, störungsfrei – Gespräch zur Depressivität im Anschluß an körperliche Untersuchung – Erstgespräch (evtl. Notfallgespräch) 40 – 60 min – nachfolgend regelmäßig wöchentlich 20 – 30 min, in Krisen evtl. täglich Kontakte Telefonkontakte – Angehörige einbeziehen (nur positive Bezugspersonen)
2. Diagnostik	– internistisch-neurologische US, Laborroutine EKG, CCT (Erstuntersuchung), EEG – psychischer Befund mit ausführlicher Krankheitsanamnese, Biographie, Sozialanamnese – Entscheidung amb./stat. Therapie, Allgemeinarzt oder Psychiater, Psychologe
3. Gesprächsform	– regelmäßig Gespräche 1 – 2 mal pro Woche 20 – 30 min., in Krisen häufiger – andere Methoden bedenken (Tagesstruktur, Arbeitsfähigkeit, Entspannung, Gymnastik u. ä.) – sozialpsychiatrische Dienste, Gemeindeschwester u. ä. einbeziehen
4. Gesprächsinhalt	– Symptomatik (Reden, erzählen lassen, Gesprächsinhalte erklären) anfänglich als Schwerpunkt dann – Lebenssituation, chronische und aktuelle Belastungen, Veränderungen, Ereignisse und entsprechende Erleben – Vermittlung von Hoffnung, Geduld, Ansprechen von Suizidalität – Wirkung und Nebenwirkung vonMedikation – Entscheidung spezifische Psychotherapie und/oder Begleitung/Behandlung im ärztlichen Gespräch – Besprechung weiterer prophylaktischer Maßnahmen und/oder Langzeittherapie

Tabelle 2. Fortsetzung

5. Behandlungsdauer	– bei unkompliziertem Erkrankungsverlauf ca. ein halbes Jahr einplanen – bei Therapieresistenz bzw. verbleibender Restsymptomatik Verschlechterungsprophylaxe 12 Monate bis 3 Jahre – Langzeittherapie > 1 Jahr
6. Beziehungsgestaltung	– anfänglich eher traditionell paternalistische Arzt-Patient-Beziehung – zunehmend eher partnerschaftliche Gesprächsführung und Förderung von Entwicklung – psychotherapeutisches Basisverhalten verwirklichen mit Akzeptanz depressiven Krankseins und einfühlendem Verständnis (Empathie), Aufgreifen und positiver Verstärkung nichtdepressiven Verhaltens, Förderung von Aktivitäten und positiver Deutung von Leistung, Entschuldigung von Nichtleistung, Motivation zur Veränderung depressionsfördernder Lebensaspekte und Persönlichkeitszüge, Hilfe beim Erkennen dieser

nichtsuizidal (akute Suizidideen mit Plänen und Umsetzungsabsicht, hoher Handlungsdruck z.B. als akutes Einweisungskriterium für die Aufnahme in eine psychiatrische Klinik); *depressiver Wahn* (Einweisungskriterium! Insbesondere dann, wenn Schuldwahn, Selbstbestrafungstendenzen als erhöhtes Suizidrisiko vorliegen. Der Nichtpsychiater sollte bei Wahnsymptomatik immer einweisen!) *oder Sorge bzw. Einengung auf bestimmte Sorgen*. Sodann müssen bekannt sein Vorliegen oder Nichtvorliegen einer akuten *körperlichen Erkrankung*, welche evtl. die Symptomatik beeinflussen könnte, weiteres *Vorgehen* und *Behandlungskonzept* sowie *nächste Termine*.

Der Arzt sollte das Gefühl einer guten und möglichst tragfähigen Vertrauensbeziehung zum Patienten haben und sich klar über ambulante oder stationäre Behandlungsbedürftigkeit geworden sein.

Unter *„psychotherapeutischem Basisverhalten"* wird eine Form des spezifischen hilfreichen Umgangs mit Depressiven verstanden, die neben den beim „ärztlichen Gespräch" bereits genannten, formalen Aspekten und der eher traditionell-paternalistischen Arzt-Patient-Beziehung inhaltlich durch besondere Einstellungen und Verhaltensweisen des Therapeuten gegenüber dem Patienten gekennzeichnet ist. Gemeint sind damit die aus der klientenzentrierten Gesprächspsychotherapie (Rogers 1953) und aus der Lerntheorie/Verhaltenstherapie (z.B. Linden 1976) stammenden Variablen ,,Empathie" und ,,Verstärkung" jeglichen nichtdepressiven Verhaltens, die der Arzt im Gespräch mit dem Depressiven konsequent verwirklichen soll. Hier geht es dann nicht mehr um Erklärung und Deutung eines Symptoms, evtl. sogar mit Korrektur des Patientenerlebens aus der (anscheinend besser wissenden) Arztposition, sondern um Aufgreifen, Ansprechen, Formulierung der emotionalen Seite, des Erlebens, des Empfindens des Patienten. Für ein hilfreiches Gespräch mit Depressiven sind somit folgende Aspekte wichtig:

1. *Empathie* (Akzeptanz depressiven Soseins und Einfühlung in das depressive Erleben);
2. Aufgreifen und *Verstärken* nichtdepressiver Äußerungen (z.B. über den Tagesablauf) und jeglichen nichtdepressiven Verhaltens (z.B. morgendliches Aufstehen, Spaziergang trotz Schwächegefühl);
3. Absprachen von *Aktivitäten* (Ablenkung von depressivem Grübeln; erleben, daß man doch noch zu etwas fähig ist; Aufrechterhaltung von Tagesstruktur), die dann im nachfolgenden Gespräch wieder aufgegriffen werden sollen, denen Interesse entgegenkommen soll, die durch Anerkennung verstärkt werden sollen.

Bei der Planung von *Aktivitäten* ist dabei jegliche Überforderung des Patienten zu vermeiden. Depressiv Kranke neigen dazu, ihr eigenes Anspruchsniveau zu hoch zu schrauben und sich dann zu überfordern; andererseits sollten sie aber auch nicht unterschätzt werden, sondern es sollte eine ihnen adäquate und aus ihrem Lebensbereich stammende Tätigkeit und Tagesstruktur gefunden werden. Beginnen kann man dabei mit dem morgendlichen Aufstehen, mit einem regelmäßigen Spaziergang mit einem positiv erlebten Angehörigen oder Bekannten von bestimmter Zeitdauer, beim Vorbereiten des Mittagessens, Mitgehen beim Einkaufen u.ä.. Dabei ist von vorneherein miteinzubeziehen, daß es sich hierbei um einen Versuch handelt, der auch scheitern kann, damit der Patient bei Nichtkönnen dieser ,,Hausaufgaben" sich von vorneherein ,,entschuldet" fühlt.

Die Verwirklichung der oben genannten Variablen im Gespräch mit Depressiven und Anregung zu Aktivitäten, zur Beibehaltung von Tagesstruktur haben sich als wichtige Aspekte konkret psychotherapeutischen Handelns und Redens erwiesen.

Fehler und Gefahren im Umgang mit Depressiven

Hierzu zählen *Bagatellisierungstendenzen* vom Schulterklopfen bis zu dem Hinweis, sich zusammenzureißen, andererseits aber auch Überaktivismus, Überdramatisierungen und eine oft sehr rasche Suche nach Veränderungen. Bagatellisieren im Sinne einer den Patienten entmündigenden Schonhaltung (Hell 1985) führt dazu, daß der Patient sich nicht ernst genommen fühlt. Beschönigung von Problemen, übermäßige Passivierung (z.B. durch übermäßiges Krankschreiben), Verschicken in den Urlaub (der nicht genossen werden kann), Tabuisierung von Sexualität und Suizidalität sind weitere entmündigende Schonhaltungen. Auf der anderen Seite stehen Aspekte des Überaktivismus, der oft in eine ärgerliche Ungeduld beim Arzt, wenn der Patient nach dem dritten Antidepressivum immer noch ,,nicht besser" wird, einmünden kann. Dann kommt es gerne zu sog. ,,Bad-mad"-Überlegungen (Kann der Patient nicht oder will er nicht?) und der Arzt neigt zur Weiterverweisung, zur Abgabe des Patienten, zur therapeutischen Resignation. Ebenso zu vermeiden sind aufmunternder Trost mit Hinweisen auf die schönen Seiten des Lebens, auf Fortschritte im Krankheitsverlauf, die vom Patienten nicht so erlebt werden, und voreilige Deutungen und Ratschläge, wie aus der Depression herauszukommen sei.

Methodische Psychotherapie: Akutbehandlung

Drei Psychotherapieformen sind derzeit in der Depressionsbehandlung am weitesten verbreitet:

1. Tiefenpsychologisch orientierte Psychotherapie (meist als Kurz- oder Fokaltherapie);
2. kognitive Verhaltenstherapie (KVT) und
3. interpersonale Psychotherapie.

Da auf alle 3 Psychotherapieformen im hier vorgelegten Band (s. bei J. W. Meyer bzw. M. Wolfersdorf et al. bzw. Ch. Reimer) detailliert eingegangen wird, brauchen hier nur einige Aspekte angesprochen zu werden:

1. Alle 3 genannten Verfahren eignen sich als Psychotherapieformen für die Akutbehandlung einer Depression (und zwar mit oder ohne Kombination mit Antidepressiva). Grundsätzlich sind alle 3 Verfahren mit anderen Psychotherapie-, Soziotherapie- und biologischen Therapiemaßnahmen bei depressiv Kranken kombinierbar.
2. Kognitive Verhaltenstherapie (Beck et al. 1979) und interpersonale Psychotherapie (Klerman et al. 1984) sind depressionsspezifische Psychotherapiemethoden (Karasu 1990) und zielen, ausgehend von unterschiedlichen Konzepten, auf die jeweils als spezifisch betrachtete Störung: KVT sieht in sog. kognitiven Störungen die Ursache der Depression und möchte diese verändern; IPT sieht die Depression in einem psychosozialen und/oder interpersonalen Kontext entstanden und angesiedelt und möchte soziales Funktionieren und die Interaktion verbessern.

   Die Ergebnisse der bekannten Studie „NIMH Treatment of Depression Collaborative Research Program" (Elkin et al. 1989), in welcher IPT, KVT, Imipramin plus klinisches Management als standardpsychiatrische Behandlungsform und Placebo plus klinisches Management verglichen wurden, sowie die vor kurzem abgeschlossene Pittsburgh-Studie (Frank et al. 1990; Klerman 1990b), in welcher IPT, Imipramin, Imipramin plus IPT, IPT plus Placebo sowie eine Placebokontrollgruppe plus medizinisch-klinisches Management über 3 Jahre verglichen wurden, zeigen die Wirksamkeit dieser spezifischen Therapiemethoden bei leichteren depressiven Erkrankungen (mit oder ohne medikamentöser Begleittherapie) gegenüber Placebo, wobei IPT im längerfristigem Verlauf mit niederfrequenten Terminen von einmal monatlich in der Kombination mit Imipramin in ausreichend hoher Dosierung auch rückfallpräventiv wirksam war.
3. Domäne der Psychotherapie ist das Verständnis innerer Zusammenhänge, maladaptiver Verhaltensweisen und Reaktionen, von Beziehungsstörungen, deren Erkenntnis, Verstehen im Kontext mit dem Umfeld sowie deren Veränderung. Sie ist deswegen besonders bei Konfliktreaktionen (sog. reaktive Depressionen, neurotische Depressionen, neurotische Mechanismen bei der Auslösung bzw. Aufrecht-

erhaltung sog. endogener Depressionsformen) und bei persönlichkeitsstrukturbezogenen Problemen geeignet bzw. Methode der Wahl.
4. Spezifische Unterschiede zwischen KVT bzw. IPT wurden bei leichteren Depressionsformen nicht gefunden. Bei schwerer und schwerst Depressiven ist *derzeitiger Standard die Kombination von Psychotherapie und Psychopharmakotherapie einschließlich psychosozialer Maßnahmen.* Bei leicht Depressiven besteht also häufig eine echte Wahlmöglichkeit, während bei stärkerer Symptomausprägung (eher „endogenes" Gepräge) und auch in der Rezidiv- und Verschlechterungsprophylaxe die Kombination Psychotherapie plus Antidepressivum bei unipolaren und Psychotherapie plus Lithium/Carbamazepin bei bipolaren affektiven Störungen gefordert wird.

In Tabelle 3 sind die Indikationen für methodische Psychotherapie im Sinne tiefenpsychologischer Fokaltherapie, KVT bzw. IPT für die Akutbehandlung zusammengefaßt.

Methodische Psychotherapie: Langzeittherapie

Prophylaktische Behandlungsmaßnahmen werden in der Literatur vornehmlich unter pharmakotherapeutischen Aspekten diskutiert. Bei der unipolaren Depression wird die Langzeitgabe von Antidepressiva von vielen Autoren der Verordnung von Lithium bzw. Carbamazepin gleichgesetzt, bei der bipolaren Affektpsychose stehen v. a. Lithium und Carbamazepin zur Verfügung. Über psychotherapeutische Langzeitbehandlungen Depressiver gibt es kaum Untersuchungen. Es scheint jedoch die Kombination Kognitive Verhaltenstherapie bzw. IPT und Antidepressivum, wie oben bereits ausgeführt, über 1 bzw. 3 Jahre die Rückfall- bzw. Wiedererkrankungsrate deutlich zu mindern (Frank et al. 1990; Elkin et al. 1989). Die tiefenpsychologische Fokaltherapie ist konzeptionell als Kurztherapie zu verstehen, bei der die Einsicht in psychodynamische Vorgänge am Beispiel eines herausgegriffenen Fokus bearbeitet wird. Untersuchungen zur rezidivprophylaktischen Effektivität tiefenpsychologisch-analytisch orientierter Langzeittherapie bei Depressiven liegen nicht vor; andererseits empfehlen erfahrene Therapeuten auch bei sog. endogenen Depressionsformen tiefenpsychologisch orientierte Psychotherapie zur Bearbeitung auslösender neurotischer Konflikte bzw. sekundärer Neurotisierungen (z.B. Hole 1984; P. Matussek 1990).

Tabelle 3. Indikationen für methodische Psychotherapie (tiefenpsychologische Fokaltherapie, kognitive Therapie KVT, interpersonale Psychotherapie IPT) als Therapieformen für Akutbehandlung

Indikation für „psychotherapeutisches Basisverhalten":
Immer als bereits effektive therapeutisch-hilfreiche Beziehung mit Depressiven

Indikation für methodische Psychotherapie:

a) *nach Schweregrad:*
1) Leichte Depressionen:
   – KVT bei Vorherrschen typisch depressiver Denkstille
   – IPT bei Persönlichkeitsbezogener Problematik und Krankheitsmanagement
   – tiefenpsychologische Kurzpsychotherapie bei konfliktbezogener Problematik
   (Kombination mit Antidepressiva möglich, sofern indiziert)
2) Mittelschwere und schwere Depressionen:
   1. Phase (akute Depression): Psychotherapeutisches Basisverhalten, Medikation und weitere Maßnahmen je nach Setting (amb.; stat.)
   2. Phase (deutlich gebesserte Symptomatik): Psychotherapeutisches Basisverhalten plus methodische Psychotherapie
      (KVT, IPT, tiefenpsychol. Kurz-PTh);
         weitere Maßnahmen nach Setting (z. B. Angehörigenarbeit); Medikation
   3. Phase (Beendigung, Übergangszeit, amb. Intervalltherapie): Methodische Psychotherapie; Angehörigenarbeit, Partner und Familientherapie; Medikation, evtl. Prophylaxe; Langzeittherapie

b) *Nach inhaltlichen Gesichtspunkten:*
   – offensichtlich konfliktbezogene Problematik (z. B. Trennung; Verlust; Aggressionsproblematik): tiefenpsychologisch orientierte Kurzpsychotherapie, KVT,
   – offensichtlich Persönlichkeitsstruktur-bezogene Problematik: KVT, IPT
   – offensichtlich Beziehungsproblematik (z. B. in Partnerschaft): tiefenpsychologisch orientierte Kurzpsychotherapie, Paartherapie, Familientherapie
   – Persönlichkeit, Erleben und Bewertung von Lebenssituationen, Krankheitsmanagement u. ä.: IPT, KVT
   – Auseinandersetzung mit Krankheitsverlauf (chronisches Leiden, psychosoziale Folgen u. ä.): IPT, KVT
   – Auseinandersetzung mit lebensgeschichtlichen Ereignissen, Lebensabschnitten, Zukunftsperspektiven u. ä: tiefenpsychologisch orientierte Psychotherapie, KVT

Tabelle 3. Fortsetzung

---

c) *Nach nosologischen Gesichtspunkten*
 – Depressives Syndrom mit offensichtlich psychoreaktivem Auslöser (reaktive Depression): Tiefenpsychologische Fokaltherapie, KVT, Paartherapie
 – Lebensgeschichtlich (bewußt, unbewußt) determinierte Depressionen (Entwicklung, neurotische Depression, Persönlichkeitsstörung): Tiefenpsychologische Fokaltherapie, evtl. Langzeittherapie, KVT
 – Sog. endogene Verlaufsformen (uni- und bipolare affektive Psychosen) mit spezifischer Persönlichkeitsstruktur (Typus melancholicus): KVT, IIPT, im Intervall tiefenpsychologisch orientierte Psychotherapie)

Nach Stand des derzeitigen Wissens ist sowohl bei bipolaren affektiven wie auch bei unipolaren affektiven Psychosen und auch bei neurotischen Depressionen die *Kombination Psychotherapie plus Antidepressivum plus sozialpsychiatrische Maßnahmen als Standard* auch bei Langzeittherapien zu fordern.

Besondere psychotherapeutische Problemgruppen
Folgende Problemgruppen sollen unter psychotherapeutischen Gesichtspunkten noch kurz angesprochen werden:

1. Wahnhaft depressive Patienten,
2. akut suizidal depressive Patienten und
3. chronisch depressive Patienten.

Psychotherapie bei wahnhaft Depressiven
Die Behandlung eines wahnhaft Depressiven geschieht meist im stationären psychiatrischen Setting. In der Akutbehandlung des depressiven Wahns wird häufig die Kombination Antidepressivum plus Neuroleptikum verwendet; andere Autoren sehen hier auch eine Behandlungsmöglichkeit für Elektrokrampftherapie, die jedoch im wesentlichen als Ultima ratio gilt.

Psychotherapie als methodisch definierte Methode (KVT, IPT, tiefenpsychologisch orientierte Fokaltherapie) hat in der Akutsituation keine Bedeutung. Psychotherapeutisches Basisverhalten (Empathie, Akzeptanz des depressiven Soseins, emotionale Wärme und verständnisvolles Sicheinfühlen) und eine vorübergehende einfühlsame Übernahme von Fremdverantwortung im Sinne Stützung der Ich-Funktionen des Patienten sind erforderlich. Erst in der Phase des abgeklungenen Wahns, wenn die Nähe zur Biographie, zur Persönlichkeitsstruktur und zu auslösenden Ereignissen zur Diskussion steht, sind Aspekte unterschiedlicher Psychotherapieformen (tiefenpsychologische Fokaltherapie mit Zielrichtung auslösender Konflikt; Realitätskontrolle und kognitive Störungen im Sinne der KVT) angebracht.

Psychotherapie bei akut suizidalen depressiven Patienten
Zur Behandlung depressiver Patienten gehört die Einschätzung von Suizidalität. Bei der Diagnostik sowie der Abschätzung des Suizidrisikos (als der Wahrscheinlichkeit, mit der ein suizidales Ereignis in der nächsten Zeit auch unter therapeutischer Intervention erwartet wird) handelt es sich immer um eine subjektive Beurteilung, die auf der Basis von Wissen und Erfahrung zustande kommt und mit Irrtumsmöglichkeit einhergeht.

Für die Praxis ist hier zu empfehlen:

1. Offenes und direktes, empathisch einfühlsames *Erfragen* von Todeswunsch, Suizidgedanken und -absichten, Suizidversuchen in der Vorgeschichte (Suizidanamnese).
2. Suchen nach Hinweisen auf erhöhte Suizidalität, darunter Erfassen von *Risikopsychopathologie* (Hoffnungslosigkeit, starke Angst, Gefühle von Wertlosigkeit, depressiver Wahn mit Untergangsgewißheit, Straferwartung, ausgeprägte Schlafstörungen, innere Unruhe).

Eine psychotherapeutisch orientierte *Krisenintervention* geht dabei vom offenen und einfühlsamen Erfragen suizidaler Impulse aus, erfordert eine hohe Aktivität des Arztes/Therapeuten mit engmaschigen Kontakten unter Einbeziehung vorhandener äußerer Ressourcen (positiv erlebte Bezugspersonen), wobei im Einzelgespräch stützend, empathisch-einfühlend, stellvertretende Hoffnung und Wertschätzung vermittelnd gesprochen und suizidales Verhalten als Ausdruck von Not akzeptiert werden soll. Vermittlung von Hoffnung bedeutet dabei auch das Angebot der Begleitung durch die suizidale Krise und auch die vom Therapeuten vermittelte Zuversicht, daß trotz subjektiver Hoffnungslosigkeit und Perspektivlosigkeit Veränderungen möglich sein werden. Hierzu sind regelmäßiges Gesprächsangebot sowie engmaschige Betreuung und

Versorgung (ambulant Angehörige, stationär Pflegepersonal) nötig (Wolfersdorf 1991).

Anmerkung zur Psychotherapie
bei chronisch depressiven Patienten
Die Behandlung chronisch depressiver Patienten unterscheidet sich von der des akut oder erstmals erkrankten Depressiven u.a. durch einen wesentlichen Aspekt; meist geht es hier eher nicht (mehr) um Aufdeckung und Bearbeitung depressiogener Psychodynamik, sondern häufiger um Anpassung, um die Verhinderungen sekundärer Neurotizismen, sekundär entstandener Probleme und auch um die Akzeptanz der chronischen Erkrankung als solcher und deren Einbau in die Biographie. Auf der Basis einer derartigen Akzeptanz chronischen Krankseins werden psychotherapeutisch IPT, KVT und/oder an einzelnen Foki orientierte tiefenpsychologische Ansätze möglich. Dabei kann in einer meist niederfrequenten, d.h. mehrwöchentlich bis monatlichen Sitzungshäufigkeit auf die anstehende Thematik aus dem aktuellen Leben jeweils realitätszugewandt eingegangen werden. Die Einbeziehung von Ehepartnern wird längerfristig notwendig.

Psychotherapie im stationären Setting
Zur Konzeption von Depressionsstationen liegen mehrere Publikationen vor (z.B. Wolfersdorf et al. 1985). Es soll an dieser Stelle nur darauf hingewiesen werden, daß es im stationären Setting neben der *Einzelpsychotherapie* unterschiedlicher Methodik auch *Gruppenpsychotherapie* und Gruppengespräche mit depressiv Kranken gibt, die entweder in einem interaktionell-klientenzentrierten Modus oder in Anlehnung an die KVT-Gruppenarbeit durchgeführt werden. Üblicherweise scheuen Gruppentherapeuten vor einer derartigen „monosymptomatischen" Zusammensetzung zurück; es ist jedoch darauf hinzuweisen, daß es sich hier um Gruppen mit Depressiven in unterschiedlichen Stadien ihres Verlaufs handelt, welche verschiedene Aspekte ihres depressiven Krankseins sowie ihrer Persönlichkeit einbringen. Im Gruppengespräch werden sowohl individuelle Aspekte depressiver Lebensgeschichte bzw. aktueller depressiver Erkrankung als auch der Modus des Zusammenlebens in der aktuellen Krakheitssituation angesprochen; es geht um Leistungsorientierung, Perfektionismus und Versagen, um Entwertung der eigenen Person und Vorwürfe an andere, um Klagen und Angriffe gegen

Tabelle 4. Gruppengespräche mit Depressiven (mit stationären Rahmen)

Äußerer Rahmen:
- entspannte Atmosphäre; regelmäßige, feste Termine (z. B. 2 mal 1,5 h pro Woche)

Methodik:
- klientenzentrierte Beziehungsgestaltung; themenorientiert; Kommunikationsregeln
- interaktionell; Einzeltherapie in Gruppe; Kombination mit Musik- oder Bewegungstherapie

Wichtige Grundthemen:
- Bedürfnis nach Zuwendung und Verständnis; Klage über Mangel und schlechte Erfahrungen
- Leistungsorientierung, Perfektionismus, Überordentlichkeit, Versagen
- Entwertung der eigenen Person, Vorwürfe gegen Andere
- Fragen nach antidepressiven Strategien, Hilflosigkeit und Delegation von Verantwortung
- Mitgefühl mit anderen, Verständnis für Depressivität anderer und Wunsch nach Verstandenwerden
- Was hilft? Fragen nach Medikamenten (Wirkung und Nebenwirkung) und was kann der Betroffene tun, was müssen Angehörige tun

---

sich entziehende Angehörige und Partner, aber auch Therapeuten, Schwestern etc., es geht um das Bedürfnis nach Zuwendung und Verständnis und die Klage über Mangelerfahrungen im Leben und aktuelle schlechte Erlebnisse (Tabelle 4).

Auf *Ergotherapie, Musik- und Bewegungstherapie* als eher nonverbale Zugangswege zu depressiven Persönlichkeitsstrukturanteilen sowie Gesprächsgruppen mit religöser Thematik sei hingewiesen.

Soziotherapeutische Maßnahmen
bzw. sozialpsychiatrische Aspekte bei der Depressionsbehandlung

In Tabelle 5 ist eine Übersicht über soziotherapeutische Aktivitäten auf verschiedenen Depressionsstationen zusammengefaßt. Hier handelt es sich um *Angehörigengruppen,* insbesondere für immer wieder depressiv Erkrankte. Sodann werden in der letzten Zeit positive Erfahrungen mit spezifischen *Altengesprächsgruppen* gemacht (Kombination von altenspezifischer Gymnastik und Gesprächsrunde); eines der wesentlichen

Tabelle 5. Psycho- und soziotherapeutische Aktivitäten auf Depressionsstationen

- Angehörigengruppe
- Altengruppe
- Gruppen mit sozialpädagogisch-sozialpsychiatrischem Ansatz (Erlernen sozialer Aktivitäten, Fertigkeiten) z. B. Marktbesuch, Gruppenaktivitäten, sog.Kleingruppen)
- Ergotherapie (Beschäftigungs-, Gestaltungstherapie)
- Musiktherapie
- Bewegungstherapie, Sportgruppen
- Gesprächsgruppen zu religiösen Themen mit katholischen bzw. evangelischen Geistlichen, Gottesdienst
- Einzel- und Gruppenpsychotherapie

psychotherapeutischen Probleme bei alten Depressiven ist ja die Fokussierung der Gesprächsthematik auf den letzten Lebensabschnitt, der durch den Tod beendet wird, während es bei anderen Depressiven um Beziehung und Arbeit geht.

Sozialpädagogische/sozialarbeiterische Tätigkeit im engeren Sinne bezieht sich bei depressiv Kranken einmal auf die *Arbeitsplätze* (z.B. Überprüfung des Arbeitsplatzes hinsichtlich depressiogener Aspekte wie chronische Überforderung, Schichtarbeit; Konflikte am Arbeitsplatz), auf die Beschaffung von *Heimplätzen* für alte depressive Menschen (Aufsuchen verschiedener Heime, Erledigung der formalen Aspekte, Organisation von Umzug, Organisation von Kontakten etc.) aber auch auf die systematische *Organisation* des Übergangs von stationärer Behandlung in das Leben in der eigenen Wohnung, z.B. beim alten Menschen als Verwitwete oder Verwitweter. Eine weitere soziotherapeutische Aufgabe ist die Angehörigenarbeit, wie oben schon ausgeführt.

Teil 2:
Psychopharmakotherapie

B. Woggon

Akutbehandlung
Beim Vorliegen einer mittelgradigen oder schweren Depression ist die zusätzliche Anwendung einer medikamentösen Therapie indiziert. Am besten läßt sich der Schweregrad anhand der sozialen Folgen einer Depression beurteilen. Bei mittelgradigen und schweren Depressionen sind fast regelmäßig Beziehungskonflikte vorhanden, subjektiv und objektiv wahrnehmbarer Leistungsabfall und v.a. Suizidgedanken.

Auswahl eines Antidepressivums
Bisher fehlen verläßliche Kriterien, die eine sichere Auswahl des für einen individuellen Patienten gerade jetzt richtigen Antidepressivums ermöglichen (Woggon 1985). Die bisherige Behandlungsanamnese kann Hinweise für die Auswahl eines Antidepressivums geben. Manche Patienten sprechen in verschiedenen Krankheitsphasen immer wieder auf das gleiche Antidepressivum gut an. Leider ist dies nicht durchgängig der Fall. Andererseits kann ein Patient auf ein früher unwirksames Präparat bei einem erneuten Behandlungsversuch gut ansprechen.

Das Muster der psychopathologischen Symptomatik erlaubt keinen Hinweis darauf, ob eher ein Präparat mit Präferenz für Serotonin- oder Noradrenalinwiederaufnahmehemmung indiziert ist.

Das Ausmaß der depressiven Hemmung oder Agitiertheit wird zur Auswahl eines mehr oder weniger sedierenden Antidepressivums verwendet; dies, obwohl sich in kontrollierten Untersuchungen in der Regel kein Wirkungsunterschied zwischen sedierenden und nicht sedierenden Antidepressiva bei gehemmten oder agitierten depressiven Syndromen nachweisen läßt.

Der Zusammenhang zwischen der Applikation wenig sedierender oder aktivierender Antidepressiva und vermehrtem Suizidrisiko erscheint klinisch einleuchtend, ist jedoch nicht durch wissenschaftliche Untersuchungen belegt. Gerade im ambulanten Bereich muß die Verordnung stark sedierender Antidepressiva kritisch beurteilt und genau überlegt werden.

Das wichtigste Kriterium für die Auswahl eines Antidepressivums stellt sein Nebenwirkungsprofil dar (Woggon 1987). Diesbezüglich ist v.a. die initial sedierende und die anticholinerge Wirkungskomponente von Bedeutung. Letztere ist besonders ausgeprägt bei trizyklischen Antidepressiva, weniger bei tetrazyklischen und fehlt bei den neuen Antidepressiva unabhängig von der zugrundeliegenden Struktur fast oder völlig.

Tabelle 6. Ausmaß (geschätzt) der initial sedierenden und anticholinergen Wirkung einiger Antidepressiva

	Anticholinerg	Initial sedierend
Trizyklische Antidepressiva		
Amitriptylin	+++	+++
Clomipramin	++	++
Desimipramin	+	+[a]
Dibenzepin	+	+
Doxepin	++	+++
Imipramin	++	++
Lofepramin	+	+
Nortriptylin	++	+
Tetrazyklische Antidepressiva		
Maprotilin	+	++
Mianserin	–	+++
Andere Strukturen		
Fluvoxamin	–	+
Trazodon	–	+++
Tranylcypromin	–	–
MAO-Hemmer		
Isocarboxazid	–	–
Moclobemid	–	–
Fluoxetin	–	–
Paroxetin	–	–

[a] Initial nur gring sedierende Antidepressiva werden von anderen Autoren als antriebssteigernd oder aktivierend beschrieben.

Antidepressiva mit ausgeprägter anticholinerger Wirkungskomponente sind zu vermeiden bei Patienten mit bestehenden Überleitungsstörungen im EKG, Engwinkelglaukom, Pylorusstenose und Prostatahypertrophie. Gleiches gilt für Patienten, von denen anamnestisch eine starke Empfindlichkeit gegenüber anticholinergen Nebenwirkungen bekannt ist, die die Therapie komplizieren können. Vor allem in der ambulanten Behandlungssituation sollte als erstes Antidepressivum lieber eine nicht trizyklische Substanz verwendet werden, um das Risiko der Noncompliance wegen Nebenwirkungen möglichst klein zu halten.

Dosierung

In Tabelle 7 ist die Dosierungsspannbreite gebräuchlicher Antidepressiva angegeben. Die niedrigere Dosis stellt die übliche initiale Tagesdosis dar, die höhere Dosis die üblicherweise höchste Dosierung. Diese kann jedoch bei guter Verträglichkeit und ausbleibendem Erfolg auch überschritten werden. Eine Unterscheidung zwischen Dosierungen für den ambulanten und stationären Gebrauch hat sich nicht bewährt.

Als wirksame Dosis werden Tagesdosierungen von Antidepressiva bezeichnet, die 150 mg Imipramin entsprechen. Bei der Behandlung mit gut verträglichen Präparaten kann initial die Hälfte der wirksamen Tagesdosis verordnet werden. Bei Alterspatienten oder Vorliegen somatischer Erkrankungen ist mit einem Drittel der üblichen Initialdosis zu beginnen. Bei körperlich gesunden Patienten sollte die volle Dosis innerhalb von 3–5 Tagen erreicht werden. Besonders bei Behandlungsbeginn ist eine enge ärztliche Betreuung der Patienten von großer Wichtigkeit. Bei manchen ambulanten Patienten ist nach Gabe einer ersten Testdosis eine telefonische Visite sehr nützlich. Gerade bei der Anwendung stärker sedierender Substanzen ist die Festsetzung der Tagesdosis erst nach Wirkungsbeurteilung der ersten Dosis möglich.

Aufgrund der langen Halbwertszeiten der Antidepressiva können sie 1- bis 2mal täglich appliziert werden. Dabei ist die Einnahme direkt vor dem Schlafengehen zu empfehlen, weil dadurch weniger Nebenwirkungen auftreten und die Schlafstörungen in der Regel günstig beeinflußt werden. Dies gilt auch bei Einnahme wenig sedierender oder aktivierender Substanzen. Erst bei Verschlechterung der Schlafqualität im Einzelfall muß eine frühere Einnahme der letzten Tagesdosis (z.B. gegen 16.00 Uhr) verordnet werden.

Tabelle 7. Dosierung gebräuchlicher Antidepressiva

„Generic name"	Handelsname Deutschland	Handelsname Schweiz	Dosis (per os, mg/Tag)
Trizyklische Antidepressiva			
Amitriptylin	Laroxyl	Laroxyl	75–300
	Saroten	Saroten	
	Tryptizol	Tryptizol	
Clomipramin (=Chlorimipramin)	Anafranil	Anafranil	75–300
Desipramin (=Desmethylimipramin = Desimipramin)	Pertofran	Pertofran	75–300
Dibenzepin	Noveril	Noveril	240–720
Doxepin	Sinquan	Sinquan	75–300
Imipramin	Tofranil	Tofranil	75–300
Lofepramin	Gamonil	Gamonil	105–350
Melitracen	Trausabun	Dixeran	75–250
Tetrazyklische Antidepressiva			
Maprotilin	Ludiomil	Ludiomil	75–225
Mianserin	Tolvin	Tolvon	30–180
Andere Strukturen			
Citalopram		Seropram	20–40
Fluoxetin	Fluctin	Fluctine	20–40
Fluvoxamin	Fevarin	Floxyfral	100–300
Paroxetin	Seraxat	–	20–40
	Tagonis	–	
Trazodon	Thombran	Trittico	100–600
MAO-Hemmer			
Isocarboxazid		Marplan	30–90
Moclobemid	Aurorix	Aurorix	450–600
Tranylcypromin	Jatrosom N	Parnate	10–100

Applikationsform
Antidepressiva werden in der Regel oral verabreicht und gut resorbiert. Die parenterale Applikation ist speziellen Situationen vorbehalten.

Die intramuskuläre Applikation wird nur bei seltenen Fällen von Medikationsverweigerung wahnhafter oder ausgeprägt suizidaler Patienten angewendet. Die intravenöse Applikation, insbesondere in Form von Infusionen, wird bei therapieresistenten Depressionen durchgeführt, obwohl bisher keine bessere Wirksamkeit im Vergleich zur oralen Applikation nachgewiesen wurde.

Wirkungseintritt
Obwohl Kuhn in seiner ersten Arbeit über Imipramin (1957) beschrieben hat, daß schon innerhalb von 1–7 Tagen eindrückliche Besserungen beobachtet werden können, wird immer wieder die Wirkungslatenz von Antidepressiva hervorgehoben. Betrachtet man die im Behandlungsverlauf an verschiedenen Tagen registrierte depressive Symptomatik getrennt für bei Behandlungsabschluß als Responder und Nonresponder bezeichnete Patienten, so findet sich immer wieder der gleiche Unterschied: nach einer oder spätestens nach 2 Behandlungswochen lassen sich die Verläufe von späteren Respondern und Nonrespondern deutlich trennen.

Die Wirkungslatenz ist nicht nur von theoretischer Bedeutung, sondern von großer praktischer Wichtigkeit bezüglich der Frage, wie lange eine wirkungslose antidepressive Behandlung fortgesetzt werden muß und darf. Je länger es dauert, bis ein Wirkungseintritt beobachtet werden kann, um so schlechter läßt sich die beobachtete Besserung von einer Spontanremission abgrenzen. Bedenkt man die Phasendauer endogener Depressionen (Median 6 Monate), so wird deutlich, daß mit zunehmender Behandlungsdauer die Wahrscheinlichkeit einer Spontanremission immer größer wird. Besser als mit globalen Beurteilungen läßt sich eine feine zeitliche Verlaufsdarstellung anhand der Rückbildung einzelner Symptome darstellen. Dafür sind besonders charakteristische depressive, Symptome geeignet, z.B. depressive Arbeits- und Denkhemmung sowie Interessenverlust.

Behandlungsdauer
Klinische Erfahrung und kontrollierte Studien sprechen dafür, die antidepressive Behandlung nach Erreichen von Symptomfreiheit 3–6 Mo-

nate weiterzuführen. Früheres Absetzen führt in einem hohen Prozentsatz der Fälle zum Rückfall (50–70%). Das Absetzen sollte auch nach dieser Zeit nicht abrupt, sondern ausschleichend erfolgen, am besten durch Dosisreduktion um jeweils höchstens ein Drittel der Tagesdosis. Bei manchen Patienten muß schon vorher eine Dosisreduktion erfolgen, da unter gleichbleibender Dosierung Nebenwirkungen neu auftreten oder sich intensivieren.

Für die Beurteilung, ob ein Patient symptomfrei ist, müssen auch milde ausgeprägte Symptome mitberücksichtigt werden. Einige Symptome sind fast regelmäßig auch noch nach Abklingen der eigentlichen depressiven Verstimmung vorhanden: Konzentrationsstörungen, Schlafstörungen und Libidoverminderung. Letztere kann sowohl als depressives Symptom als auch als Nebenwirkung der Antidepressiva auftreten.

Zur Beurteilung der Symptomfreiheit ist es oft hilfreich, vom Patienten eine subjektive Gewichtung seiner Symptome vornehmen zu lassen. Bei manchen Patienten läßt sich der Verlauf am besten aufgrund eines somatischen Symptoms beurteilen, z.B. Bauchschmerzen.

Zusatzmedikation
Viele depressive Patienten leiden unter Schlafstörungen. Sind diese ausgeprägt und/oder hartnäckig, ist die zusätzliche Verordnung eines Hypnotikums indiziert. Die Auswahl richtet sich danach, ob Einschlaf- oder Durchschlafstörungen im Vordergrund stehen. Anstelle eines Hypnotikums kann auch ein stark sedierendes Neuroleptikum verwendet werden.

Thymoleptika werden erfolgreich zur Behandlung von Angst- und Zwangskrankheiten verwendet. Trotzdem kann bei stärkerer ängstlicher Einfärbung einer Depression die zusätzliche Gabe eines Anxiolytikums hilfreich sein, insbesondere in den ersten Tagen. Benzodiazepine werden diesbezüglich generell als wirksamer erlebt als b-Rezeptorenblocker.

Therapieresistente Depressionen

Definition
Etwa ein Drittel der medikamentös behandelten depressiven Patienten spricht auf das erstverordnete Antidepressivum nicht an. Noch ungünstiger sieht es bei hospitalisierten depressiven Patienten aus: von diesen

zeigt nur etwa die Hälfte eine ausreichende Besserung. Spricht ein Patient auf die erste antidepressive Behandlung nicht an, so sollte dies nicht als Therapieresistenz bezeichnet werden. Es ist zwar bisher nicht gelungen, eine einheitliche Definition des Begriffs Therapieresistenz herauszuarbeiten, am häufigsten wird aber folgende verwendet: Nichtansprechen auf 2 verschiedene Antidepressiva in adäquater Dosierung (entsprechend 150 mg Imipramin pro Tag) und von adäquater Behandlungsdauer (mindestens 4 Wochen).

Untersuchungen an verschiedenen Patientenstichproben kommen in der Regel zu verschiedenen Prozentsätzen therapieresistenter Patienten, selbst wenn die gleiche Definition für Therapieresistenz verwendet wird. Dies liegt nicht nur an der unterschiedlichen Behandlungstechnik, sondern auch an der verschiedenen Prognose unterschiedlicher Patientenpopulationen.

Gründe für ausbleibenden Behandlungserfolg

Im wesentlichen gibt es 3 Gründe für einen ausbleibenden Behandlungserfolg bei der Therapie mit Antidepressiva:

1. Mangelnde Compliance. Patienten nehmen häufig die verordnete Medikation nicht oder unzuverlässig ein. Dafür können Nebenwirkungen verantwortlich sein, aber auch eine prinzipiell negative Einstellung gegenüber Psychopharmaka.
2. Inadäquate Behandlung. Viele Patienten werden gar nicht mit Antidepressiva behandelt. Dies trifft nicht nur auf ambulante Patienten zu, sondern auch auf hospitalisierte (Keller et al. 1982; Kotin et al. 1973). Wird überhaupt ein Antidepressivum verschrieben, dann oft in Dosierungen, die deutlich kleiner sind, als die vom Hersteller empfohlenen. Untersuchungen an größeren Patientenstichproben mit sog. therapieresistenter Depression haben ergeben, daß 30–80% inadäquate Dosierungen erhalten haben. Wurden solche Patienten anschließend mit adäquaten Dosierungen behandelt, so zeigten 50% einen positiven Behandlungserfolg (Quitkin 1985).

Auch die Nachuntersuchung von schwer depressiven Patienten mit Suizidversuchen oder Suiziden im ambulanten oder stationären Bereich ergibt, daß nur ein kleiner Teil adäquat antidepressiv behandelt worden ist (Michel 1986; Modestin 1985). Sogar Patienten, die von ihrem Arzt wegen therapieresistenter Depression zum Psychochirur-

gen geschickt werden, weisen oft eine inadäquate Behandlungsanamnese auf (Bridges 1983). Nicht nur die Dosierung von Antidepressiva, sondern auch die Behandlungsdauer ist häufig inadäquat. Selbst bei vorsichtig einschleichender Dosierung wird von den meisten Kollegen eine 6wöchige Behandlung als lang genug angesehen, um den Behandlungserfolg beurteilen zu können. Bei frisch hospitalisierten Patienten genügt in der Regel eine 10tägige Applikation in klinisch wirksamen Dosierungen, um das Ansprechen des Patienten zu beurteilen. Besonders im ambulanten Bereich ist die Tendenz verbreitet, niedrig dosiert und dafür langfristig (oft über Monate!) zu behandeln.
3. Auch bei adäquater Dosierung und Behandlungsdauer gibt es Nonresponder, z.T. bedingt durch Stoffwechselvarianten, Interaktionen von Antidepressiva mit anderen Substanzen oder bei Depressionen mit ausgesprochener Tendenz zur Chronifizierung.

Therapeutische Möglichkeiten

Hochdosierung von Thymoleptika. Sprechen Patienten auf eine adäquate Dosierung von Antidepressiva (entsprechend 150 mg Imipramin täglich) nicht an, so ist eine Steigerung der Dosierung auf Tagesdosen entsprechend 150–300 mg Imipramin indiziert. Bleibt der Therapieerfolg bei dieser höheren Dosierung aus, so kann in 50-mg-Schritten weitergesteigert werden, aus Sicherheitsgründen unter EKG-Kontrolle. Die höchsten publizierte Tagesdosen, die sich als wirksam und verträglich erwiesen haben, entsprechen 500 mg Imipramin. Es muß diskutiert werden, ob es sich bei Patienten, die so hohe Dosen benötigen und gut vertragen, nicht um Stoffwechselvarianten handelt.

Infusionstherapie mit Thymoleptika. Verschiedene Antidepressiva können in Form von intravenösen Infusionen appliziert werden. Als Infusionslösung werden physiologische Kochsalzlösung oder isotonische Glukoselösung verwendet. Die empfohlene Infusionsdauer ist verschieden, am häufigsten beträgt sie 90 min, kann aber auch auf 24 h ausgedehnt werden. Wegen der Gefahr von Hypotonien sollten die Patienten im Anschluß an die Infusion noch 30–60 min liegen bleiben. Die Verträglichkeit der Infusionen ist gut. Vereinzelt treten gastrointestinale Störungen auf, v.a. Übelkeit.

Doppelblindstudien zum Vergleich intravenöser und oraler Applikation von Antidepressiva konnten keine unterschiedliche Wirkung nachweisen. Trotzdem kann im Einzelfall die intravenöse Applikation wirksamer sein als die orale. Die meisten Patienten empfinden subjektiv die Infusionstherapie als sehr angenehm, z.T. wegen der vermehrten Zuwendung, z.T. wegen der Behandlung im Liegen (besonders bei schwerer depressiver Hemmung), zum Teil aber auch wegen des Gefühls, als schwerkranker Patient ernstgenommen zu werden.

Monoaminooxidasehemmer. Die antidepressive Wirkung der Monoaminooxidasehemmer wurde im gleichen Jahr entdeckt wie die der trizyklischen Antidepressiva. Trotzdem haben sie sich nicht in gleicher Weise durchsetzen können. Dafür sind im wesentlichen 2 Gründe verantwortlich:

1. Diätetische Einschränkungen bezüglich tyraminreicher Nahrungsmittel, da es sonst durch medikamentenbedingte Hemmung des Tyraminabbaus zu hypertensiven Krisen kommen kann.
2. In den älteren vergleichenden Untersuchungen wurden die MAO-Hemmer zu niedrig dosiert, so daß sie als weniger wirksam galten als trizyklische Antidepressiva.

In den letzten Jahren hat sich nun mit höheren MAO-Hemmer-Dosierungen eine gute antidepressive Wirkung erzielen lassen. Zusätzlich haben sich Monoaminooxidasehemmer als besonders wirksam bei ängstlich gefärbten Zustandsbildern erwiesen. Hinweise darauf, daß sie besser bei sog. atypischen Depressionen wirksam sein sollen als Thymoleptika, müssen überprüft werden.

Die bis jetzt zur Verfügung stehenden nicht selektiven Monoaminooxidasehemmer gehen eine irreversible Bindung mit der Monoaminooxidase ein, deshalb muß beim Wechsel auf ein anderes Medikament eine Pause von 7–10 Tagen eingeschaltet werden, in der die Monoaminooxidase neu synthetisiert werden kann. Gibt man Thymoleptika ohne Pause nach einem MAO-Hemmer, so können schwere Nebenwirkungen auftreten, z.B. Hyperthermie, epileptische Anfälle und Delirien. Die umgekehrte Reihenfolge ist weniger riskant, wie sich bei Kombinationsbehandlungen gezeigt hat. Wurde ein Patient vor der Verordnung eines klassischen MAO-Hemmers mit einem serotoninselektiven Antidepressivum (z.B. Fluoxetin) behandelt, so muß ein längerer Abstand eingefügt werden als bei Vorbehandlung mit anderen Antidepressiva, um das

Auftreten eines serotonergen Syndroms zu vermeiden; diskutiert werden 5 Wochen (Granlo u. Shader 1990).

Es bestehen Interaktionen mit einer ganzen Reihe von Medikamenten, so daß die gleichzeitige Behandlung mit anderen Substanzen eher eingeschränkt ist.

Neue reversible und selektive Präparate (z.b. Moclobemid, Brofaromin) sind in klinischer Prüfung, eines ist bereits auf dem Markt: Moclobemid (Aurorix). Bis auf das Vermeiden von größeren Mengen von reifem und altem Käse ist keine Diät nötig, jedenfalls nicht für Patienten mit normalen Blutdruckwerten. Wie bei allen neuen Psychopharmaka ist bisher nicht sicher, wie die Verträglichkeit und Wirksamkeit höherer Dosierungen zu beurteilen ist.

Andere Substanzen. Basierend auf der Serotoninmangelhypothese der Depression wurde die therapeutische Wirkung von L-Tryptophan und L-5-Hydroxytryptophan überprüft. Die Beurteilung der antidepressiven Wirksamkeit beider Serotoninvorstufen ist zwiespältig, in der Regel wird die Wirkung von L-5-Hydroxytryptophan positiver beurteilt.

Kontrollierte Vergleichsstudien von Psychostimulantien und Placebo haben in der Regel keine Überlegenheit von Psychostimulantien zeigen können. Kasuistische Berichte weisen allerdings auf die antidepressive Wirkung in Einzelfällen hin. Erfahrungen liegen v.a. mit Dextroamphetamin und Methylphenidat vor.

Im Gegensatz zur breiten Anwendung von Benzodiazepinen bei ambulanten depressiven Patienten beurteilen klinische Experten bisher die antidepressive Wirkung von Benzodiazepinen als ungenügend. Sie werden eher als mögliche Zusatzmedikation bei ängstlichen und/oder agitierten Depressionen beurteilt. Das Triazolobenzodiazepin Alprazolam soll eine trizyklischen Antidepressiva vergleichbare Wirkung haben. Die entsprechenden Prüfungen wurden zum überwiegenden Teil an ambulanten und leicht kranken Patienten durchgeführt. Untersuchungen und klinische Erfahrung haben die Wirksamkeit bei schwerer ausgeprägten Depressionen nicht belegen können.

Neuroleptika werden selten als Monotherapie bei Depressionen verwendet. Bei agitierten, schwer suizidalen und wahnhaften Depressionen finden Neuroleptika als Zusatzmedikation zu den Antidepressiva Anwendung, v.a. wegen ihrer sedierenden Wirkungskomponente. Auch wahnhafte Depressionen werden in der Regel zunächst rein thymoleptisch behandelt, und erst bei Therapieresistenz wird ein Neuroleptikum hinzugefügt. Es gibt jedoch zunehmend die Kombination AD/NL von anfang an.

Wie bei den anderen Behandlungsmöglichkeiten für therapieresistente Depressionen ist auch zur neuroleptischen Monotherapie zu bemerken, daß sie in Einzelfällen erfolgreich sein kann.

Kombinationen. Aus der Fülle von Kombinationen, die bei therapieresistenten Depressionen „ausprobiert" worden sind, möchten wir einige herausgreifen, über deren Wirksamkeit schon etwas mehr gesagt werden kann.

Am besten überprüft ist die Kombination von Lithium und Thymoleptika. Dabei wird Lithium zu einer vorher nicht wirksamen Antidepressivabehandlung zugefügt. Falls erfolgreich, zeigt sich dies bereits nach wenigen Tagen, schon vor Erreichen des für die Prophylaxe wirksamen Lithiumspiegels (Schoepf 1989).

In ähnlicher Weise wie die zusätzliche Gabe von Lithium, kann L-Trijodthyronin (25–50 mg/die) zur Verbesserung der Wirksamkeit eines Antidepressivums führen, dies auch bei euthyreoten Patienten.

Es gibt keine Doppelblindstudien, die den Nachweis dafür erbracht haben, daß die Kombination von MAO-Hemmern und trizyklischen Antidepressiva wirksamer ist als jede Substanz allein. Dies trifft mit Ausnahme der Kombination von Lithium und Thymoleptika auch für die anderen Kombinationsversuche zu, die bei therapieresistenten Depressionen unternommen werden. Kontraindiziert ist der gleichzeitige Gebrauch von MAO-Hemmern und Antidepressiva mit bevorzugter Serotoninaufnahmehemmung.

Relativ viel Erfahrungen liegen über die Kombination von Thymoleptika und Psychostimulantien vor, insbesondere aus der Behandlung von chronifizierten antriebsarmen Depressionen. Dabei werden Dosierungen entsprechend 20–40 mg Ritalin täglich verwendet.

Elektroschock. Nach wie vor gilt der Elektroschock oder die Elektrokrampfbehandlung trotz aller politischen Auseinandersetzungen unter Experten als wirksame antidepressive Therapie. Einerseits basiert diese Beurteilung darauf, daß die Responderraten bei Elektroschock höher liegen als bei anderen antidepressiven Behandlungsverfahren, andererseits ist Elektroschock auch bei wahnhaften Depressionen wirksam, die schlecht auf Antidepressiva ansprechen. Die üblicherweise in Narkose durchgeführte Behandlung kann entweder bilateral oder unilateral auf der nicht dominanten Hemisphere appliziert werden. Die zweite Applikationsform soll bezüglich Gedächtnisstörungen besser verträglich sein, zeigt aber auch nicht ganz so gute Ergebnisse. Dies basiert wahrscheinlich darauf, daß es etwas häufiger zu abortiven nicht generalisierten hirnelektrischen Krämpfen kommt als bei der bilateralen Applikationsform.

Empfehlung zur Behandlung therapieresistenter Depressionen. Patienten mit therapieresistenten Depressionen sind in der Regel als Konsequenz ihres langgestreckten schweren Leidens äußerst kooperative Patienten. Um ein zielloses Herumprobieren mit verschiedensten Behandlungsverfahren zu vermeiden, wählt man am besten einen festen Ablauf, den man auch bereits bei Therapiebeginn mit dem Patienten besprechen kann.

Nach diesen Therapieschritten sollte man bei schweren Depressionen vor dem Ausprobieren anderer „Tricks" mit dem Patienten die Möglichkeit einer Elektroschockbehandlung diskutieren.

Langzeitbehandlung/Prophylaxe

Für die Prophylaxe bipolarer Affektpsychosen gilt Lithium als Therapie der Wahl. Die Situation für unipolare Affektpsychosen ohne Manien ist weniger eindeutig. Einige Autoren sind der Meinung, daß die prophy-

Tabelle 8. Behandlungsschema für therapieresistente Depressionen

---

1. Klassisches oder neues Antidepressivum (je nach Behandlungsanamnese) hoch dosieren, d.h. entsprechend 150–300 mg Imipramin täglich oder höher bei vorhandener Verträglichkeit (ca. 4 Wochen)

2. Zugabe von Lithium (2 Wochen)

3. Zugabe von Trijodthyronin 25–50 mcg pro die (2 Wochen)

4. Auswaschphase (2 Wochen)

5. MAO-Hemmer (ca. 4 Wochen)

laktische Wirksamkeit der Thymoleptika derjenigen von Lithium bei diesen Patiente gleichzusetzen ist.

Es ist bisher nicht gesichert, daß die Dauerbehandlung mit Antidepressiva zu einer Verlaufsveränderung im Sinne des „rapid cycling" führt, d.h. zum Auftreten von mindestens 4 manischen und/oder depressiven Episoden pro Jahr bzw. 2 manisch-depressiven Zyklen.

Lithiumprophylaxe

Eine Lithiumprophylaxe ist bei periodischen endogenen Depressionen, manisch-depressivem Kranksein und schizoaffektiven Psychosen indiziert. Anamnestisch ist eine zurückliegende Phase zur Indikationsstellung erforderlich und zwar bei unipolaren Depressionen in den letzten 5 Jahren, bipolaren Psychosen in den letzten 4 Jahren, schizoaffektiven Psychosen in den letzten 3 Jahren. Bei Erkrankungen mit weiter auseinanderliegenden Phasen oder bei einer Ersterkrankung sollte eine Lithiumprophylaxe in erster Linie dann eingeleitet werden, wenn eine ausgesprochen stark ausgeprägte Symptomatik (insbesondere gefährliche Suizidalität) vorliegt oder die Erkrankung ein großes soziales Risiko darstellt (z.B. Manie bei jungen Patienten).

Bei der Prophylaxe wird ein Spiegel von 0,7 mmol/l (Blutentnahme 12 h nach der letzten Lithiumeinnahme) eingestellt, dagegen bei der Manie- und Depressionsbehandlung ein Spiegel von 1,0 mmol/l.

Für die erfolgreiche Durchführung einer Langzeitmedikation stellen die Aufklärung des Patienten und seine fortwährende Motivierung die wichtigsten Voraussetzungen dar. Vor Beginn der Lithiumgabe sollte der Patient möglichst genau über den Spontanverlauf seiner Erkrankung und die Verbesserung unterrichtet werden, die durch die geplante Prophylaxe möglich ist. Wichtig ist auch der Hinweis, daß die prophylaktische Wirkung meist erst nach 6 Monaten beurteilbar ist. Am besten ist es, zunächst ein Jahr als Therapiedauer festzulegen, um anschließend mit dem Patienten Bilanz zu ziehen. Die verschiedenen Präparate enthalten Lithium in Form unterschiedlicher Salze, für die bisher kein Wirkungsunterschied nachgewiesen wurde. Leider enthalten die Tabletten der verschiedenen Präparate unterschiedliche Lithiumdosierungen. Um falsche Dosierungen zu vermeiden, sollte die Dosis in mmol Lithium angegeben werden. Wegen der längeren Absorptionsperiode (8–10 h im Vergleich zu 3–6 h) und dem daraus resultierenden weniger steilen

Konzentrationsanstieg verursachen die Retardformen weniger Nebenwirkungen, ausgenommen gastrointestinalen Nebenwirkungen.

Für Patient, Angehörige und Arzt wurde von Mogens Schou ein sehr praktisches und gut verständliches Büchlein geschrieben (1986), dessen Lektüre ausgesprochen nützlich ist.

Alternativen zu Lithium

Von den bisher bei affektiven Störungen versuchsweise eingesetzten Antiepileptika ist Carbamazepin am besten untersucht. Die Indikation für eine Carbamazepinbehandlung stellt sich v.a. bei Lithiumnonrespondern.

Bei der Prophylaxe liegt die Dosierung zwischen 200 und 600 mg Carbamazepin täglich, bei der Maniebehandlung brauchen viele Patienten Dosierungen bis 1000 mg, selten werden auch höhere Dosierungen (1400–2200 mg) verwendet.

Schlußwort

Für die Wahl der bei der Behandlung eines depressiven Patienten einzusetzende Therapie oder Therapien ist weniger die diagnostische Zuordnung als die psychopathologischen Ausgestaltung, die aktuelle Psychodynamik und der Schweregrad der Depression bedeutsam. Dies trifft zumindest für die Behandlung akuter Depressionen zu, diagnostische Überlegungen spielen für die Langzeitbehandlung oder Prophylaxe eine gewichtigere Rolle.

Häufig ermöglicht erst eine medikamentös erzielte Besserung die Anwendung anderer Behandlungsverfahren. Antidepressiva sind wie andere Psychopharmaka auf den Abbau von Symptomen oder pathologischen Verhaltensweisen ausgerichtet. Gesundes Verhalten, individuelles Wohlbefinden, soziale Integration, Bewältigung lebensgeschichtlich- und situationsbedingter Konflikte und Probleme können nicht allein durch eine Symptomreduktion erreicht werden, setzen diese aber oft voraus.

Behandlungsregeln basieren auf Erfahrungen mit vielen Patienten. Ihre Kenntnis ist für die Behandlung des einzelnen Patienten zwar wichtig, aber nicht ausreichend, deshalb ist die routinemäßige Anwendung von Therapieschemata nicht zu empfehlen. Nur eine sorgfältig auf den einzelnen Patienten und seine aktuelle Situation abgestimmte, d.h. „maßgeschneiderte" Behandlung kann als gute Therapie bezeichnet werden.

Literatur

Abraham K (1916) Untersuchungen über die früheste prägenitale Entwicklungsstufe der Libido. Intern Z Ärztl Psychoanal IV: 71–97

Abraham K (1924) Versuch einer Entwicklungsgeschichte der Libido aufgrund der Psychoanalyse seelischer Störungen. Neue Arbeiten zur ärztl. Psychoanalyse XI: 1–96

Arieti S, Bemporad J (1983) Depression. Krankheitsbild, Entstehung, Dynamik und psychotherapeutische Behandlung. Klett-Cotta, Stuttgart

Battegay R (1987) Depression. Psychophysische und soziale Dimension, Therapie. 2. überarb. und ergänzte Auflage, Huber, Bern Stuttgart Toronto

Beck AT (1967) Depression. Clinical, experimental and theoretical aspects. Harper & Row, New York

Beck AT, Rush AJ, Shaw BF, Emergy G (1979) Cognitive therapie of depression. Guilford Press, New York 1979. Deutsche Übersetzung (M. Hautzinger) bei Urban & Schwarzenberg, München 1981

Benedetti G (1983) Zur Psychodynamik und Psychotherapie der Depression. In: Benedetti G et al. (Hrsg) Psychosentherapie. Psychoanalytische und existentielle Grundlagen. Hippokrates, Stuttgart

Bridges PK (1983) „...And a small dose of an antidepressant might help". Br J Psychiatry 142: 626–628

Elkin I, Shea T, Watkins JT et al (1989) National Institute of Mental Health treatment of depression collaborative research program. General effectiveness of treatment. Arch Gen Psychiatry 46: 971–982

Frank E, Kupfer DJ, Perel JM et al (1990) Three-year outcome for maintenance therapies in recurrent depression. Arch Gen Psychiatry 47: 1093–1099

Freud S (1917) Trauer und Melancholie. Z Psychoanalyse, Bd IV, 1916. Ges. Werke X. S. Fischer, Frankfurt/M. 1967 (1917)

Ciraulo DA, Shader RJ (1990) Fluoxetin drug-drug interactions: I. Antidepressants and antipsychotics. J Clin Psychopharmacol 10:1, 48–50

Heim E (1981) Konsequenzen für die Praxis aus der Psychotherapieforschung der letzten Jahre. Schweiz Arch Neurol Psychiat 128: 211–226

Hell D (1985) Fallgruben im ärztlichen Gespräch mit Depressiven (und ihren Angehörigen). In: Hell D (Hrsg) Angstsyndrome und Depressionen – aktuelle und therapeutische Möglichkeiten. Ciba-Geigy, Basel, S 58–65

Hole G (1984) Die neurotisch-depressive Fehlhaltung und die endo-neurotische Dekompensation. In: Haase H-J (Hrsg) Der depressive Mensch. Permied, Erlangen, S 18–22

Karasu TB (1990) Toward a clinical model of psychotherapy for depression, II: An integrative and selective approach. Am J Psychiatry 147: 269–278

Keller MB, Klerman GL, Lavori PW, Fawcett JA, Coryell W, Endicott J (1982) Treatment received by depressed patients. JAMA 248: 1848–1855

Klerman GL (1990a) The psychiatric patient's right of effective treatment: implications of Osheroff v. Chestnut Lodge. Am J Psychiatry 147: 409–418

Klerman GL (1990b) Treatment of recurrent unipolar major depressive disorder. Arch Gen Psychiatry 47: 1158–1162

Klerman GL, Weissmann MM, Rounsaville BJ, Chefron ES (1984) Interpersonal psychotherapy of depression. Basic Books, New York

Kotin J, Post RM, Goodwin FK (1973) Drug treatment of depressed patients referred for hospitalization. Am J Psychiatry 130: 1139–1141

Kuhn R (1957) Über die Behandlung depressiver Zustände mit einem Iminodibenzylderivat (G 22355). Schweiz Med Wochenschr 87: 1135–1140

Lewinsohn PM (1974) A behavioral approach to depression. In: Friedman RJ, Katz MM (eds) The psychology of depression. Wiley & Sons, New York Toronto London, pp 157–178

Linden M (1976) Depression als aktives Verhalten. In: Hoffmann N (Hrsg) Depressives Verhalten. Müller, Salzburg, S 108–148

Matussek P (1990) Beiträge zur Psychodynamik endogener Psychosen. Springer, Berlin Heidelberg New York

Michel K (1986) Suizide und Suizidversuche: Könnte der Arzt mehr tun? Schweiz Med Wochenschr 116: 770–774

Modestin J (1985) Antidepressive therapy in depressed clinical suicides. Acta Psychiatr Scand 71: 111–116

Quitkin FM (1985) The importance of dosage in prescribing antidepressants. Br J Psychiatry 147: 593–597

Reimer C (1988) Tiefenpsychologisch-psychodynamische Ansätze bei der Depression. In: Wolfersdorf M, Kopittke W, Hole G (Hrsg) Klinische Diagnostik und Therapie der Depression. Roderer, Regensburg

Rogers CR (1953) Die klientenzentrierte Gesprächspsychotherapie. Kindler, München

Schoepf J (1989) Lithiumzugabe zu Thymoleptika als Behandlung therapieresistenter Depressionen. Nervenarzt 60: 200–205

Schou M (1986) Lithium-Behandlung der manisch-depressiven Krankheit 2. neuberarb. Auflage. Thieme, Stuttgart New York

Seligman MEP (1975) Helplessness. On depression, development and death. Freeman, San Francisco, CAL USA, 1975. Deutsche Übersetzung (B. Rockstroh) bei Urban & Schwarzenberg, München

Woggon B (1983) Prognose der Psychopharmakotherapie. Enke, Stuttgart

Woggon B, Angst J, Curtius HC, Niederwieser A (1984) Unsuccessful treatment of depression with tetrahydrobioterin. Lancet 8417–1463

Woggon B (1987) Psychopharmakotherapie. In: Kisker KP et al. Psychiatrie der Gegenwart 5: Affektive Psychosen. Springer, Berlin Heidelberg New York Tokyo, 273–325

Wolfersdorf M (1991) Depression und Suizidalität. Diagnostik und Umgang mit depressiv-suizidalen Patienten. In: Steinberg R (Hrsg) Depressionen. Tilia, Klingenmünster, 15–34

Wolfersdorf M (1992a) Hilfreicher Umgang mit Depressiven. Hogrefe, Verlag für Angewandte Psychologie, Göttingen Stuttgart

Wolfersdorf M, Wohlt R, Hole G (1985) (Hrsg) Depressionsstationen. Erfahrungen, Probleme und Untersuchungsergebnisse bei der Behandlung stationärer depressiv Kranker. Roderer, Regensburg

Wolfersdorf M (1992b) Depressives Kranksein. Verstehen und Behandeln. Quintessez, München

12 Leitfaden zur Diagnostik und Therapie bei depressiven Erkrankungen in der allgemeinärztlichen Praxis

M. Wolfersdorf

Einleitung

Unter einer ,,*Depression*" als eigener Krankheitsgruppe versteht man heute eine *affektive Störung,* die den ganzen Menschen in Stimmung und Gefühlen, Denkvorgängen und Wahrnehmung, Antrieb und Motivation bis in die biologische Vitalsphäre hinein erfaßt. Der Patient hat nicht nur eine Depression, er ist depressiv krank und dies umfaßt ihn in der Gesamtheit seiner Person und Kommunikationsfähigkeit mit der Umwelt um so mehr, je tiefer, je endomorpher seine Erkrankung ausgestaltet ist. Die Bezeichnung Depression sollte dabei für die primären depressiven Erkrankungen (affektive Störungen) reserviert sein; bei einer unspezifischeren Verwendung sollte von ,,Depressivität" gesprochen werden. Für eine saubere Diagnostik muß abgegrenzt werden, ob es sich bei der Depressivität eines Patienten um ein affektives Symptom im Rahmen einer psychischen oder nichtpsychischen Erkrankung handelt, um einen Symptomkomplex im Sinne eines depressiven Syndroms, wie es auch bei einer Schizophrenie, einer Suchterkrankung, auch bei körperlichen Erkrankungen vorliegen kann, oder ob es sich um eine affektive Störung im engeren Sinne handelt.

Zur Diagnose einer primären Depression gehören heute neben einer Erfassung der *Psychopathologie* (depressive Symptomatik, depressives Syndrom) der *Verlaufsaspekt* (z.B. manische und depressive Phasen: bipolar, eine oder mehrere depressive Phasen: unipolar; akute Erkrankung, chronischer Verlauf) und auch die Beschreibung von *Persönlichkeitsstruktur* und der *Interaktion des Depressiven mit seiner Umwelt* (Auslöser der Depression: Lebensereignisse, Beziehungskonflikte, chronische Belastungen; neurotische Konfliktverarbeitung; klagsames Verhalten, Rückzugsverhalten, dysphorisch-gereizte Ablehnung).

Depressive Störungen gehören zu den häufigsten psychischen Erkrankungen: Lönnquist (1980) spricht von 300–400 Mio. behandlungsbedürftigen Depressiven weltweit, Gastpar (1986) nennt 5–23% primär Depressive beim Allgemeinarzt. Angst u. Dobler-Mikola (1985) finden 16,4% Major- und Minor-depression-1-Jahresprävalenz, Fichter u. Witzke (1990) geben 5,1% 7-Tage-Prävalenz und 10,6% 5-Jahres-Prävalenz für alle depressiven Erkrankungen an. Die *Inanspruchnahme medizinischer Versorgung durch Depressive* scheint heute zwar höher zu sein, Angst (1991) beklagt jedoch eine immer noch sehr niedrige Behandlungsprävalenz von nur etwa 50%. Burke u. Regier (1988) hatten in der ECA-Studie eine Behandlungsrate von insgesamt 30,5% bei an einer „major depression" bzw. einer Dysthymie leidenden Depressiven gefunden. Wenn trotz eines insgesamt verbesserten Inanspruchnahmeverhaltens, einer zunehmenden Anerkennung einer depressiven Störung als eine schwere psychische Erkrankung und zunehmend auch verbesserten Behandlungsmöglichkeiten der Anteil unbehandelter bzw. nicht erkannter depressiv Kranker immer noch hoch ist, bedeutet dies die Notwendigkeit, diagnostische und Behandlungsprinzipien für depressive Störungen weiterhin und verstärkt in medizinische, psychologische und sozialpädagogische Ausbildungsgänge und in das Fortbildungsangebot des psychiatrisch und psychotherapeutisch nicht ausgebildeten Arztes einzubeziehen.

Allgemeinarzt und Depression

Der Allgemeinarzt ist üblicherweise psychiatrisch-psychotherapeutisch unzureichend ausgebildet, wenngleich es eine zunehmende Anzahl gibt, die sich in Balint-Gruppen, Fort- und Weiterbildungsangeboten psychosozial-psychotherapeutische Kompetenz erwerben. Diese Entwicklung ist nur zu begrüßen, betrachtet man die Behandlungshäufigkeit Depressiver in der allgemeinärztlichen Praxis.

Für den Allgemeinarzt sind folgende Fragestellungen wichtig:

1. *Wann muß* überhaupt (Lebenssituation, Entwicklungen, Ereignisse) und bei Vorliegen welcher Symptomatik (depressive Verstimmung und andere Symptomatik, depressives Syndrom, „major depression")

auch *an das Vorliegen einer depressiven Erkrankung gedacht werden?*
2. Wie kann ein *depressiven Zustandsbildes verifiziert* werden?
3. *Wie kann, wie soll behandelt werden* (Antidepressiva, Psychotherapie, sozialtherapeutische Maßnahmen); wer kann, soll behandeln (Allgemeinarzt, Psychiater, Psychologe); wo soll behandelt werden (ambulante Therapie, Einweisung in psychiatrische Fachklinik, psychotherapeutische Fachklinik; Problematik von Krankschreibung, Beurlaubung, Kurempfehlungen); wie lang soll behandelt werden (Ersterkrankung, chronische Erkrankung, Dauer antidepressiver Medikation, Rezidiv- und Verschlechterungsprophylaxe usw.)?
4. Gibt es besondere *Problem- und/oder Risikogruppen unter den Depressiven* (Wahnsymptomatik, Suizidalität, alte depressive Menschen, körperliche Erkrankungen und Depression etc.), die besonderer Beachtung bedürfen?

Üblicherweise kennt der Hausarzt seinen Patienten schon über Jahre hinweg, so daß ihm Veränderungen auf der psychischen Seite vielfach rascher deutlich werden. Andererseits gibt es eine schleichende Entwicklung von Symptomatik, insbesondere wenn depressive Erkrankungen über Monate hinweg mit einem sog. vegetativen Auftakt (z.B. Schlafstörungen, Schwächegefühle, Kopfdruck, Appetitstörungen und Gewichtsverlust, Insuffizienzgefühle) beginnen. In Tabelle 1 sind unsystematisch Konstellationen und Bedingungen aufgelistet, bei denen der Hausarzt auch an das Vorliegen einer Depression denken muß.

> Der Patient klagt über diffuse, affektiv getönte Beschwerden, die depressiven oder dysphorischen Charakter haben und die eine Veränderung seiner Befindlichkeit darstellen bzw. dem Hausarzt von Angehörigen berichtet werden.
> Sind depressive Verstimmungen oder auch manische Zustände in der Vorgeschichte bekannt, denkt man rasch auch an eine depressive Erkrankung. Ähnliches gilt bei einer familiären Belastung mit Depression oder Manie, bei Suiziden und Alkoholproblematik in der Herkunftsfamilie. Bei körperlichen Erkrankungen, z.B. Herzinfarkt, zerebralen Durchblutungsstörungen, rheumatischen Erkrankungen u.ä., insbesondere wenn es sehr leistungsorientierte Menschen betrifft mit Einschränkung und Veränderungsnotwendigkeit von Lebenskonzept, Position, Entwicklungsmöglichkeiten, ist bei affektiv getönter Symptomatik auch an eine Depression zu denken. Depressive Verstimmungen gehören nahezu obligat zu chronischen, die Lebensmöglichkeiten einschränkenden bzw. verkürzenden Erkrankungen (z.B. chronisch rheuma-

Tabelle 1. Konstellationen, Bedingungen, bei deren Vorliegen auch mit einer Depression gerechnet werden muß

Diffus affektiv getönte Klagen des Patienten oder Bericht der Angehörigen hierzu sowie

- familiäre *Häufung* (Genetik, Familientradition);
- bekannte frühere *Depressionen* bzw. manischen Phasen;
- offensichtliche Lebenslust, Resignation, *Suizidalität*;
- familiäre bzw. individuelle, objektiv oder subjektiv erlebte Belastungen, *negatative Ereignisse* und Krisen;
- Behandlung mit depressionsfördernden Medikamenten;
- akute oder chronische *Erkrankungen* mit nachfolgender Lebensverkürzung, Einschränkung von Arbeits- und Lebensfähigkeit;
- *Verlust* nahestehender Menschen und Angehöriger;
- *Zeiten biologischer Veränderungen* (Menarche, Schwangerschaft, Geburten, Klimakterium; allgemein körperliche Veränderungen und Leistungseinschränkungen) und/oder notwendiger *psychologischer Entwicklungsschritte* (Beziehungsbeginn, Ausbildungsbeginn, Heirat, Auszug aus dem Elternhaus, örtliche Veränderungen, Auszug der Kinder aus dem Elternhaus, Eintritt körperlicher Erkrankungen, Berentung, Partnerverlust durch Scheidung, Trennung, Tod, usw.);
- sonst auffälliges Verhalten wie *Rückzug* aus sozialen Aktivitäten, Alkoholabusus, Weglaufen, Vermeidung von Kontakten usw.;
- Mehrfachbelastungen durch Arbeit, Familie, besonders affektive *Daueranspannungen*;
- Vorliegen sonstiger *Symptome* eines depressiven Syndroms;
- *Vereinsamungssituationen* z. B. im Alter (+ körperliche Erkrankung, soziale Einengung), *Entwurzelung* bei manchen Bevölkerungsgruppen wie Aussiedler u. ä.

---

tische, chronisch neuropsychiatrische, kardiale, onkologische Erkrankungen), wobei hier auch an Medikamente, die als depressionsauslösend bzw. -unterhaltend bekannt sind, gedacht werden muß. Häufig manifestieren sich depressive Erkrankungen an Zeitpunkten im Leben, an denen biologische Entwicklungsschritte stattfinden (Menarche, Schwangerschaft und Geburt, Klimakterium; allgemein körperliche Veränderungen) oder psychologische Entwicklungsanforderungen zu bewältigen sind (Beziehung, Heirat, Berufsveränderungen, Auszug der Kinder aus dem Elternhaus, Berentung u.ä.). Es geht um Ablösungs- und Autonomieproblematik, mit Abschied von Bisherigem, mit Verlusten objektiver oder auch symbolischer Art, mit notwendigen Trauerprozessen, wodurch Ansprüche an die eigene Autonomie, Selbstsicherheit, Verfügbarkeit über eigene Kräfte und Entwicklungsmöglichkeiten, kurz an das Selbstwertgefühl, jemand zu sein, etwas zu können, gemocht und geachtet zu werden, gestellt werden. Die psychodynamische Gemeinsamkeit all dieser Konstellationen und Bedingungen für das Entstehen von depressiven Erkrankungen scheint in Verlust und Abschied von Gewohntem, Infragestellung von eigenem Selbstwertgefühl und eigener Lebensfähigkeit sowie in der Notwendigkeit, neue Entwicklungsmöglichkeiten aufzugreifen und damit auch Unsicherheit, Belastung, Anstrengung, Scheitern in Kauf zu nehmen, zu liegen.

In Tabelle 2 liegt der Schwerpunkt auf der *Symptomatik,* bei welcher der dringenden Verdacht auf eine Depression naheliegt.

Obige Ausführungen geraten deswegen ausführlich, weil in Darstellungen der Depressionsbehandlung in der allgemeinärztlichen Praxis die

Tabelle 2. Symptomatik, bei der auch an Vorliegen einer Depression gedacht werden muß

- bei offensichtlicher depressiver Herabgestimmtheit oder Verstimmung
- bei zunehmender Unfähigkeit zur Freude, bei Interesse-, Antriebs- und Freudlosigkeit
- bei auffälligen Schuldideen, Ideen verurteilt zu sein, Verharren bei Versagensideen, Einengung auf finanzielle Sorgen, überstarken Sorgen um Angehörige u. ä.
- bei ausgeprägter und lange (2–4 Wochen) anhaltenden Traurigkeit
- bei auffälligem Reden über Ruhe im Leben, Wünsche von Tod, es nicht mehr auszuhalten, bei Ideen, sich das Leben nehmen zu wollen, Äußerungen von Hoffnungslosigkeit, Resignation
- bei ausgeprägten Schlafstörungen, verkürztem Schlaf mit Angst vor dem Tag
- bei länger dauernder Appetitstörung mit Gewichtsverlust
- bei länger dauerndem Libidoverlust und sexueller Impotenz bzw. Frigidität
- bei chronischem Kopfdruck nach Ausschluß von Migräne u. ä.
- bei Merk- und Konzentrationsstörungen auch im Alter ohne Hinweis auf einen hirnorganischen Prozeß

Vorphase bis zur Diagnosestellung und die dabei bestehende Unsicherheit, die beim Allgemeinarzt häufig zu unspezifischen Maßnahmen wie Benzodiazepinverordnungen oder Injektionen von Neuroleptika ohne eigentliche Indikation führt, wenig berücksichtigt wird. Der Allgemeinarzt muß wissen, daß die Depression eine häufige Erkrankung ist, er muß daran denken, daß jemand auch depressiv sein könnte, und er muß auch dem kleinsten Hinweis nachgehen (Tabelle 3).

Diagnostik: Depressives Syndrom

Ein depressives Zustandsbild kann mit einer vielfältigen Symptomatik einhergehen, die jedoch in Zusammenhang mit einer depressiven Herabgestimmtheit oder Verstimmung bzw. der daraus resultierenden

Tabelle 3. Allgemeinarzt und Depression

Was ist für den Hausarzt (Nichtpsychiater) wichtig? Er muß

- *wissen*, daß Depression eine häufige Krankheit ist und deswegen auch in der allgemeinärztlichen Praxis auftaucht;
- *daran denken*, daß jemand auch depressiv sein könnte;
- *danach fragen*, auch beim kleinsten Hinweis, weil Depressionen häufig sind, oft nicht erkannt oder falsch behandelt werden und die Suizidmortalität hoch ist;
- *wissen, wie ein depressives Syndrom aussieht;*
- wissen, daß Depression häufig mit *Suizidalität* einhergeht, die nachgefragt werden muß;
- die Entscheidung treffen, ob ambulante *Therapie beim Allgemeinarzt oder beim Psychiater/Psychotherapeuten* angezeigt ist, bei Indikation muß er die *Einweisung* in psychiatrische Fachklinik überlegen und veranlassen;
- *über Grundkenntnisse antidepressiver Therapie* (Antidepressiva, psychotherapeutisch orientierte Gesprächsführung, soziotherapeutische Maßnahmen) verfügen und Überlegungen zur Therapieplanung anstellen;
- mit Psychiatern, Psychotherapeuten, niedergelassenen Psychologen, Beratungsstellen zusammenarbeiten zur Überprüfung von Diagnose und Therapie;
- *psychosoziale Kompetenz* (in Fortbildung, Balintgruppe u. ä.) erwerben.

Freud- und Gefühllosigkeit stehen muß. Depression darf keine Ausschlußdiagnose sein, sondern muß positiv belegt werden.

Die häufigsten Beschwerden bei einer stationären depressiven Stichprobe von 564 Patienten (Wolfersdorf 1992 a, b) waren Schlaf- (76%) und Appetitstörungen (52%), globale Angszustände im Sinne der Angst vor dem kommenden Tag (51%), innere Unruhe (48%), Merk- und Konzentrationsstörungen ohne hirnorganische Verursachung (56%), Freudlosigkeit (43%), Neigung zum Grübeln (43%), Suizidgedanken (42%) und Neigung zum leisen Vorsichthinweinen (36%). Schwung- und Antriebslosigkeit wurden bei 24%, Kraftlosigkeit bei ebenfalls 24%, Druckgefühle im Bereich des Magens und des Darms mit 21%, Schuldgefühle mit 21% und die hypochondrische Fixierung auf körperliche Beschwerden mit 20% angegeben. Unabhängig vom ätiopathogenetischen Bedingungsgefüge steht in der praktischen Diagnostik der Depression die *Beschreibung der depressiven Phänomene und des depressiven Erlebens als „depressives Syndrom"* (Tabelle 4) an erster Stelle. Dies umfaßt

1. *psychische* (affektiv-emotionale, kognitive und motivationale),
2. *psychomotorische* (Hemmung bzw. Agitiertheit) und
3. *vegetativ-somatische* Symptome.

Die *psychische Symptomatik* ist gekennzeichnet durch eine Herabgestimmtheit des Lebensgefühls mit trauriger Stimmung, zeitweise noch aufhellbar durch sozialen Kontakt, häufig mit der reduzierten Fähigkeit, sich freuen, Gefühle empfinden, weinen, traurig sein zu können. Zwar ist dem schwer Depressiven die Nähe des anderen Menschen, dessen Trost und Zuwendung hilfreich, um Kommunikation und Verbindung zum Leben aufrecht zu halten, jedoch führt die Unfähigkeit, Gefühle empfinden und äußern zu können, selten bei spontaner Zuwendung zu einer anhaltenden Besserung der depressiven Herabgestimmtheit. Situationsbezogene oder diffuse, generalisierte Ängste (Angst vor dem Tag und den anstehenden Lasten) werden berichtet. Im kognitiven Bereich fallen auf eine grundsätzliche Einstellung von Hilfs- und Hoffnungslosigkeit im Sinne von: „Es wird sich nichts ändern und man kann sich auch nicht ändern" (Seligman 1979; Beck et al. 1981), einhergehend mit einer negativen Bewertung der eigenen Person und Lebensgeschichte, aktueller, vergangener und zukünftiger Möglichkeiten. Dies führt zu

Tabelle 4. Depressives Syndrom – wesentliche Symptomatik

Psychische Phänomene:

Insgesamt reduziertes Lebensgefühl (affektiv-emotionale, kognitive und motivational-intentionale Symptomatik)

Durchgehend depressive Herabgestimmtheit, depressive Stimmungsschwankung, Freudlosigkeit, Traurigkeit bzw. Nichttraurigseinkönnen, Weinkrämpfe bzw. Nichtweinenkönnen, Gefühl innerer Erstarrung, situationsbezogene und/oder unbestimmte Angst; Hilflosigkeits- und Hoffnungslosigkeitseinstellung, Resignation oder Verzweiflung; negative Selbstbewertung, negative Bewertung der Vergangenheit und Zukunft, Selbstanklagen, Schuldgedanken, wahnhafte Schuld-, Verarmungs-, Krankheitsüberzeugung, fehlende Krankheitseinsicht, fehlendes Krankheitsgefühl, Todeswunsch, Wunsch nach Ruhe, Suizidgedanken, Zwangsgedanken, Grübeln und Gedankenkreisen, Denkhemmung, Leeregefühl im Kopf, Verlust von Interesse, Aufmerksamkeit, Kreativität, Initiativelosigkeit

Psychomotorische Phänomene:

Antriebsstörung als psychomotorische Agitiertheit oder Hemmung

Agitiertheit: Körperliche erlebte Unruhe, innere Getriebenheit, Spielen mit Fingern, Händen, Unruhe in den Beinen und Füßen, Hin- und Herwälzen im Bett, nicht ruhen können, viel beginnen ohne es zu vollenden, beschäftigungsloses Hin- und Herlaufen

Hemmung: Verlangsamung im Bewegungsablauf, schleppender Gang, verminderte Mimik und Gestik, gebundene Haltung bis zu depressivem Stupor, Erstarrtheit

Vegetativ-somatische Phänomene:

Insgesamt reduzierte Vitalität

Allgemeine Verminderung von Energie; Kraft- und Schwunglosigkeit, rasche Ermüdbarkeit; krankhaftes Aussehen mit schlaffer Haut, Voralterung; Leibgefühlstörungen wie Kopfdruck, Engegefühl, diffus wandernde Schmerz-, Spannungs- und Schweregefühle; organbezogene Beschwerden wie Herzschmerzen, Tachykardie, Herzklopfen, Druck auf der Brust, hypotone Kreislaufregulationsstörungen; gastrointestinale Beschwerden wie Obstipation; Verspannungen der Muskulatur an Rücken, Schultern und Nacken; im sexuellen Bereich Libidoverlust mit Frigidität und Impotenz, Zyklusstörungen; Appetitstörung mit Gewichtsverlust, Schlafstörungen, morgendliches Früherwachen mit Morgentief oder Abendtief

Resignation, Verzweiflung und fehlender Perspektive mit Selbstvorwürfen, Schuldgefühlen und -gedanken bezüglich der eigenen Insuffizienz. Die krankheitsbedingte Leistungsunfähigkeit wird schuldhaft erlebt und führt zum Gefühl der Minderwertigkeit und Wertlosigkeit. Die zentrale Thematik des depressiv-melancholischen Kranken dreht sich immer wieder um Nichtleistenkönnen (Insuffizienz), aber eigentlich Leistensollen (Selbstanklage und Schuldgefühl), Wertlosigkeitsgefühle (Selbstwertproblematik) und Schuldideen (Versagen gegenüber Normen, Belastung für andere etc.). Nichtkönnen, damit keinen Wert für andere und sich zu haben, nicht geliebt und gemocht, nicht geschätzt und ernstgenommen zu werden, damit eigentlich überflüssig zu sein, keinen Wert im Leben zu haben und daran auch selbst schuld zu sein, charakterisiert das eingeengte depressive Denken. Daraus wird auch die Logik zur Suizidalität („Wenn es mich nicht mehr gibt, fällt dies gar nicht auf", oder: „Die anderen sind besser dran, wenn es mich nicht mehr gibt" u.ä.) nachvollziehbar. Hinzu kommen Denkhemmung, Grübeln und Gedankenkreisen immer um die gleiche Thematik. Depressive Merk- und Konzentrationsstörungen sind im Zusammenhang mit der Denkhemmung zu sehen und nicht hirnorganischer Genese. Verlust von Interesse, Aufmerksamkeit, Initiative, Kreativität, oftmals einhergehend auf der Verhaltensebene mit Rückzugstendenz oder einer allgemeinen Apathie ergänzen das Bild. Im *psychomotorisch-intentionalen Bereich* ist das Grundphänomen die Antriebsstörung mit Ausprägung in Richtung der Agitiertheit oder Hemmung. *Vegetativ-somatische Phänomene* gehören obligat und nosologisch unspezifisch zum allgemeinen Symptombild eines depressiven Syndroms. Zentrale Störung ist hier die insgesamt reduzierte Vitalität, die sich in einer allgemeinen Minderung von Energie und Kraft, rascher Erschöpfbarkeit, krankhaftem Aussehen mit Voralterung ebenso zeigt wie in organspezifischen Beschwerden im kardiovaskulären oder vor allem gastrointestinalen Bereich. Hinzu kommen Leibgefühlsstörungen (Druckgfühle im Kopf, Engegefühle im Brustkorb, Helmgefühl über dem Kopf), Appetitstörungen, oft mit Gewichtsverlust und chronischer Obstipation, Schlafstörungen (Ein- und Durchschlafstörungen, verkürzter Schlaf, subjektives Empfinden nicht geschlafen zu haben). Frühwachen mit Morgentief im Sinne der biorhythmischen Störung verweist, gemeinsam mit jahreszeitlicher Periodik, mit saisonalen Schwankungen auf eine Beteiligung des chronobiologischen Systems. Andererseits können auch Tagesschwankungen psychologische Gründe haben, wie z.B. das Sichzurückziehenkönnen ins Bett oder die Heimkehr des Partners von der Arbeit. Bei beiden Geschlechtern finden sich im sexuellen Bereich Unlust- und Libidoverarmung, beim Mann Erektionsunfähigkeit, bei der Frau häufig ausbleibende Anfeuchtung der Schleimhäute (die beiden letzteren Phänomene können auch Antidepressiva-Nebenwirkungen sein).

Das hohe *Suizidrisiko bei Depressiven* ist allgemein bekannt. So gehört zur Erhebung eines depressiven Syndroms grundsätzlich auch ein *offenes, ernstnehmendes und direktes Fragen nach Suizidalität:* Ruhe- und Todeswünsche; Suizidideen, -absichten oder konkrete -pläne; Suizidversuch in der eigenen Vorgeschichte, im aktuellen Umfeld; zu erfragen ist auch das Ausmaß des aktuellen Handlungsdrucks und der Bereitschaft, sich auf das therapeutische Angebot einzulassen.

Nach der *Ausprägungsrichtung der psychomotorischen Störung* (Hemmung oder Agitiertheit) sowie nach Symptomschwerpunkten werden für die Psychopharmakotherapie verschiedene Syndrome unterschieden:

1. agitierte (meist agitiert-ängstlich),
2. gehemmte (gehemmt-apathisch oder gehemmt-ängstlich),
3. larvierte (vegetativ-somatischer Schwerpunkt) und
4. gehemmte oder agitierte depressive Syndrome mit stimmungskongruentem Wahn.

Diese Unterscheidung erweist sich für die Anwendung von Antidepressiva als sinnvoll, da bezüglich ihres initialen Effekts sich diese in solche mit einer eher sedierend-anxiolytischen und solche mit einer eher antriebssteigernden (nichtsedierenden) Wirkung einteilen lassen. Erstere sind sinnvoll bei unruhigen und ängstlichen Depressionen, bei Depressionen mit Wahnsymptomatik und/oder Suizidalität; letztere sind bei apathisch-avitalen und gehemmt-apathischen Zustandsbildern (gehemmte Syndrome ohne Angst und ohne Wahn) angebracht.

Die Häufigkeit der larvierten Depression ist wahrscheinlich überschätzt worden, die meisten depressiven Syndrome sind als solche erkenn- und diagnostizierbar, also nicht „larviert". Bei einem Teil chronischer Schmerzsyndrome wird neuerdings auch eine „larvierte" Depression diskutiert.

Anmerkung zur depressiven prämorbiden Persönlichkeit

Zu einer ausführlichen Darstellung von mehr oder minder typischen *Persönlichkeitszügen depressiver Kranker* (z.B. Typus melancholicus, Überverpflichtungstyp), zur Konfliktdynamik bei neurotischen und endogenen Depressionen, zur Persönlichkeitsstruktur Depressiver in der Auseinandersetzung mit der Umwelt wird auf die einschlägige Literatur verwiesen (z.B. Arieti u. Bemporad 1093).

Der depressiv Kranke zeichnet sich häufig aus durch einen Mangel an Selbstvertrauen, er bleibt initiativelos, vermeidet Selbstbehauptung und Aggression, neigt dazu, Auseinandersetzungen eher aus dem Wege zu gehen, sich in Abhängigkeit und Nähe anderer zu begeben. Aus der Angst vor Verlust von Anerkennung und Liebe anderer entstehen Trennungsängste, Ablösungs- und Autonomieprobleme, Anlehnung an andere und Vermeidung von Selbständigkeit, wobei häufig Riesenerwartungen und Delegation von Verantwortung für sich, Gesundheit und Leben an andere (z.B. Therapeuten) auffallen. Gefährdung von Beziehung, von therapeutischer Hilfe, schon der Verdacht auf Distanzierung des anderen führt zu einer Verstärkung des Klagens, der Hilfsbedürftigkeit, des Angewiesenseins auf Zuwendung, Verständnis, Nähe. Alkoholabusus oder Medikamentenmißbrauch (Benzodiazepine) spielen häufig eine Rolle als Ersatzzuwendung. Andererseits verfügen Depressive in ihren gesunden Zeiten über Humor und Einfühlungsvermögen, sie vermitteln Nähe, Geborgenheit, neigen zum Altruismus, betrachten das Leben in einer vertieften Ernsthaftigkeit. Zwei Aspekte wirken sich in der Arzt-Patient-Beziehung aus: Die *„emotionale Mangelsituation"* des Depressiven und die *„Klage"*. In der Lebensgeschichte von Depressiven finden sich häufig Mangelsituationen in der Kindheit. Mangel bedeutet, neutral gesprochen, unzureichende emotionale Kommunikation in der frühen Kindheit, das Fehlen wachstumsfördernder Auseinandersetzungen, global eine Störung der Mutter-Kind-Beziehung (Vogel 1989). Menschen, die in derartigen emotionalen Mangelsituationen aufwachsen, entwickeln Überlebensstrategien, denn sie erleben die Welt als dauernde Wiederinszenierung ihres „existentiellen Grundgefühls von Zuwenig". Diese Überlebensstrategien stehen unter dem Zeichen der Anpassung an die Umgebung in Beziehung und Leistung um den Preis der individuellen Entfaltung. Depressive Menschen können nicht fordern, nicht planen, nicht wünschen, haben keine weitgreifende Zukunft, und die Verzichtslinie ist begleitet von Bitterkeit, nämlich zu kurz gekommen zu sein, und Schuldgefühlen, wenn man einmal etwas gewollt hat. So kristallisieren sich zwei Persönlichkeitszüge bei diesem Bemühen heraus, wobei die eine durch ihr Streben und ihre Leistung Fremdwertschätzung und damit eigenes Selbstwertgefühl erwirbt. Solche Menschen werden, so lange alles gut geht, nie therapiebedürftig. Gelingt jedoch eine solche Reparatur nicht, so unterliegen diese Menschen mit einem geringen Selbstwertgefühl extremen Schwankungen, die von außen wie von innen hervorgerufen werden können. Am deutlichsten treten diese Schwankungen in Beziehungen zutage. Die zweite Möglichkeit der Reparatur des gestörten Selbstwertgefühls geschieht durch symbiotische Anpassung an einen Partner (auch Eltern), der Stärke, Kraft und Zuversicht vermittelt, meist aufgrund einer eigenen depressiven Struktur leider häufig aber auch keine Autonomie, Distanz und Unabhängigkeit zuläßt. So sind Ehen von Depressiven äußerlich zwar belastbar, andererseits findet man in einem höheren Maße Trennungs- und Angriffsimpulse in heftigem Wechsel mit Verlustängsten. Dies bildet die Art und Weise der Beziehungen in der Kindheit und Jugend zu den primären Bezugspersonen in der Familie ab. Die Erwartung des Patienten an den Arzt ist dann häufig die einer Reparatur der Befindlichkeit, Besserung der Symptomatik, damit einer Wiederherstellung der Leistungsfähigkeit und Restaurierung der Beziehung zwischen Fremd- und Selbstwertgefühl. In der Beziehung zum Arzt fordern depressive Patienten ein hohes Maß an Nähe, Zuwendung; andererseits klagen sie entwertend-aggressiv über fehlenden Therapieerfolg, Verschlechterung, die erst jetzt in der Therapie eingetreten sei, als sei der Arzt für sie und ihre Befindlichkeit völlig verantwortlich und als gebe es keinen Krankheitsprozeß. Betrachtet man die *„Klage" depressiv Kranker,* so muß man das „leere Jammern" davon abtrennen. „Klage" ist der angemessene Ausdruck für das Unglück eines Menschen, wobei die Klage sich wiederholen, sich steigern, sich verändern kann. Dies muß der Arzt ertragen. Es könnte nämlich sein, daß in einer lange Reihe von unbefriedigenden Beziehungen der Arzt der erste ist, der die Klage des Depressiven als Ausdruck seiner emotionalen Situation anhört, damit die Kindheitsgeschichte neu belebt und eine Entlastung ermöglicht. Das Geschehene, der erlebte Mangel, die körperliche Störung können zunehmend als Geschick, als „Sosein" betrachtet werden. Dann kann der Blick von der Klage über Vergangenes in Richtung Zukunft gewendet werden. Die

Vergangenheit – so trivial das klingt – und die erlittenen emotionalen Defizite können nicht verändert werden. Es geht um Akzeptanz des Vergangenen und des entstandenen Soseins mit Wunden, die nur vernarben können. Die Gesprächs- und Beziehungssituation zum Arzt, der im Rahmen unseres Gsundheitssystems der legitime Ansprechpartner für Befindlichkeitsstörungen über die primären Bezugspersonen in Herkunfts- und eigener Familie hinaus ist, muß entsprechend gestaltet werden, damit Gespräch und Beziehung über die Symptomebene hinaus möglich werden. Die Klagsamkeit eines depressiven Patiente muß ihren Raum haben, sollte jedoch über das Lebensgeschichtliche hinaus in die aktuelle Lebenssituation und die Zukunftsperspektive gewendet werden.

Nosologische Diagnostik

Die *traditionelle dichotome Nosologie* in psychogene und endogene Depressionsformen (Tabelle 5) wird im schichtdiagnostischen Ansatz von Hole (1979) in der Nachfolge von Weitbrecht u. Kielholz durch die Einführung mehrschichtiger Depressionsformen aufgelockert. Zwar werden die *Gemeinsamkeiten der psychoreaktiv-neurotischen und der unipolaren* (nur depressiven) *endogenen Depression* hinsichtlich ihrer Psychopathologie, ihrer Auslösung (Konflikt- oder Strukturproblem), ihres Verlaufs (akute Erkrankung, Chronifizierung), ihres Therapieansatzes (Standard: Kombination von Antidepressiva und Psychotherapie) und ihrer Gefährdungsprobleme (Suizidalität) heute unterstrichen und die Gruppe der bipolaren (manisch-depressive Erkrankung) und der unipolaren affektiven Störungen getrennter gesehen, für den Alltag bietet sich jedoch auch heute noch die ätiopathogenetisch orientierte Unterteilung in psychogene, endogene und somatogene Depressionsformen an.

Zur Illustration neuerer Entwicklungen, wie sie im amerikanische DSM-III-R und nun auch in der europäischen ICD-10 manifest werden, seien die diagnostischen Kriterien der „major depression" (Tabelle 6) in der verkürzten Fassung von Holsboer u. Pöldinger (1988) gezeigt. Das Wesentliche dieser operationalisierten Psychopathologie (wobei die Nähe zum „depressiven Syndrom" offensichtlich ist) besteht darin, daß bestimmte Symptome und deren Vorliegen über eine Zeitdauer sowie die Abgrenzung gegenüber der bisherigen Befindlichkeit gefordert werden. Die damit erreichte internationale Vergleichbarkeit depressiver Störungen führt zu einer ätiopathogenetisch atheoretischen Diagnostik, wenngleich das DSM-III-R auch die Persönlich-

Tabelle 5. Systematik und Genese der Depressionen (nach Hole 1979; schichtdiagnostischer Ansatz, mod.)

Nosogosiche Hauptgruppe	Klinische Diagnose	Pathogenetischer Schwerpunkt
Psychogene Depressionen	*Reaktive* Depressionen Depressive *Entwicklungen* Erschöpfungsdepressionen, Entwurzelungsdepressionen, u. a.) *Neurotische* Depressionen	einmaliges besonderes Erlebnis affektive Dauerbelastung unbewußte Störfaktoren und Konflikte

Mehrschichtige Depressionen (z. B. endo-reaktive und endo-neurotische Depressionen, endomorphe, „vitalisierte" depressive Reaktionen)

Endogene Depressionen	*Periodische* Depressionen (mit Involutionsdepressionen) *Zyklische* Depressionen (= bei manisch-depressiven Psychosen) Depression bei Schizophrenie	unbekannte Ursache/Erbfaktoren (zusätzlich psychogene und somatogene Auslösbarkeit)

Mehrschichtige Depressionen (z. B. Wochenbett- und klimakterische Depressionen, endogene und reaktive Altersdepressionen

Somatogene Depressionen	*Organische* Depressionen /z. B. bei seniler Demenz, Hirntumor, Arteriosklerose) *Symptomatische* Depressionen (z. B. postinfektiös, toxisch, endokrin, postoperativ)	bekannte zerebrale Krankheiten bekannte extrazerebrale Krankheiten (= „exogen")

keitsentwicklung und deren Störungen, die soziale Situation und das Vorliegen körperlicher Erkrankungen einbezieht. Die Aufteilung in psychoreaktiv-neurotische und endogen-psychotische Depressionsformen dagegen stellt eine Schwerpunktsetzung hinsichtlich Verursachung und auslösender Ereignisse, Konflikt- oder Strukturproblematik dar und beinhaltet damit auch einen Hinweis bezüglich der Einbeziehung psychotherapeutischer und/oder antidepressiv-medikamentöser Behandlungsmöglichkeiten. So muß bei psychore-

Tabelle 6. Diagnostische Kriterien des „major depressive syndrome" im DSM III-R (nach Holsboer u. Pöldinger 1988)

---

a) Mindestens 5 der folgendenSymptome müssen während des gleichen 2wöchigen Zeitraums bestanden haben (und müssen eine Veränderung gegenüber der bisherigen Leistungsfähigkeit darstellen); von diesen 5 Symptomen muß mindestens eines (1) depressive Verstimmung oder (2) Verlust von Interesse oder Freude sein.
   1. Depressive Verstimmung, fast ganztags, fast täglich, subjektiv und objektiv
   2. Verlust von Interesse und Freude, fast ganztags, fast täglich
   3. Gewichtsabnahme oder -zunahme bei vermindertem oder gestörtem Appetit
   4. Schlaflosigkeit oder vermehrter Schlaf fast täglich
   5. Psychomotorische Unruhe oder Verlangsamung
   6. Erschöpfung und Energieverlust
   7. Gefühl der Wertlosigkeit, übermäßige Schuldgefühle (bis Wahn)
   8. Verminderte Denk- und Konzentrationsfähigkeit oder Entschlußlosigkeit
   9. Wiederkehrende Gedanken an Tod, Suizidideen, Suizidversuch

b) 1. Ausschluß von organischen Auslösefaktoren
   2. Keine einfache Trauerreaktion

c) Kein vom Affekt isoliertes Auftreten von Wahnsymptomen und Halluzinationen vor/während und nach der affektiven Erkrankung für eine Dauer von 2 Wochen

d) Keine Überlagerung mit Schizophrenie, schizophreniformer Episode, Wahnkrankheiten oder nicht näher bezeichneter psychiatrischer Störung

---

aktiv-neurotischen Depressionsformen der Allgemeinarzt immer die Notwendigkeit psychotherapeutischer Behandlungsmaßnahmen im methodisch engeren Sinne (kognitive Verhaltenstherapie, tiefenpsychologische Fokal- und Kurztherapie) einbeziehen und bei der endogenen Depression ebenfalls die Notwendigkeit psychotherapeutischer Behandlungsmaßnahmen bedenken. Antidepressive Medikation ist bei endogener Depression neben anderen biologischen, nichtpsychopharmakologischen Behandlungsmaßnahmen wie Schlafentzug, Lichttherapie, Elektrokrampftherapie (letzteres bei wahnhaft Depressiven als Ultima ratio) obligat, während bei der psychogenen Depression Ausmaß der Erkrankung, Leidensdruck des Patienten, Ausprägung der Symptomatik (Schlafstörungen, Unruhe und Getriebenheit, vegetative Symptomatik, kognitive Einengung) die Notwendig einer antidepressiven Medikation bedingen.

Rahmenbedingungen und praktische Aspekte der Therapie

Rahmenbedingungen

Die nachfolgenden Ausführungen beziehen sich auf das therapeutische Setting und zielen nicht auf spezifische Therapiemaßnahmen (Übersicht s. Tabelle 7) wie Antidepressiva, Psychotherapie, Lichttherapie oder Schlafentzug. Hierauf wird in anderen Kapiteln dieses Buches abgehoben.

Rahmenbedingungen für ein ärztliches Gespräch mit dem depressiv Kranken sind: entspannte Atmosphäre, möglichst störungsfrei (keine Praxishelferin, die hereinkommt oder Rezepte unterschrieben haben will), eine offene Sitzsituation (nicht über den Schreibtisch hinweg, wenn dies zu vermeiden ist), Gespräche evtl. auch ohne weißen Mantel, um den psychotherapeutisch-stützenden Aspekt zu betonen.

Dabei ist zwischen Erst- und nachfolgenden Gesprächen zu unterscheiden. Ein *Erstgespräch* dient der Syndromdiagnostik, wobei es um Befunderhebung und Planung der Therapie geht, zusätzlich um differentialdiagnostische Abklärung (Ausschluß von Suchterkrankung, Konversionsneurose; depressive Erkrankung im Rahmen bzw. als Ausdruck einer körperlichen Erkrankung usw.). Ein Erstgespräch wird dann zum Notfallgespräch (trotz vollen Wartezimmers in der Praxis), wenn es um Wahnsymptomatik und/oder Suizidaität geht. Erst- und Notfallgespräche sollten 40–60 min dauern, nachfolgende Gespräche bei normalem Verlauf regelmäßig wöchentlich stattfinden und 20–30 min dauern. Bei akuten Krisen sind evtl. tägliche Kontakte oder auch Telefongespräche notwendig und vom Patienten positiv erlebte Partner, Angehörige, Bezugspersonen mit Einverständnis des Patienten einzubeziehen. *Inhaltlich* geht es um die *Symptomatik,* die Klärung der *Lebenssituation,* des Vorliegens von aktuellen und chronischen Belastungen, von negativ erlebten *Lebensereignissen,* um die *Behandlungsstrategie* auf der pharmakologischen Ebene (Wirkung und Nebenwirkungen von Medikation), auf der psychotherapeutischen Ebene um Entscheidungen der *Behandlung durch den Hausarzt* selbst oder um die *Zusammenarbeit mit einem niedergelassenen Psychiater/Psychotherapeuten* bzw. klinischen Psychologen mit entsprechender Kompetenz.

Tabelle 7. Therapie der Depression/Behandlung depressiv kranker Menschen (nach Wolfersdorf 1992b) – Übersicht zu heutigen Standards

I. *Psychotherapeutische Maßnahmen*
(im weiteren und methodisch engeren Sinne, verbale Maßnahmen)

1. Das *„allgemeine ärztliche Gespräch"*:
   Diagnostik, Begleitung, Management; hilfreich, strukturierend

   „Psychotherapeutisches Basisverhalten" als theoriegeleitetes spezifisches Umgehen mit Depressiven:
   (empathisch-einfühlsam und depressives Erleben akzeptierend; Hoffnung vermittelnd, positive Verstärkung nichtdepressiver Äußerungen, Handlungen; aktivierend als Gestaltung von Tagesstruktur mit positiver Verstärkung, gezielter Ablenkung und Aktivierung)

2. *Methodisch orientierte Psychotherapie:*
   - Setting:
     a) Einzelpsychotherapie:
        anfangs bis ausreichende Ich-Stärke evtl. für Gruppe, wenn belastbar, nicht suizidal; Einzelpsychotherapie von Depressiven meist bevorzugt
     b) Gruppenpsychotherapie:
        häufig eher unter stat. Bedingungen; Förderung von Interaktion und gegenseitiger Erfahrung etc.
   - Methode:
     a) tiefenpsychologisch orientierte Fokaltherapie:
        konflikt- oder strukturbezogen, vorübergehend destabilisierend, einsichtsorientiert
     b) kognitive Verhaltenstherapie:
        strukturierend mit Handlungsanweisung, Erkennen von depressiven Denkweisen, Verhaltenstraining
     c) interpersonale Therapie:
        fokussiert auf aktuelle Beziehungsstrukturen, zwischenmenschliche Belastungen; Psychodynamik und Management

3. *Systemische Therapie:*
   Angehörigenarbeit, Familientherapie, -gespräche:
      Einbeziehung des aktuellen engeren und weiteren Beziehungsumfeldes, oft fließender Übergang zu soziotherapeutischen Maßnahmen
   a) Angehörigengespräche, Angehörigengruppen
   b) Familiengespräche, -therapie
   c) Arbeitsumfeld, Vorgesetzte

Tabelle 7. Fortsetung

II. Biologische Therapieformen

1. Therapie der akuten Depression mit *Medikamenten*:
   Antidepressiva, manchmal kombiniert mit Benzodiazepintranquilizern, nieder- oder hochpotenten Neuroleptika (bei depressivem Wahn erforderlich, bei Therapieresistenz als Adjuvans)

2. *Dauertherapie mit Antidepressiva* als Verschlechterungs- oder/und Rezidivprophylaxe bei unipolaren, nur z. T. gebesserten oder chronischen Verläufen

3. *Rückfallprophylaxe* bei uni- und bipolaren (manisch-depressiv) affektiven Erkrankungen mit Lithium, Carbamazepin

4. *Nichtmedikamentöse Behandlungsmöglichkeiten*:
   Schlafentzug
   Lichttherapie
   Elektrokrampftherapie

III. Unspezifische verbale und nonverbale Therapieformen, hilfreich für Depressive als entspannende, körperbezogene und indirekt strukturbezogene Methoden

1. *Entspannungsmethoden:*
   Muskelentspannungstraining nach Jacobson, Atemübungen, autogenes Training (in akuter Depression nur Schwere- und Wärmeübung, sonst eher nach Besserung), Yoga u. ä. in der depressionsgebesserten Zeit

2. *Bewegungstherapie*
   konzentrative Bth, Gymnastik, Sport (Schwimmen, Jogging, Fahradfahren) als aktive Formen

3. *Massagen* (Rücken-Schulter-Muskulatur bei Angst, Verspannungen), Krankengymnastik (z. B.bei längerer Inaktivität) und Übergang zu aktiver Gymnastik, entspannende Bäder (abends Schlafförderung), Sauna, Kneippen

4. *Musiktherapie:*
   Entspannung, indirekte Methode zur Veränderung von einengenden Charakterzügen: Reduzierung von Aggressionshemmung, verbesserter Zugang zu innerem Erleben und Ausdruck/Mitteilung per Instrument; Kommunikation

5. *Ergotherapie:*
   Beschäftigungs- und Gestaltungstherapie
   (selten Arbeitstherapie): Ausdruck von innerem Erleben, Tätigsein trotz subjektivem Insuffizienzerleben; Lockerung zwanghafter Züge durch Verwendung spezifischer Materialien; Erfolgserlebnis, Auseinandersetzung/Selbstbehauptung in Gruppenarbeiten mit anderen

Erstgespräch

Ein Erstgespräch ist immer auch der *Beginn einer therapeutischen Beziehung:* Redenlassen, sich erzählen lassen, damit auch Klage über Symptomatik zulassen, wobei der Arzt empathisch-einfühlsam, depressives Erleben akzeptierend, den Patienten wertschätzend zuhören soll, offenstehende Fragen direkt ansprechen (z.B. Suizidalität) und Hoffnung im Rahmen der gemeinsamen Arbeit anbieten soll. Es genügt nicht, auf die erwartete Wirkung von Antidepressiva zu verweisen, sondern der Arzt ist Begleiter des depressiven Menschen durch die depressive Krise und u.U. auch darüber hinaus für einen langen Zeitraum.

So wird für den weiteren Therapieverlauf das *Angebot regelmäßiger Gespräche* notwendig, die immer mehr *von der Klage* über Symptomatik zur Klage über Lebenssituation, biographische Faktoren, zur aktuellen Beziehungs- und Arbeitssituation und *zur Zukunftsperspektive* reichen. Die *Besprechung* von Wirkung und Nebenwirkung von *Antidepressiva*, das *Fragen nach suizidalen Impulsen,* die *Gestaltung der Tagesstruktur* vom morgendlichen Aufstehen über Aktivitäten gemeinsam mit den Angehörigen bis zum abendlichen, nicht zu frühen Insbettgehen, die *Einbeziehung anderer hilfreicher Institutionen,* die als Gesprächspartner dienen können (sozialpsychiatrische Dienste, Gemeindeschwester, Nachbarschaftshilfe, Gemeindepfarrer, Telefonseelsorge u.ä.) sind zu bedenken. So entwickelt sich die anfänglich eher von der Kenntnis der Erkrankung und der Autorität des Arztes getragene hilfreiche Beziehung hin zu einer partnerschaftlichen Gesprächsführung, einer Förderung von Entwicklung, von Aktivitäten des Patienten mit Motivation zu Veränderungen im Leben, zum Ausprobieren anderer Verhaltensweisen, die evtl. mehr positive Verstärkung, mehr Anerkennung bringen.

Bei einer Ersterkrankung bzw. einem unkomplizierten *Behandlungsverlauf* muß man sich auf mindestens ein halbes Jahr, besser 8–12 Monate einrichten. Üblicherweise ist auf der Symptomebene mit einer Besserung in einem Zeitraum von 6–8 Wochen zu rechnen. Danach geht es um eine Stabilisierung der Befindlichkeit, um die Wiedererlangung der Leistungsfähigkeit, um den Neubeginn von Arbeit, Wiederaufnahme von Verpflichtungen und die dabei erlebten Schwankungen, Belastungen. Viele depressive Menschen, die wieder an ihren Arbeitsplatz zurückgekehrt sind, ob dies nun Haushalt oder Firma ist, berichten von insgesamt 8–12 Monaten, bis sie wieder die „alten" bzw. die „neuen" waren.

Für die regelmäßige Gesprächsführung empfiehlt sich die Erfahrung vieler Allgemeinärzte, die sich für ihre „psychischen Patienten" einen Nachmittag regelmäßig freihalten und dazu sich auch Zeit zur Vorbereitung und Nachbereitung der jeweiligen Gespräche einplanen. In der Hektik einer allgemeinärztlich-internistischen Praxis ist es sonst unmöglich, sich von der Notfallaktivität bei Verdacht auf einen Herzinfarkt auf einen depressiven Menschen und dann wieder auf einen Patienten mit einem akuten Asthmaanfall einzustellen.

Grundsätzlich gehört zur Diagnostik bei einem depressiv Kranken auch die *Abklärung der somatischen Seite: Laborparameter, EKG* (auch bei jüngeren Patienten ohne bekannte kardiale Problematik wegen der medikamentösen Therapie), bei Ersterkrankungen *EEG* bzw. *kraniales Computertomogramm* zum Ausschluß zerebraler Prozesse; eine ausführliche *internistisch-neurologische körperliche Untersuchung*. Bei antidepressiver Medikation müssen EKG, Blutbild, Leberenzyme, Kreatinin, Blutdruck und Puls anfänglich monatlich, später vierteljährlich kontrolliert werden. Das Vorliegen anderer internistischer und neurolgischer Symptome erfordert die weitere körperliche Abklärung.

Am *Ende eines Erstgesprächs* muß der Allgemeinarzt wissen:

1. Der Patient ist depressiv, hat eine depressive Erkrankung.
2. Es handelt sich um eine primäre Depression; eine andere psychische Erkrankung oder eine Depression bei einer körperlichen Erkrankung liegen nicht vor.
3. Der Patient ist ausgeprägt agitiert-ängstlich (ja/nein), er hat eine Wahnsymptomatik (ja/nein), ist akut suizidgefährdet (ja/nein), er ist schwer psychomotorisch gehemmt, vielleicht sogar stuporös (ja/nein).
4. Bezüglich der sozialen bzw. Beziehungssituation muß der Arzt wissen: aktueller Beziehungskonflikt (ja/nein), so daß der Patient bei ambulanter Behandlung zuhause im Konfliktfeld bleibt; positiv oder negativ erlebte Beziehungspersonen (ja/nein); Vereinsamungssituation, z.B. im Alter (ja/nein).
5. Zusätzliche körperliche Erkrankung (ja/nein); Medikation, die depressionsfördernd oder -auslösend sein kann (ja/nein); insgesamt andere körperliche oder psychische Erkrankung, die der Mitbehandlung bedarf (ja/nein).

So ist es am Ende des Erstgesprächs nicht so wichtig, ausführliche Kenntnis der Biographie des Patienten zu haben; dies wird Inhalt nachfolgender Termine. Am Ende des Erstgesprächs muß die Entscheidung über das weitere Vorgehen getroffen werden: Ambulante oder stationäre Therapie (wer, wie, wo)? Liegen absolute Indikationen für Einweisung in eine psychiatrische Klinik (akute Suizidalität, Wahn, psychomotorischer Stupor, extreme Agitiertheit) vor? Gibt es relative Indikationen für eine stationäre Therapie (starke Komorbidität mit körperlicher Erkrankung, schwierige soziale Situation usw.)?

Die *Entscheidung,* ob ein Patient unter *ambulanten Bedingungen* behandelt werden kann oder eine *stationäre psychiatrisch-psychotherapeutische Behandlung* sinnvoll und notwendig ist, hängt von einer Reihe von Faktoren ab:

1. Das Vorliegen eines depressiven *Wahns* ist eine absolute Indikation für stationäre Therapie. Dieser Verantwortung darf sich der erstbehandelnde Arzt nicht entziehen, da es dabei häufig auch um die Frage von akuter Suizidalität geht. Ein als wahnhaft depressiv erkannter Patient darf nicht alleine gelassen werden, sondern muß direkt in Begleitung in die nächste psychiatrische Klinik gebracht werden.
2. Das *Vorliegen akuter Suizidabsichten mit Planung und hohem Handlungsdruck* und fehlender Bereitschaft des Patienten, sich zuerst auf die Chance einer Therapie einzulassen, ist ebenfalls eine absolute Indikation für eine stationäre psychiatrische Behandlung. Auch hier muß der erstbehandelnde Arzt fürsorglich sichernd handeln und auch für den Zeitraum zwischen dem diagnostischen Gespräch und der Einweisung in eine psychiatrische Klinik die konstante Betreuung und Kontrolle des Patienten durch positiv erlebte Angehörige gewährleisten. Liegen Ruhe- oder Todeswünsche (in dem Sinne, wenn man nicht helfen könne, bleibe dem Patienten nichts anderes übrig, als sich – irgendwann – das Leben zu nehmen), Suizidideen (im Sinne des ambivalenten Schwankens zwischen Hoffnung und Hoffnungslosigkeit, im Sinne der Möglichkeit, mit der gespielt wird) ohne Handlungsdruck und mit der Bereitschaft, sich auf die Behandlung einzulassen, vor, fehlen depressiver Wahn oder auch Vereinsamungssituation, gibt es in der Vorgeschichte, insbesondere in der unmittelbaren, keine Suizidversuche, hat der Therapeut/Arzt auch ein Gefühl des Entstehens einer guten und tragfähigen Beziehung, dann ist auch

eine ambulante Behandlung beim Allgemeinarzt oder Psychiater möglich. Eine zusätzliche Psychopharmakotherapie wegen Suizidalität (niederpotente Neuroleptika, Benzodiazepine) kann neben entlastenden Gesprächen und beginnender Krisenintervention hilfsreich sein bei der Besserung quälender Grübelzustände, innerer Unruhe und Schlafstörungen.
3. *Unklare diagnostische und therapeutische Beziehungen* sind ebenfalls Indikationen für eine stationäre Behandlung, so z.B. fehlende Versorgung des depressiven Patienten, die Kombination Depression und Suchtkrankheit (Alkoholismus, Medikamentenabhängigkeit, Drogenabhängigkeit), die Kombination Depression und dementielle Erkrankung z.B. mit bereits vorliegenden Orientierungsstörungen, dann Zustand nach akutem Suizidversuch, abgebrochen oder gerade durchgeführt, wobei die chirurgische bzw. internistische Versorgung oder die direkte stationäre psychiatrische Versorgung abhängig von Zustand und Befindlichkeit des Patienten sind.

Depressive Patienten werden von Allgemeinärzten und Psychiatern/Nervenärzten behandelt. Beides ist grundsätzlich möglich und fordert von beiden psychotherapeutisch-psychosoziale Kompetenz. Es gibt Allgemeinärzte mit entsprechender Qualifikation, die sich zur Behandlung Depressiver in der Lage fühlen und zwar sowohl von ihrer Persönlichkeit, als auch von ihrer Kompetenz her. Es ist jedoch auch eine Zusammenarbeit Allgemeinarzt und Psychiater, Allgemeinarzt und niedergelassener Psychologe mit psychotherapeutischer Ausbildung, Psychiater und Psychologe mit psychotherapeutischer Ausbildung möglich. Im Anschluß an stationäre psychiatrische Behandlungen werden depressive Patienten an die jeweilig einweisenden Ärzte zurücküberwiesen. Auch hier ist die Zusammenarbeit Allgemeinarzt und Klinikarzt, niedergelassener Psychiater und Klinikpsychiater oder auch Allgemeinarzt und niedergelassener Psychiater notwendig. Aus klinisch-psychiatrischer Sicht ist es oft eine Crux, daß niedergelassene Ärzte sich sehr rasch zu einer Veränderung therapeutischer Empfehlungen, vor allem der medikamentösen Therapie, aufgerufen fühlen. Sofern eine entsprechende Indikation hierfür vorliegt, ist dies selbstverständlich angebracht. Eine grundsätzlich kritische Einstellung zur Psychopharmakotherapie berechtigt jedoch nicht, dem depressiven Patienten eine Schiene antidepressiver Hilfe zu entziehen. Die Zusammenarbeit zwischen Niedergelassenen und Klinikbereich mit gegenseitiger Nachfrage ist hier zu empfehlen.

Therapiedauer

Im *Bereich antidepressiver Medikation* sind häufige Fehler zu kurze Behandlungsdauern, zu rascher Wechsel von Antidepressiva, unzureichende Dosierung, unzureichende Kenntnis von Nebenwirkungen und manchmal leider auch überhaupt eine unzureichende Kenntnis antidepressiver Substanzen und deren Wirkungsmöglichkeiten. Die antidepressive Medikation ist ein wesentlicher Grundpfeiler jeglicher Therapie mit depressiv Kranken und begünstigt in vielen Fällen durch die Symptombesserung psychotherapeutische und psychosoziale Zugangsmöglichkeiten. Allerdings beginnt psychotherapeutisches Umgehen mit dem Patienten nicht erst nach der Symptombesserung, sondern bereits beim Erstgespräch, und eine gute Beziehung ist auch Basis für eine gute Psychopharmakotherapie. Denn der Patient, der sich von seinem Arzt verstanden, angenommen und akzeptiert weiß, wird in der Regel auch besser mit Nebenwirkungen von Antidepressiva umgehen, wird offener über seine Compliance, über seine Problematik, über andere Inhalte reden.

Ein weiterer Fehler ist das Unterbleiben oder die *unzureichende Einbeziehung* von Angehörigen, das *Vergessen der Bedeutung psychosozialer Faktoren*, objektiver oder auch subjektiv erlebter Belastungsfaktoren, chronischer Konflikte, Kränkungen, schwieriger Arbeitsplatzsituationen, insgesamt also der Lebens-, Beziehungs- und Arbeitssituation des Patienten. Wenn der behandelnde Arzt nicht in der Lage ist, sich um diese Problematik selbst zu kümmern, müssen sozialpsychiatrische Dienste, Gemeindeschwester, Sozialarbeiter u.ä. einbezogen werden.

In der Beziehung zu depressiv Kranken besteht häufig die Gefahr der Beschönigung depressiven Erlebens und damit einer *Bagatellisierung* des Leidenden, der sich dann nicht mehr ernstgenommen fühlt und dann auch häufig seinen Arzt und Therapeuten wechselt. Hinweise auf die Schönheit der Natur, auf die Möglichkeiten des Lebens, auf zukünftige Beziehungsmöglichkeiten sind für den Patienten insbesondere in der tieferen Depression fruchtlos, führen eher zum Gefühl des Nichtverstanden- und Nichternstgenommenwerdens. Auch mit Entlastungen (Krankschreibung, in Urlaub oder in die Kur schicken) sollte vorsichtig umgegangen werden. So kann bei einem Beziehungskonflikt eine Krankschreibung erst zu einer Verschärfung des Konflikts führen, da man nun den ganzen Tag miteinander verbringen muß. Eine zu lange Krankschreibung kann auch Schuldgefühle verstärken, wenn dem Arbeitspensum sowieso nicht mehr nachgekommen wurde. Entlastungen und Krankschreibungen bei depressiven Hausfrauen und Müttern ohne Strukturierung des Tages und Einbeziehung von positiv erlebten Beziehungspersonen führen leicht zu Überbelastung der Patientin, die jetzt ja den ganzen Tag Zeit hat, sich um ihre Verpflichtungen zu Hause zu kümmern und sich dabei vermehrt insuffizient und schuldig fühlt. Um in Urlaub oder in eine Kur zu gehen, muß man ,,urlaubs- bzw. kurfähig" sein; dies setzt Genuß- und Kommunikationsfähigkeit voraus. Ein akut depressiver Patient ist nicht in der Lage, Möglichkeiten einer Kur oder eines Urlaubs in Anspruch zu nehmen. Er wird sich eher überfordert fühlen, sich zurückziehen, mit einer Verstärkung seiner depressiven Symptomatik reagieren. Üblicherweise sind Kureinrichtungen quantitativ und qualitativ personell nicht auf depressiv Kranke ausgerichtet. Eine Kureinrichtung oder psychotherapeutisch-psychosomatische Einrichtung muß ein ausreichendes Maß an Fürsorge, Aktivierung und auch eine übergreifende psychophysische Therapieorientierung aufweisen, damit auch Depressive dort behandelt werden können. Das Vorliegen von Wahnsymptomatik, akuten Suizidabsichten, schwierigen sozialen Situationen, ausgeprägter Agitiertheit oder stuporöser Hemmung ist eine Kontraindikation für die Behandlung in den genannten Einrichtungen.

Bagatellisierung und Beschönigung, Überbelastung oder auch vorschnelle Entlastung depressiver Patienten sind die häufigsten Fehler, die gemacht werden.

Schlußbemerkung

Die Behandlung depressiv Kranker umfaßt heute die Kombination psychotherapeutischer und somatischer Therapiemaßnahmen; familien- und partnertherapeutische Arbeit, Einbeziehung von Angehörigen, sozialtherapeutische Maßnahmen im engeren Sinne ergänzen die genannten Ansätze. Gestaltung des therapeutischen Rahmens, Entscheidungen über ambulante oder stationäre Behandlung in Abhängigkeit von den jeweiligen Indikationen, Gestaltung der Arzt-Patienten-Beziehung sowie des Tagesablaufs im ambulanten oder auch im stationären Rahmen, Planung des Behandlungsablaufs, Gesamttherapiedauer sowie angestrebte Ziele (Symptombesserung, Verbesserung der Arbeits- und Beziehungsfähigkeit) sind weitere wichtige Aspekte.

Auf der Ebene der Diagnostik geht es um das depressive Syndrom, nosologisch um psychoreaktiv-neurotische und endogene Depressionsforme, wobei in den neueren Entwicklungen das Streben um Operationalisierung von Symptomen nach Vorhandensein, Ausprägung, zeitlichen und Verlaufskriterien deutlich wird.

Literatur

American Psychiatric Association (1989) Diagnostic and statistical manual of mental disorders, 3rd edition, revised. Deutsch: DSM-III-R. Beltz, Weinheim Basel

Angst J (1991) Epidemiologie, Verlauf und Diagnostik der Depression. Vortrag beim Workshop: „Depression: Beziehungen zwischen medikamentösen und nicht-medikamentösen Behandlungsmöglichkeiten", 19. April 1991, Lugano/Schweiz

Angst J, Dobler-Mikola (1985) The Zürich study IV. A continuum from depression to anxiety disorders? Eur Arch Psychiatr Neurol Sci 235: 171–178

Arieti S, Bemborad J (1983) Depression. Klett-Cotta, Stuttgart

Beck AT, Rush AJ, Shaw BF, Emery G (1981) Kognitive Therapie der Depression. Urban & Schwarzenberg, München Wien Baltimore

Burke JD, Regier DA (1988) Epidemiology of mental disorders. In: Talbot JA et al. (eds) Textbook of psychiatry. American Psychiatric Press, Washington DC

Fichter MM, Witzke W (1990) Affektive Erkrankungen. In: Fichter MM (Hrsg) Verlauf psychischer Erkrankungen in der Bevölkerung. Springer, Berlin Heidelberg New York, S 112–144

Gastpar M (1986) Epidemiology of depression (Europe and North America). Psychopathology 19 [Suppl 2]: 17–21

Hole G (1979) Das depressive Syndrom in der Allgemeinpraxis. Ärztl Prax 31: 2354–2359, 2385–2389

Holsboer E, Pöldinger W (1988) Diagnostik depressiver Syndrome. Neue Entwicklungen. In: Wolfersdorf M,. Kopittke W, Hole G (hrsg) Klinische Diagnostik und Therapie der Depressionen. Roderer, Regensburg

Lönnquist J (1980) Epidemiology of depression. Psychiatr Fenn [Suppl] 11–15

Seligman MEP (1979) Erlernte Hilflosigkeit. Urban & Schwarzenberg, München Wien Baltimore

Vogel J (1989) Psychotherapie depressiver Erkrankungen. Aspekte emotionaler Mangelsituationen in der Kindheit. Neurol Psyschiatr 3: 254–256
Wolfersdorf M (1992a) Hilfreicher Umgang mit Depressiven. Hogrefe, verlag für Angewandte Psychologie, Göttingen Stuttgart
Wolfersdorf M (1992b) Depressives Kranksein. Quintessenz, München

Sachverzeichnis

Abhängigkeit 96
- Abhängigkeitsproblematik 96
acetylcholinerge Neurotransmitterrezeptoren 20
advanced-sleep-phase-Syndrom 41
affective disorder, seasonal 37
affektiv-emotionale Symptome 199
affektive Störungen 193
- organisch bedingte 100
agierte Syndrome 202
Agitiertheit 199
Aktivitäten
- ärztliches Gespräch 166
- des Therapeuten, kognitive Therapie 70
akut suizidal depressive Patienten 171
Akutbehandlung depressiv Kranker 70
Alkohol 28
Allgemeinarzt und Depression 194ff.
α-adrenerge Neurotransmitterrezeptoren 19, 20
Alter und Depression 31, 121ff.
- Altengesprächsgruppen 174
- altersbedingte Risiken 126
- Behandlung 121ff.
- Compliance 130
- depressive Syndrome 121, 122
- Elektrokrampftherapie 131
- Entzugssyndrom 131
- Familientherapie 132
- Involutionsdepression 123
- Isolation 133
- Kombinationstherapien 130
- "low-dosage dependency" 130
- medikamentöse Nebeneffekte 126
  - 128, 130
- Milieutherapie 132
- Multimorbidität 124
- Paartherapie 132
- Polypharmazie 124
- Pseudodemenz 125
- psychosoziale Vernetzung 133
- Psychotherapie 131
- reaktive Depressionen 123
- Remissionsrate 133
- Suizidhandlung 126
- Suizidrisiko 133
- Therapiemöglichkeiten 126, 127
ambulante/stationäre Behandlung, Entscheidungskriterien 213
Amine, endogene (s. auch endogene Amine) 15, 16, 21
Aminhypothese 16, 17
Amitriptylin 177, 179
analytische Psychotherapie bei endogenen Depressionen 88, 95
Anamnese, biographische 96
Angehörige von Depressiven
- ärztliches Gespräch 139ff.
- Angehörigengruppen 174
- Hilfe für 153
- soziales Umfeld 145
Ängste 141
- rekurrierende kurze Angstzustände 4

"anniversary reactions" 92, 93, 96
Antidepressiva 27ff., 103
- andere Strukturen 177, 179
-- Fluvoxamin 177, 179
-- Trazodon 177, 179
- Applikationsformen 180
-- intramuskulär 180
-- intravenös 180
-- oral 180
- Auswahl 176
- Behandlung bei älteren Patienten 31
- Behandlungsdauer 180
-- Absetzen 180
-- Symptomfreiheit 180
- Depressionsbehandlung 9
- Fehler bei antidepressiver Medikation 215
- MAO-Hemmer 177, 179
-- Isocarboxazid 177, 179
-- Moclobemid 177, 179
- Muster der psychopathologischen Symptomatik 176
- Nebenwirkungsprofil 177
- neuere 31, 32
- Tagesdosis, initiale 178
- Testdosis 178
- tetrazyklische 177, 179
-- Maprotilin 177, 179
-- Mianserin 177, 179
- therapieresistente Depressionen 181
-- Definition 181
-- Gründe für ausbleibenden Behandlungserfolg 182
-- therapeutische Möglichkeiten 183
- trizyklische 29 - 31, 177, 179
-- Amitriptylin 177, 179
-- Clomipramin 177, 179
-- Desimipramin 177, 179
-- Dibenzepin 177, 179
-- Doxepin 177, 179
-- Imipramin 177, 179
-- Lofepramin 177, 179
-- Nortriptylin 177, 179

- Wirkungseintritt 180
-- Spontanremission 180
-- Wirkungslatenz 180
- Wirkungsmechanismus 15 - 25
- Zusatzmedikation 181
-- Anxiolytikum 181
-- Hypnotikum 181
Anxiolytikum, Zusatzmedikation zu Antidepressiva 181
Appetitstörungen 195
Arzt-Patient-Beziehung 142
- Balint-Arbeit 142
ärztliches Gespräch 157, 162 - 165
- Aktivitäten 166
- allgemeines 209
- mit Depressiven und ihren Angehörigen 139ff.
- Empathie 166
- formale und inhaltliche Aspekte 164
- Gesprächsinhalt 164
-- Belastungen 164
-- Lebenssituation 164
-- Symptomatik 164
-- Vermittlung von Hoffnung 164
- psychotherapeutisches Basisverhalten 163, 165
- Rahmenbedingungen 208
- Verstärken nichtdepressiver Äußerungen 164
Attribution 65
- globale 65
- internale 65
- stabile 65
Attributionsstil, depressiver 64
Äußerungen, Verstärken nichtdepressiver Äußerungen im ärztlichen Gespräch 166
Auslöser 89, 93
automatische Gedanken 66

Bagatellisierungstendenzen 167
Balint-Arbeit/-Methode 141, 142
- Arzt-Patient-Beziehung 142
Bedürftigkeit nach Zuwendung 160
Behandlung 193ff.

- Altengesprächsgruppen 174
- ambulante-/stationäre, Entscheidungskriterien 213
- Angehörigengruppen 174
- Antidepressiva 9
  Behandlungserfolg, ausbleibender, Antidepressiva 182
- Behandlungsform 157
  -- medikamentöse 157
  -- nicht-medikamentöse 157
- Behandlungsmöglichkeiten 102, 103, 158
  -- Antidepressiva 103
  -- medikamentöse 158
  -- nicht-medikamentöse 158
  -- psychotherapeutische Methoden 103
  -- verhaltenstherapeutische Ansätze 103
- Behandlungsschema für therapieresistente Depressionen 187
- Behandlungsspektrum, Lichttherapie 46
- Benzodiazepine 9
- Bewegungstherapie 174, 210
- biologische Therapieformen 210
- Dauertherapie 210
- Depressionen im Alter 121ff.
- diagnostische "Fälle" 8
- Elektrokrampftherapie 94
- Empfehlungen für die Behandlung von Depressionen 157ff.
- Entspannungsmethoden 210
- Ergotherapie 174, 210
- Geschlecht 7
- individuelle Therapieplanung (s. auch individuell) 115
- interpersonale Therapie (IPT) 162
- kognitive Therapie/Verhaltenstherapie (s. auch kognitiv) 70ff., 162
- Krankengymnastik 210
- Leitfaden zur 193ff.
- manualisierte Therapieform (s. auch manualisiert) 104
- Massagen 210
- medikamentöse 9, 13ff.
- -- und psychotherapeutische, Kombinationsmöglichkeiten 99ff., 110
- Musiktherapie 174, 210
- nichtdiagnostizierte Patienten 8
- nichtmedikamentöse Behandlungsmöglichkeiten 210
- Prävalenzen 6, 7
- psychiatrische 9
- Psychotherapie 9
- Einzelpsychotherapie 173
- Gruppenpsychotherapie 173
- Rückfallprophylaxe 210
- Schlafentzug 49ff.
- sozialtherapeutische Aspekte 174
- systemische Therapie 162
- Therapiedauer 215
- Therapieformen 210
  -- biologische 210
- verbale und nonverbale 210
  -- Bewegungstherapie 210
  -- Entspannungsmethoden 210
  -- Ergotherapie 210
  -- Krankengymnastik 210
  -- Massagen 210
  -- Musiktherapie 210
- therapieresistente Depressionen, Antidepressiva 181
- tiefenpsychologische Psychotherapie 87ff.
  -- tiefenpsychologisch-analytische Psychotherapie 162
  Belastungen, ärztliches Gespräch 164
  Benzodiazepine 9, 185
- Depressionsbehandlung 9
- Beratung 153
  β-adrenerge Neurotransmitterrezeptoren 17 - 20, 22
  Bewegungstherapie 174, 210
  Bewertung der Ereignisse 63
  Beziehung, emotionale, Herstellung einer 162
  Beziehungsebene 140
  Beziehungsgestaltung, spezifische 159

Beziehungskonflikte, Schweregrad 176
biographische Anamnese 96
biologische Therapieformen 210
- Dauertherapie 210
- nichtmedikamentöse Behandlungsmöglichkeiten 210
- Rückfallprophylaxe 210
bipolare Erkrankungen 5

cAMP, "second messengers" 17 - 19
chronisch depressive Patienten 171
Clomipramin 177, 179
Compliance
- Depression im Alter 126
- trizyklische Antidepressiva 29
Computertomogramm, kraniales 212
conscientia (Gewissen) 140

Dauer der Depression 147
Dauertherapie 210
Definition 193
"delayed-sleep-phase-Syndrom" 40
Delir, zentralanticholinerges 128
Denk-, Gefühls- und Gesprächstraining 141
Denkprozesse, unlogische 64
Depression
- Alter (s. depressive Syndrome im Alter) 121, 122
- Antidepressivabehandlung bei älteren Patienten 31
- atypische Depressionssymptome 38, 40
- Behandlung (s. Behandlung) 157ff.
- Dauer 146
- Definition 193
- depressionsinduzierende Medikamentenwirkung im Alter 128
- Depressionsstationen 173
- endogene 101, 205
- Es- 58
- Fehler und Gefahren im Umgang mit Depressiven 167
- Folge "kognitiver Triade" 66
- Folge mangelnder Kontrolle 66
- Ich- 58
- kognitive Modelle 63
-- (nach Beck) 67
-- (nach Wright) 64
- "major depression" 100, 116, 194, 205
- neurotische 101
- Pharmakotherapie, 10 Grundsätze 28
- psychoanalytische Ansätze 88
- Psychodynamik 96
- psychoreaktiv-neurotische 205
- rekurrierende kurze 4
- saisonal abhängige Depressionsform (SAD) 37
- therapieresistente 93
- Über-Ich- 58
- unipolare 5, 205
depressiv Kranke
- Akutbehandlung 70
- tiefenpsychologischer Zugang 88, 95
depressive Syndrome im Alter 121, 122
- Dysphorie 122
- Dysthymie 122
depressive Wahnbildung 94
depressiver Attributionsstil 64
depressives Syndrom 198, 199
- affektiv-emotionale Symptome 199
- Beschreibung 62
- negative Bewertung 199
- psychische Symptome 199
- Schlafentzug 51
- vegetativ-somatische Symptome 199
Depressivität 193
Desimipramin 177, 179
Deutungen, voreilige 167
Diagnose/Diagnostik
- Kriterien 100

- Leitfaden zur 193ff.
Dibenzepin 177, 179
Dopamin (DA), endogene Amine 15, 21
dopaminerge Neurotransmitterrezeptoren 20
Doxepin 177, 179
Dysphorie im Alter 122
Dysthymie 194
- im Alter 122

EEG 212
eigene Person, negative Sichtweise 161
Einstellung
- von Hilflosigkeit 161
- irrationale 66
Einweisungskriterien 213
Einzelpsychotherapie 173
EKG 212
Elektrokrampftherapie 94
- im Alter 131
Elektroschock, therapieresistente Depression 186
emotionale Beziehung, Herstellung einer 162
emotionale Mangelsituation 203
Empathie, ärztliches Gespräch 166
Empfehlungen für die Praxis 155ff.
endogene
- Amine 15, 16, 21
-- Dopamin (DA) 15, 21
-- Noradrenalin (NA) 15, 16, 21
-- Serotonin (5-HT) 15, 16, 21
- Depressionen 101, 205
-- analytische Psychotherapie 88, 95
-- Schlafentzug 50
Entscheidungskriterien, ambulante-/stationäre Behandlung 213
Entspannungsmethoden 210
Entzugssyndrom im Alter 131
Epidemiologie 3ff.
- Methodik 3ff.
Epiktet (Sicht der Ereignisse) 63
Ereignisse 63 - 65

- Bewertung 63
- Kontrollierbarkeit 65
- Nichtkontrollierbarkeit 64, 65
- Sicht der Ereignisse (Epikatet) 63
- Verarbeitung 63
- Wahrnehmung 63
Ergotherapie 174, 210
erlernte Hilflosigkeit 64, 65
Erschütterung des Selbstwertgefühls 145
Erstgespräch 208
Erwerb sozialer Fertigkeiten 66
Es-Depression 58
existentielles Grundgefühl 203

Familiengespräche 150
Familientherapie, Depression im Alter 132
Fehler
- antidepressive Medikation 215
- und Gefahren im Umgang mit Depressiven 167
Fenster, zeitliches 38
Fluvoxamin 177, 179
Freude, Unfähigkeit 195

GABA-erge Neurotransmitterrezeptoren 20
Gedanken, automatische 66
Gefahren und Fehler im Umgang mit Depressiven 167
Gefühls-, Denk- und Gesprächstraining 141
Gegenübertragung gegenüber Depressiven 96
gehemmte Syndrome 202
Geschlecht 6
- Behandlung 7
Gesetz, lichttechnisches Entfernungsgesetz 44
Gespräch
- ärztliches (s. auch ärztliches Gespräch) 157, 162 - 165
- Erstgespräch 208
- Familiengespräche 150

- Gesprächs-, Gefühls-, und Denktraining 141
- Gesprächspsychotherapie, klientzentrierte 58
- gesunde Gesprächsteilnehmer 150
Gewissen (conscientia) 140
Gruppenpsychotherapie 173

Handlungsebene 140
Harnverhaltung, Depression im Alter 126
Hemmung 199
Herabgestimmtheit 195
Hilfe für Angehörige 153
Hilflosigkeit
- Einstellung von 161
- erlernte 64, 65
Hoffnung, Vermittlung im ärztlichen Gespräch 164
"Hören mit dem dritten Ohr" 139
Hypnotikum, Zusatzmedikation zu Antidepressiva 181
Hypomanie 4
Hypotonie, Depression im Alter 126

Ich-Depression 58
Imipramin 177, 179
Inanspruchnahme 194
Indikationen, kognitive Therapie 76
individuelle Therapieplanung 115, 116
- Diagnose 115
- Kombination 116
- leichte Depression 116
- mittelschwere und schwere Depression 115
- Rezidivrisiko, hohes 116
- schwere Depression 115
- Schweregrad 115
Informationsebene 140
Inositoltriphosphat (IP_3), "second messengers" 19
Interaktion 193
"internale" (mentale) Prozesse 60
interpersonale Therapie (IPT) 104, 105, 162

- manualisierte Therapieform 104, 105
- Psychotherapie 61
- Wirksamkeit 105
Involutionsdepression im Alter 123
IPT (s. interpersonale Therapie)
irrationale Einstellung 66
Irrtumswahrscheinlichkeit 107
Isocarboxazid 177, 179
Isolation, Depression im Alter 133

Jahrestagsreaktionen 92
Jetlag-Syndrom 41

Kardiotoxizität, Depression im Alter 126
katamnestische Untersuchungen, kognitive Therapie 73
Klage 203
klientzentrierte Gesprächspsychotherapie 58
Kognition 60
- dysfunktionale 67
- Erkennen aktueller verzerrter Kognitionen 69
kognitive
- "Irrtümer" 67
- Modelle, Depression 63
- Psychotherapie in der Depression 57ff.
- Symptome 199
- Therapie 104, 105
-- Aktivität des Therapeuten 70
-- Hauptziele 70
-- Indikationen 76
-- katamnestische Untersuchungen 73
-- manualisierte Therapieform 104
-- Metaanalyse zur Effektivität 71
-- Psychotherapie 61
-- Vergleich kognitive Verhaltenstherapie/medikamentöse Behandlung 71
-- Verlauf 77
-- Wirksamkeit 105

- Triade "kognitive Triade", Depression als Folge "kognitiver Triade" 66
- Verhaltenstherapie 162
kognitives Modell der Depression 64, 67
- (nach Beck) 67
- (nach Wright) 64
Kombinationsbehandlung
- im Alter 130
- medikamentöse und psychotherapeutische Behandlungen 99ff., 110
-- additive Wirkungen 114
-- individuelle Therapieplanung 115, 116
-- prophylaktischer Effekt 111
-- Rezidivfälle 112
-- Rückfallrisiko 112
-- Überlebenszeiten bis zum Rezidiv 114
- Pharmakotherapie und Schlafentzug 53
- therapieresistente Depression 186
- Überlebenszeiten bis zum Rezidiv 114
Kommunikation
- Kommunikationsverhalten 151
- methodisch strukturierte 159
Kontrolle, Depression als Folge mangelnder Kontrolle 66
Körper als Bedeutungslandschaft 144
Körpersprache, Vokabular 144
- Organdialekt 144
- Organjargon 144
kraniales Computertomogramm 212
Krankengymnastik 210
Krankheitsverlauf 102
- chronischer Verlauf 102
- Residualsymptome 102
- Rezidive 102
- Suizidrisiko 102
Krisenintervention 152

L-5-Hydroxytryptophan, therapieresistente Depression 185
L-Tryptophan, therapieresistente Depression 185
Laborparameter 212
Langzeitbehandlung/-prophylaxe 187
- Alternativen zu Lithium 189
- Lithiumprophylaxe 188
Langzeitpsychotherapie 169, 170
larvierte Syndrome 202
Lebenssituation 208
- ärztliches Gespräch 164
Leibgefühlsstörungen 201
Leistung
- Leistungsabfall 176
- Nichtleistenkönnen 201
Libidoverslust 195
lichttechnisches Entfernungsgesetz 44
Lichttherapie 37ff., 42
- Behandlungsspektrum 46
- Beleuchtungsstärke 44
- Durchführung 44
- Expositionszeit 45
- Lichtdosis 44
- Nonresponse 45
- Placeboeffekt 40
- bei SAD 37ff.
- Schädigungen retinaler Strukturen 42
- Tageszeit 45
- unerwünschte Wirkungen 42
- Wirkungsmechanismus 46
Lithium
- Alternativen 189
- Lithiumprophylaxe 188
Lofepramin 177, 179
"low-dosage dependency", Depression im Alter 130

Macht der Depression 146
Magnifizierung 67
- "major depression" 100, 116, 194, 205
-- diagnostische Kriterien 1116

manisch-depressive Erkrankungen 101
manische Symptomatik von Pharmaka 43
manualisierte Therapieform 104, 105, 108
- interpersonelle Therapie 104, 105
- kognitive Therapie 104
- methodische Probleme 106
- praktische Konsequenzen 109
- psychiatrische Standardbehandlung 108
MAO-Hemmer 15, 16, 20, 21, 177, 179
- 1. Generation 15, 21
- 2. Generation 21
- Isocarboxazid 177, 179
- Moclobemid 177, 179
- Tranylcypromin 179
Maprotilin 177, 179
Massagen 210
medikamentöse Behandlung/Depressionsbehandlung 9, 13ff.
- Behandlungsform 157
- Behandlungsmöglichkeiten 158
- Fehler bei antidepressiver Medikation 215
- manische Symptomatik 43
- Nebeneffekte im Alter 125
- photosensitivierende Eigenschaften 42
- Psychopharmakotherapie 176
- Psychostimulanzien, therapieresistente Depression 185
- Kombinationsmöglichkeiten
-- mit psychotherapeutischen Behandlungen 99ff., 110
-- mit Schlafentzug 53
- SAD 40
- Vergleich mit kognitiver Verhaltenstherapie 71
- 10 Grundsätze 28
Membran 21, 22
- Membranfluidität 22
- Membranfospholipideluidität 21, 22

mentale ("internale") Prozesse 60
methodisch-orientierte Psychotherapie 209
methodische Probleme, Psychotherapie 106
Mianserin 177, 179
Milieutherapie, Depression im Alter 132
Minimierung 67
Moclobemid 177, 179
Monoaminooxidasehemmer, therapieresistente Depression 184
motivationale Symptome 199
Multimorbidität im Alter 124
Musiktherapie 174, 210
Muster der psychopathologischen Symptomatik 176

naturalistische Untersuchungen 115
negative Sichtweise der eigenen Person 161
negatives Selbstschema 68
neurotische Depressionen 101
Neurotransmitterrezeptoren 17 - 21
- acetylcholinerge 20
- α-adrenerge 19, 20
- β-adrenerge 17 - 20, 22
- dopaminerge 20
- GABA-erge 20
- serotonierge 19, 20
Neurotransmittertransport 16, 20
- Noradrenalin 16, 20
- Serotonin 16, 20
nicht-medikamentöse
- Behandlungsform 157
- Behandlungsmöglichkeiten 158, 210
Nichtleistenkönnen 201
nichtselektive Variable, Psychotherapie 61
Nickerchen, Schlafentzug 52
noncompliance 140
Noradrenalin (NA)
- endogene Amine 15, 16, 21
- Neurotransmittertransport 16, 20
Nortriptylin 177, 179

Nosologie 205

Organdialekt, Vokabular der Körpersprache 144
organisch bedingte affektive Störungen 100
Organjargon, Vokabular der Körpersprache 144

Paartherapie, Depression im Alter 132
Patientenvariable 60
Persönlichkeitszüge 203
Pharmaka/Pharmakotherapie (s. medikamentöse Behandlung)
Phasendauer 101
photosensitivierende Eigenschaften von Pharmaka 42
Placeboeffekt, Lichttherapie 40
Polypharmazie im Alter 124
prämenstruelles Syndrom 41
Prävalenzen
- Behandlung 6, 7
- Lebenszeit 5
Problemgruppen, psychotherapeutische 171
prophylaktischer Effekt, Psychotherapie 111
Pseudodemenz im Alter 125
psychiatrisch-psychotherapeutische Behandlung, stationäre 213
psychiatrische Depressionsbehandlung 9
psychische Auslöser 88
psychische Symptome 199
- affektiv-emotional 199
- kognitiv 199
- motivational 199
psychoanalytische Ansätze bei Depressionen 88
Psychodynamik der Depression 96
psychodynamische Therapie, Psychotherapie 61
psychomotorische Symptome 199
- Agitiertheit 199
- Hemmung 199

Psychopathologie 193
psychopathologische Symptomatik, Muster 176
Psychopharmakotherapie (s. auch medikamentöse Behandlung) 176
psychoreaktiv-neurotische Depression 205
psychosoziale Vernetzung, Depression im Alter 133
Psychostimulanzien, therapieresistente Depression 185
psychotherapeutische
- Maßnahmen 209
- Problemgruppen 171
-- akut suizidal depressive Patienten 171
-- chronisch depressive Patienten 171
-- wahnhaft depressive Patienten 171
-/medikamentöse Behandlungen, Kombinationsmöglichkeiten 99ff., 110
- Verfahren 55ff.
psychotherapeutisches Basisverhalten, ärztliches Gespräch 163, 165
Psychotherapie 104, 158, 159
- analytische, bei endogenen Depressionen 88
- Depression 9
-- im Alter 131
- Einzelpsychotherapie 173
- Gruppenpsychotherapie 173
- interpersonelle Therapie 61, 104, 105
- klientzentrierte Gesprächspsychotherapie 58
- kognitive Therapie 57ff., 61, 104, 105
- methodisch-orientierte 209
- methodische Probleme 106
-- Langzeittherapie 169, 170
- nichtselektive Variable 61
- prophylaktischer Effekt 111
- psychodynamische Therapie 61

227

- und sozialtherapeutische Maßnahmen 158
- supportive 88
- tiefenpsychologisch-analytische 162
- tiefenpsychologische 87ff.
- Ziele 159
-- Arbeitsfähigkeit 159
-- Beziehungsfähigkeit 159
-- Symptombesserung 159

Ratschläge, voreilige 167
reaktive Depressionen 123
rekurrierende kurze
- Angstzustände 4
- Depression 4
Remissionsrate, Depression im Alter 133
Residualsymptome, Krankheitsverlauf 102
Responserate, SAD 38
retinale Strukturen, Schädigungen durch Lichttherapie 42
Risikogruppen 195
Rosenthal-Kriterien 38
Rückfallprophylaxe 210

Sachebene 140
SAD (seasonal affective disorder) 37ff.
- Indikationsstellung 38
- Lichtththerapie 38
- Pharmaka 40
- Prävalenz 40
- Responserate 38
- Screening 38
- subsyndromale 37
- Varianten 40
Schichtarbeiter 41
Schlafentzug 50ff.
- Chronifizierungsrate 53
- depressives Syndrom 51
- Indikationsbereich 51
- Kombination mit Pharmakotherapie 53
- Nickerchen 52

- partieller 50
- Rückfall 52
- Schlafentzugsbehandlung 49ff.
- seriell partieller 54
- Tagesschwankung 51
- Therapieresistenz 53
- Therapieverbesserung 54
- totaler 49
- Wachtherapie 52
- Wirksamkeit 51
Schlafstörungen 40, 195
- Advanced-sleep-phase-Syndrom 40
- Delayed-sleep-phase-Syndrom 40
Schuldgefühle 147
Schuldideen 201
Schuldwahn 94
Schweregrad 176
- Beziehungskonflikte 176
- der depressiven Erkrankung 101, 109
- Leistungsabfall 176
- Suizidgedanken 176
Screening 4
- SAD 38
"seasonal affective disorder" (s. SAD) 37ff.
"second messengers" 17 - 19
- cAMP 17 - 19
- Inositoltriphosphat (IP_3) 19
Selbsthilfe 153
Selbstschema, negatives 68
Selbstsicherheitstraining 66
Selbsttötung als Bedrohung 148
Selbstwertgefühl
- Erschütterung 145
- Verlust 160
serotonierge Neurotransmitterrezeptoren 19, 20
Serotonin (5-HT)
- endogene Amine 15, 16, 21
- Neurotransmittertransport 16, 20
Sicht der Ereignisse (Epikatet) 63
sleep-phase-Syndrom
- advanced- 41
- delayed- 40

soziale Fertigkeiten, Erwerb 66
soziales
- Training 66
- Umfeld, Angehörige 145
sozialtherapeutische
- Aspekte 174
- Maßnahmen und Psychotherapie 158
Sphäre des Zwischen 142
stimmungskongruenter Wahn, Syndrome mit 202
Stimmungsschwankungen, jahreszeitlich gebundene 37
Suizid 31
- akut suizidal depressive Patienten 171
- Suizidgedanken 176
-- Symptome 148
- Suizidhandlungen im Alter 126
- Suizidrisiko 202
-- Depression im Alter 133
-- Krankheitsverlauf 102
- Umgang mit der Angst vor Suizid 151
supportive Psychotherapie 88
Symptomatik 195
- Appetitstörungen 195
- Herabgestimmtheit 195
- Libidoverlust 195
- Schlafstörungen 195
- Traurigkeit 195
- Unfähigkeit zur Freude 195
- Verstimmung 195
Syndrom
- depressives 198 - 200
- Jetlag- 41
- prämenstruelles 41
- verschiedene Syndrome 202
-- agierte 202
-- gehemmte 202
-- larvierte 202
-- Syndrome mit stimmungskongruentem Wahn 202
systemische Therapie 162

Täter des Wortes 139

Teststärke 107
tetrazyklische Antidepressiva 177, 179
Therapie (s. Behandlung)
Therapieplanung, individuelle (s. auch individuell) 115
therapieresistente Depressionen 93
- Antidepressiva 181
- Behandlungsschema 187
Thymoleptika
- Hochdosierung bei therapieresistenter Depression 183
- Infusiontherapie bei therapieresistenter Depression 183
tiefenpsychologisch-analytische Psychotherapie 162
tiefenpsychologische Psychotherapie 87ff.
tiefenpsychologischer Zugang zum depressiven Kranken 88, 95
Training
- Denk-, Gefühls- und Gesprächstraining 141
- Selbstsicherheitstraining 66
- soziales 66
Tranylcypromin 179
Traurigkeit 195
Trazodon 177, 179
Trennungs- und Verlusterlebnisse 58, 93, 96, 160
trizyklische Antidepressiva 29 - 31, 177
Türen öffnen 141

Über-Ich-Depression 58
Überlebenszeiten bis zum Rezidiv 114
- IPT 114
- Kombinationsbehandlung 114
- Placebo 114
Umfeld, soziales, Angehörige 145
unipolare Depressionen 5, 205

vegetativ-somatische Symptome 199
Verantwortung 153

Verarbeitung der Ereignisse 63
verbale und nonverbale Therapieformen 210
verhaltenstherapeutische Ansätze 103
Verhaltenstherapie, kognitive (s. auch kognitive) 70ff., 162
Verlauf 101, 102
- Verlaufsaspekt 193
Verlust
- und Trennungserlebnisse 58, 93, 96, 160
- Verstärkerverlustkonzept/-modell 65, 66, 161
Vermittlung von Hoffnung, ärztliches Gespräch 164
Versagen 152
verschiedene Syndrome 202
Verstärkerverlustkonzept/-modell 65, 66, 161
Verstimmung 195
Vokabular der Körpersprache 144

Wachtherapie, Schlafentzug 52
Wahn, Schuldwahn 94
Wahnbildung, depressive 94
Wahnhaft depressive Patienten 171
Wahrnehmung 63, 64
- verzerrte 64
Wege zeigen 141
Wertlosigkeitsgefühle 201
Widerstände 140
Wort, Täter des Wortes 139

Zeitliches Fenster 38
Ziele von Psychotherapie 159
- Arbeitsfähigkeit 159
- Beziehungsfähigkeit 159
- Symptombesserung 159
Zuwendung, Bedürftigkeit nach 160
Zuwenig 204